国医大师刘尚义简介

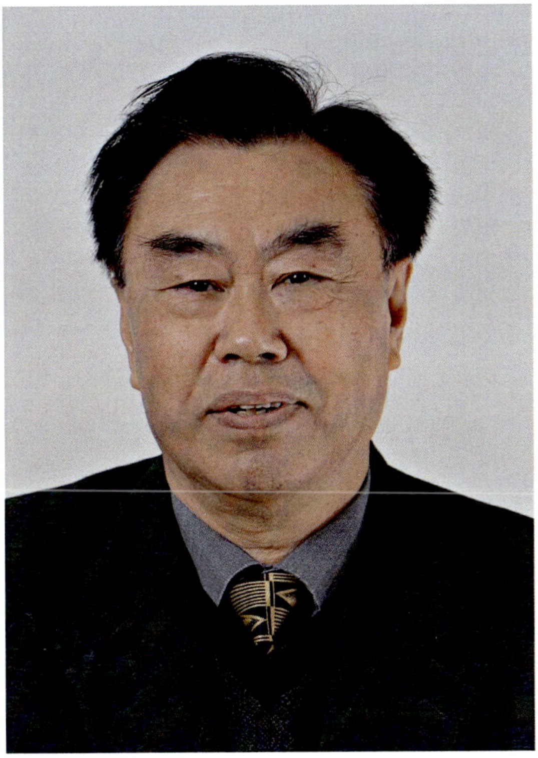

刘尚义，教授、主任医师、师承博士导师、师承博士后导师。第二届国医大师，五一劳动奖章获得者，全国卫生系统先进工作者，享受贵州省政府特殊津贴，为经国家人力资源和社会保障部、国家卫生计生委、国家中医药管理局确定的第三批、第四批、第五批全国老中医药专家学术经验继承工作指导老师，中华中医药学会第二、三、四届全国理事，国家中药品种保护审评委员会第一、二届委员，国家医疗保险（中药）咨询专家。曾应邀赴俄罗斯、奥地利讲学，应邀赴韩国从事医疗工作，中央电视台“中华医药”栏目以“医药名家”为题向国内外推介。长期从事医疗教学工作，具有坚实的中医药理论基础，广博的文、史、哲知识，丰富的医疗教学经验，学术造诣高深。经过五十年的医、教、研实践，厚积薄发，对中医药理论有极深的领悟。长期致力于中医内科临床和中医疡科理论实践及中医传统丸散膏丹的炼制。擅长疑难杂病的诊治，尤其对肿瘤、皮肤病、肾病、脾胃病等有较多的治疗经验。

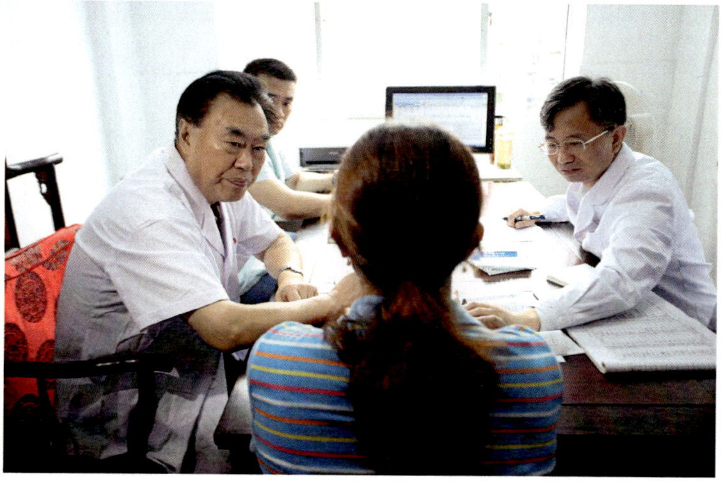

刘尚义教授在门诊

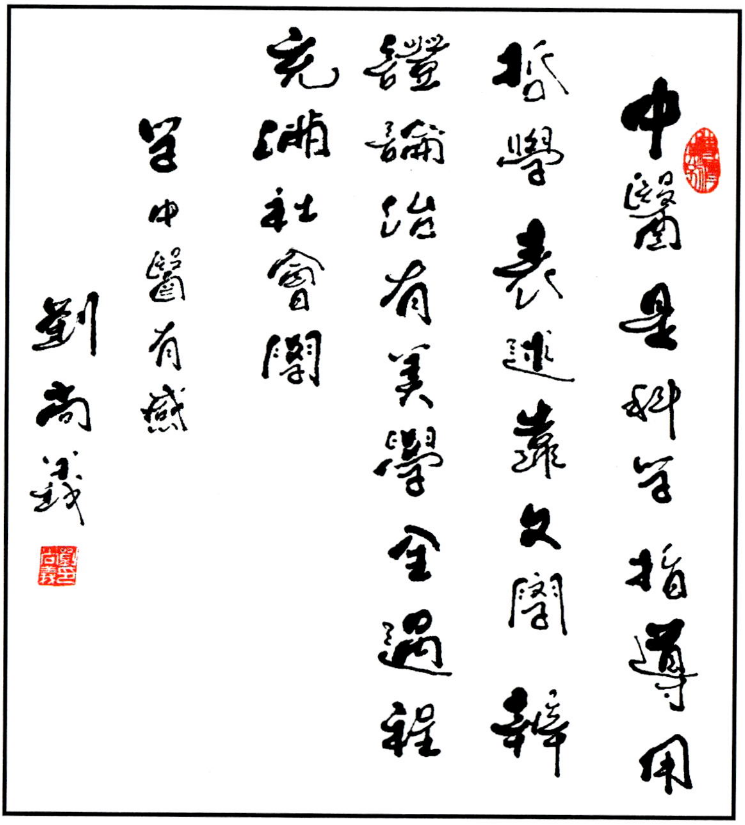

刘尚义教授手迹

国家出版基金项目
NATIONAL PUBLICATION FOUNDATION

“十二五”国家重点图书出版规划项目

国医大师临床研究

中华中医药学会 组织编写

刘尚义临床常用中药百味选

杨柱 主编

科学出版社
北京

内 容 简 介

该书是对国医大师刘尚义教授临床用药经验的凝练总结。书中选取刘尚义教授最常应用的中药百余味，着重论述了刘尚义教授用药经验及作者的跟师心得，并参考历代文献资料，对中药的性味归经、临床应用、使用注意事项等进行详细阐述，颇具临床参考价值。

该书可供医学院校师生、中医药及中西医结合工作者阅读参考。

图书在版编目(CIP)数据

刘尚义临床常用中药百味选 / 杨柱主编 .—北京：科学出版社，2015. 12
(国医大师临床研究)
国家出版基金项目 · “十二五”国家重点图书出版规划项目
ISBN 978-7-03-046883-3

Ⅰ. ①刘… Ⅱ. ①杨… Ⅲ. ①中药学 Ⅳ. ①R28

中国版本图书馆 CIP 数据核字（2015）第 310788 号

责任编辑：贾冬梅 郭海燕 / 责任校对：张怡君
责任印制：李 彤 / 封面设计：黄华斌 陈 敬

科 学 出 版 社 出版
北京东黄城根北街 16 号
邮政编码：100717
http://www.sciencep.com
北京虎彩文化传播有限公司 印刷
科学出版社发行 各地新华书店经销
*
2016 年 1 月第 一 版 开本：787×1092 1/16
2022 年 7 月第四次印刷 印张：14 插页：1
字数：229 000

定价：78.00 元

（如有印装质量问题，我社负责调换）

《国医大师临床研究》丛书编辑委员会

《刘尚义临床常用中药百味选》编委会

主　　编　杨　柱

副 主 编　唐东昕

编　　委　（按姓氏笔画排序）

王　倩　王镜辉　牛小杰　冉光辉

李　军　李　娟　杨　兵　吴　慧

陈　杰　陈启亮　金露露　柯龙珠

郭　斌　黄雯琪　琚皇进

《国医大师临床研究》丛书序

2009年6月19日，人力资源和社会保障部、卫生部和国家中医药管理局在京联合举办了首届“国医大师”表彰暨座谈会。30位从事中医临床工作（包括民族医药）的老专家获得了“国医大师”荣誉称号。这是新中国成立以来，中国政府部门第一次在全国范围内评选国家级中医大师。国医大师是我国中医药事业发展宝贵的智力资源和知识财富，在中医药的继承创新中发挥着不可替代的重要作用。将他们的学术思想、临床经验、医德医风传承下来，并不断加以发展创新，发扬光大，是继承发展中医药学，培养造就高层次中医药人才，提升中医药软实力与核心竞争力的重要途径。

为了弘扬中华民族文化，广泛传播和充分利用中医药文化资源，满足中医药人才队伍建设的需要；进一步完善中医药传承制度，将国医大师的学术思想、经验、技能更好地发扬光大。科学出版社精心组织策划了“国医大师临床研究”丛书的选题项目，这个选题首先被新闻出版总署批准为“十二五”国家重点图书出版规划项目，后经科学出版社遴选后申报国家出版基金项目，并在2012年获得了基金的支持。这是国家重视中医药事业发展的重要体现，同时也为中医药学术传承提供良好契机。国家出版基金是国家重大常设基金，是继国家自然科学基金、国家社会科学基金之后的第三大基金，旨在资助“突出体现国家意志，着力打造传世精品”的重大出版工程，在“弘扬中华文化，建设中华民族共有精神家园”方面与中医药事业有着本质和天然的相通性。国家出版基金设立六年以来，对中医药事业给予了持续的关注和支持。

作为我国成立最早、规模最大的中医药学术团体，中华中医药学会长期以来为弘扬优秀民族医药文化、促进中医药科学技术的繁荣、发展、普及推广发挥了重要作用。本丛书编辑出版工作得到了中华中医药学会大力支持。国家卫生和计划生育委员会副主任、国家中医药管理局局长、中华中医药学会会长王国强亲自出任丛书主编。

作为中国最大的综合性科技出版机构，60年来科学出版社为中国科技优秀成果的传播发挥了重要作用。科学出版社为本丛书的策划立项、稿件组织、编辑出版倾注了大量心血，为丛书高水平出版起到重要保障作用。

本丛书同时还得到了各位国医大师及国医大师传承工作室和所在单位的大力支持，并得到各位中医药界院士的支持。在此，一并表示感谢！

本丛书从重要论著、临床经验等方面对国医大师临床经验发掘整理，涵盖了中医原创思维与个性诊疗经验两个方面。并专设《国医大师临床研究概览》分册，总括国医大师临床研究成果，从成才之路、治学方法、学术思想、技术经验、科研成果、学术传承等方面疏理国医大师临床经验和传承研究情况。这既是对国医大师临床研究成果的概览，又是研究国医大师临床经验的文献通鉴，具有永久的收藏和使用价值。

文以载道，以道育人。丛书将带您走进“国医大师”的学术殿堂，领略他们深邃的理论造诣，卓越的学术成就，精湛的临床经验；丛书愿带您开启中医药文化传承创新的智慧之门。

《国医大师临床研究》丛书编辑委员会
2013年5月

前　言

侍诊三年，抄方数万。师父用药之妙在于切病，不奇、不执、不妄、不畏，慎而精，融而治，于病家体现的是确切的疗效，令弟子景仰而不可企及。师父临床常用中药三百余味，最常用百余味。重温药物的性味、归经、功效、主治等，记述师父经验、跟师心得等作为跟师日记，并摘录师父部分批语，整理而成此书初稿。承蒙科学出版社不弃，列入《国医大师临床研究》丛书。同门师弟唐东昕博士以及我和他带的硕士研究生郭斌、王镜辉、李军、牛小杰、柯龙珠、金露露、琚皇进、吴慧、陈启亮、黄雯琪、杨兵、王倩、李娟、冉光辉等共同组成了编委会，对初稿进行了认真的梳理，并录入了文献论述、临床应用、国医经验、跟师心得等内容，以便于借鉴、学习、参考。师父的学识博大精深，弟子学之不及，多有疏漏，跟师心得等系一家之言，肯定有不妥之处，敬请行家斧正。

杨　柱

2015年10月12日

目　录

一、麻　黄

【品种来源】 为麻黄科植物草麻黄 *Ephedra sinica* Stapf、中麻黄 *Ephedra intermedia* Schrenk et C. A. Mey. 或木贼麻黄 *Ephedra equisetina* Bge. 的干燥草质茎。又称炙麻黄、麻绒、炙麻绒。

【药物性味】

味辛、微苦，性温。

(1)《神农本草经》：味苦，温。

(2)《药性论》：味甘，温。

(3)《医学启源》：性温，味甘辛。

【药物归经】

归肺、膀胱经。

(1)《珍珠囊》：入手太阴肺经。

(2)《汤液本草》：入足太阳经，走手少阴。

(3)《药品化义》：入肺、大肠、包络、膀胱四经。

【药物功效】 发汗解表，宣肺平喘，利水消肿。

【文献论述】

(1)《汤液本草》：夫麻黄治卫实之药，桂枝治卫虚之药。桂枝、麻黄，虽为太阳证药，其实荣卫药也。肺主卫（为气），心主荣（为血），故麻黄为手太阴之剂，桂枝为手少阴之剂。故伤寒伤风而嗽者，用麻黄桂枝，即汤液之源也。

(2)《本草经疏》：麻黄，轻可去实，故疗伤寒，为解肌第一。专主中风伤寒头痛，温疟，发表出汗。若邪气者，盖以风寒湿之外邪，客于阳分皮毛之间，则腠理闭拒，荣卫气血不能行，故谓之实，此药轻清，故能去其壅实，使邪从表散也；咳逆上气者，风寒郁于手太阴也；寒热者，邪在表也；五脏邪气缓急者，五缓六急也；风胁痛者，风邪客于胁下也，斯皆卫实之病也。卫中风寒之邪既散，则上来诸证自除矣。其曰消赤黑斑毒者，若在春夏，非所宜也。破癥坚积聚，亦非发表所能。洁古云：去荣中寒邪，泄卫中风热，乃确论也。多服令人虚，走散真元之气故也。

(3)《本草通玄》：麻黄轻可去实，为发表第一药，惟当冬令在表真有寒邪者，始为相宜。虽发热恶寒，苟不头疼、身痛、拘急、脉不浮紧者，不可用也。虽可汗之症，亦当察病之重轻，人之虚实，不得多服。盖汗乃心之液，若不可汗而误汗，虽可汗而过汗，则心血为之动摇，或亡阳，或血溢而成坏症，可不兢兢致谨哉。

(4)《神农本草经》：主中风、伤寒头痛，温疟。发表出汗，去邪热气，止咳逆上气，除寒热，破坚积聚。

(5)《名医别录》：主五脏邪气缓急，风胁痛，字乳余疾。止好唾，通腠理，解肌，泄邪恶气，消赤黑斑毒。

【临床应用】

1. 用于风寒表实证　本品善发汗以散风寒，为辛温解表之佳品。治外感风寒、腠理闭塞所致发热恶寒、无汗、头痛、脉浮紧等表实证，常与桂枝相须为用，如麻黄汤治阳虚外感，发热恶寒，头痛无汗，脉反沉者，常配附子、细辛，共奏发散风寒、温肾助阳之效，即麻黄附子细辛汤。

2. 用于咳喘实证 本品善宣肺止咳平喘，故邪壅于肺，肺气不宣的咳嗽气喘，无论寒、热、痰、饮，有无表证均可应用。尤宜于治风寒外束、肺气壅遏的咳喘，常与杏仁、甘草配伍，即三拗汤。治外感风寒、内有寒饮，症见咳喘、痰多清稀者，可配伍细辛、干姜等以温肺止咳平喘，如小青龙汤。治热邪塞肺，症见高热喘急者，可与石膏、杏仁等配伍，如麻杏石甘汤。

3. 用于风水水肿 本品既能发汗解表使水湿从汗而解，又能宣肺通气，调水道，下输膀胱而利尿消肿，故为宣肺利尿之要药。治风邪袭表、肺失宣降的水肿、小便不利、脉浮的风水症，与甘草同用便可奏效，即甘草麻黄汤，也常与生姜、白术同用，如越婢加术汤。

4. 治疗痛证 麻黄治疗痛证，可溯源于张仲景，除了《伤寒论》中用于治疗伤寒表实证头身疼痛外，在《金匮要略》中，还用麻黄治疗因寒湿郁阻经脉引起的多种杂病。如麻黄加术汤治“湿家身烦痛”，麻黄杏仁薏苡甘草汤治疗“病者一身尽痛，发热，日晡所剧者”。另外，用于治疗风湿历节的桂枝芍药知母汤，治疗寒湿历节的乌头汤，也都运用了麻黄，所治疗的病证均具有疼痛症状，因此在临证中也可利用麻黄治疗多种痛证。

【国医经验】 刘尚义教授常用此品治疗：外感风寒表实无汗之症；肺气壅滞所致之喘咳证，据寒热兼症之不同而随症配伍；还用于治疗水肿初起可有表证之风水等症，而临床处方常见“炙麻黄 10g”之字样。除此之外，对于风寒痹痛、游走不定且遇风加剧者，因本品能够辛散温通，选用本品常常具有一定的疗效。

【跟师心得】 刘尚义教授在长期临床实践中敏锐地注意到同一药用植物的不同部位其功效正好相反的奇妙现象。比如麻黄的草质茎即本品具有发汗之功；而其根——麻黄根具有止汗之效。再如，多食橘子（肉）易生痰，而其皮却可化痰。

【国医按语】 麻黄气轻味薄，能升能降，透彻里外。透里则精血、精液俱通，可治风湿痹痛、寒湿水肿、心腹寒积；透表则腠理宣通，可治咳逆肺胀，解表散寒。本品的作用以发散与宣肺为主，如配桂枝则发汗解表，配杏仁则止咳平喘，配干姜则宣肺散寒，配石膏则宣肺泄热，在麻黄附子细辛汤中配附子则温经发表，在阳和汤中配肉桂则温散寒邪、宣通气血。综上所述，麻黄的临床应用主要是取其宣、散两个方面的功效。

【常用剂量】 10g。

【服用方法】 内服：煎汤（宜先煎，去水面浮沫），3～10g；或入丸、散。

【使用注意】

（1）该品发散力强，为峻汗药，表虚自汗、阴虚盗汗及虚喘者均当慎用。

（2）发汗解表宜生用，止咳平喘多炙用。

（3）本品具有一定的毒性，当口服麻黄碱达治疗量的 5～10 倍时即可中毒，故用药量需控制在安全范围内。

二、桂　枝

【品种来源】 为樟科植物肉桂 *Cinnamomum cassia* Presl 的干燥嫩枝。又称桂枝尖、柳桂（见于《本草别说》）、桂树枝、肉桂枝。

【药物性味】

味辛、甘，性温。

(1)《中国药典》：辛甘，温。

(2)《医学启源》：气热，味辛甘。

(3)《本经逢原》：辛，甘，微温，无毒。

【药物归经】

归心、肺、膀胱经。

(1)《本草求真》：入肌表，兼入心、肝。

(2)《汤液本草》：入足太阳经。

(3)《药品化义》：入足厥阴肝经、足少阴肾经、足太阳膀胱经。

【药物功效】 发汗解肌，温通经脉，助阳化气，平冲降逆。

【文献论述】

(1)《本草衍义补遗》：仲景治表用桂枝，非表有虚以桂补之；卫有风邪，故病自汗，以桂枝发其邪，卫和则表密汗自止，非桂枝能收汗而治之。

(2)《本草纲目》：麻黄遍彻皮毛，故专于发汗而寒邪散，肺主皮毛，辛走肺也。桂枝进达营卫，故能解肌而风邪去，脾主营，肺主卫，甘走脾，辛走肺也。

(3)《本草汇言》：桂枝，散风寒，逐表邪，发邪汗，止咳嗽，去肢节间风痛之药也，气味虽不离乎辛热，但体属枝条，仅可发散皮毛肌腠之间，游行臂膝肢节之处。

(4)《本草述》：桂枝与薄桂，虽皆属细枝条，但薄桂尤其皮之薄者，故和营之力似不及枝也。又肉桂治奔豚而桂枝亦用之者，以奔豚属肾气，肾气出之膀胱，桂枝入足太阳故也。世医不悟桂枝实表之精义，似以此味能补卫而密腠理。若然，何以不用参、芪耶？盖四时之风，因于四时之气，冬月寒风伤卫，卫为寒风所并，则不为营气之并而与之和，故汗出也。唯桂枝辛甘能散肌表寒风，又通血脉，故合于白芍，由卫之固以达营，使其相和而肌解汗止也。

(5)《本经疏证》：凡药须究其体用，桂枝能利关节，温经通脉，此其体也。《素问·阴阳应象大论》曰，味厚则泄，气厚则发热，辛以散结，甘可补虚。故能调和腠理，下气散逆，止痛除烦，此其用也。盖其用之之道有六：曰和营，曰通阳，曰利水，曰下气，曰行瘀，曰补中。其功之最大，施之最广，无如桂枝汤，则和营其首功也。

【临床应用】

1. 解表发汗　太阳病，头痛发热，腰痛，身疼，骨关节疼痛，恶风，无汗而喘者，麻黄汤主之。桂枝之用为助麻黄解表，由于麻黄的发汗力比较强，因此此方无需热粥，此作用也是桂枝最常用的功效。

2. 解表平喘　桂枝联合厚朴杏仁汤为主，患者喘息发作时是因为风寒迫肺，肺寒气逆所致，杏仁可以降气平喘，桂枝在杏仁、厚朴的辅助下，温肺平喘的作用同时得到加强，喘息自愈。

3. 助阳化气利尿 患者若脉浮，小便不利，微热消渴者，五苓散主之“渴欲饮水，水入则吐者，名曰水逆，五苓散主之”。桂枝本温，却用于渴者。前后相参，其病机为水饮内停，阳气不化，水津不能上蒸以润口。而桂枝具有助阳化气的作用，因此能够当此重任。在利尿剂中加入少量桂枝，可以大大增强利尿作用。小剂量桂枝加入治疗慢性肾炎复方中，治疗水肿效果良好。

4. 温中补虚 “伤寒，阳脉涩，阴脉弦，法当腹中急痛者，先与小建中汤。”病虽为虚但桂枝味甘，甘味能补，能缓，善走而能破其结，其君臣虽为饴糖、芍药，但方中若无桂枝，则药效大打折扣，并且影响君药与臣药的功效，临床上桂枝加入复方治胃炎，胃溃疡证属于脾阳不足者，疗效确切。

5. 平冲降逆 “气从少腹上冲心者，灸其核上各一壮，与桂枝加桂汤，更加桂二两。”“太阳病，下之后，其气上冲者，可与桂枝汤，方用前法。”“若不上冲者，不得与之。”可见桂枝具有平冲降逆之功。

【国医经验】刘尚义教授常用此品治疗肩背肢节之痹痛，以及妇人经脉受寒之痛经、月经不调等。本品为温通阳气之要药，分别配伍可以治疗枳实薤白桂枝汤证（《金匮要略》)、桂枝甘草汤证（《伤寒论》)、五苓散证（《伤寒论》）等。临床处方常见“桂枝 10g”之字样。此外，桂枝尚能通心阳，尤其对心悸心慌者疗效确切。

【跟师心得】桂枝为末，醋调神阙穴可治遗尿，酒调外敷局部可治寒病。桂枝浸酒外涂可治冻疮。桂枝、红花酒浸液外擦能防治褥疮。用桂枝、甘松各 15g，合煎洗头，治疗脂溢性皮炎，疗效满意。

【国医按语】风寒表实证和风寒表虚证皆可使用，前者配麻黄，后者配白芍。血瘀证配桃仁，即谓辛润通络法，代表方为桂枝茯苓丸。桂枝功效常随配伍的改变而改变，如在合用解表药物时，发汗作用增强，与利湿药物合用时，化气利湿的作用可以增强，与化痰平喘的药物合用时，具有降逆等功效，在临床的应用比较广泛，效果较好。

【常用剂量】10g。

【服用方法】内服：煎汤，1.5～9g；或入丸、散。

【使用注意】

温热病及阴虚阳盛之证、血证、孕妇忌服。

(1)《本草从新》：阴虚之人，一切血证，不可误投。

(2)《得配本草》：阴虚血乏，素有血证，外无寒邪，阳气内盛，四者禁用。

三、羌　　活

【品种来源】为伞形科多年生草本植物羌活 *Notopterygium incisum* Ting ex H. T. Chang 及宽叶羌活 *Notopterygium forbesii* Boiss. 的干燥根茎及根。又称西羌活。

【药物性味】

味辛、苦，性温。

(1)《药性论》：味苦辛，无毒。

(2)《医学启源》：《主治秘要》云：性温，味辛。

（3）《汤液本草》：气微温，味苦甘，平。

【药物归经】

归膀胱、肾经。

（1）《珍珠囊》：足太阳膀胱经。手太阳小肠经。

（2）《汤液本草》：足太阳、厥阴经。

（3）《本草蒙筌》：手、足太阳，足少阴、厥阴经。

【药物功效】散寒祛风，除湿止痛。

【文献论述】

（1）《唐本草》：疗风宜用独活，兼水宜用羌活。

（2）《医学启源》：羌活，治肢节疼痛，手足太阳本经风药也。加川芎治足太阳、少阴头痛、透关利节，又治风湿。

（3）《本草纲目》：羌活、独活，皆能逐风胜湿，透关利节，但气有刚劣不同尔。

（4）《雷公炮制药性解》：羌活气清属阳，善行气分，舒而不敛，升而能沉，雄而善散，可发表邪，故入手太阳小肠。足太阳膀胱以理游风，其功用与独活虽若不同，实互相表里。

（5）《本草汇言》：羌活功能条达肢体，通畅血脉，攻彻邪气，发散风寒风湿。故疡证以之能排脓托毒，发溃生肌；目证以之治羞明隐涩，肿痛难开；风证以之治痿、痉、癫痫、麻痹厥逆。盖其体轻而不重，气清而不浊，味辛而能散，性行而不止，故上行于头，下行于足，遍达肢体，以清气分之邪也。

（6）《本经逢原》：羌活乃却乱反正之主帅，……风能胜湿，故羌活能治水湿，与芎劳同用，治太阳、厥阴头痛，发汗散表，透关利节，非时感冒之仙药也。昔人治劳力感寒，于补中益气汤中用之，深得补中寓泻之意。

（7）《本草备要》：泻肝气，搜肝风，治风湿相搏，本经（太阳）头痛，督脉为病，脊强而厥，刚痉柔痉，中风不语，头旋目赤。

【临床应用】

1. 用于感冒风寒，发热恶寒等症 羌活辛温发散风寒，苦温而除湿，善治疗风寒夹湿或风湿合邪感冒。功能发散风寒，祛风止痛，用于感冒风寒，兼有头痛、身痛为主，常配防风、白芷等药同用。

2. 用于风湿痹痛，头痛等 羌活祛风湿的作用也甚为显著，为祛风胜湿常用之品，但一般认为该品以风湿痹痛在身半以上者为宜，如周身痹痛，可配防风、独活等同用。对于头痛病症，多配合川芎、细辛等应用。

3. 用于水湿脚气，水湿吐泻等 羌活苦温燥湿，可用于水湿停聚之水肿证。若水湿内聚，四肢肿满，面目虚浮，小便赤少者，常与大戟、泽泻、猪苓等同用。

4. 用于筋脉不舒，拘挛抽搐等症 本品气清而扬，舒而不敛，可条达肢体，治疗筋脉抽搐拘挛之证。若风气上攻，头目昏眩，肢体拘急烦疼或皮肤风疮痒痛，常与白芷、前胡等同用。

5. 用于风邪头痛，偏正头疼等症 羌活辛以散风，轻轻上扬，直达头面，可祛风邪，止头痛。若风邪上犯、头痛鼻塞，作止无时，或伴恶寒发热者，常与薄荷、白芷、荆芥等同用。

【国医经验】 刘尚义教授常用此品治疗外感风寒之恶寒发热、头痛身痛等症，并与独活同用。临床处方常见“羌独活各10g”之字样，主要用于治疗风寒湿痹；二者同用使其燥湿化痰之功得到增强，可治一切痰湿之证。因本品善入足太阳膀胱经，通督脉，治疗腰背痛效果非常好，临床屡试屡验。

【跟师心得】 羌独活功用之比较：均具有祛风除湿、散寒止痛之功，治风寒湿痹。独活性质稍缓，常用于治疗下半身风温湿痹；而羌活发散作用较强，常用于治疗外感表证及上半身风湿痹痛。

【国医按语】 早岁（1961年）跟黄树曾老师曾听闻他跟上海名医陆士鄂治一人从马背跌下，用补肾活血药终不效，因其背部受伤，后用羌活八分（旧称）后痊愈，后其治肾虚腰痛皆用羌活作引经药入足太阳膀胱经，所治皆愈，余所感极深，为加强记录乃有“补肾一条羌”之谑语，附记于此，一笑耳！

【常用剂量】 10g。

【服用方法】 内服：煎汤，3～10g；或入丸、散。

【使用注意】 该品辛香温燥之性较烈，故阴亏血虚者慎用，阴虚头痛者慎用。血虚痹痛忌服。《本草经疏》：血虚头痛及遍身疼痛骨痛因而带寒热者，此属内证，误用反致作剧。

四、防　风

【品种来源】 为伞形科植物防风 *Saposhnikovia divaricata*（Turcz.）Schischk. 的干燥根，又称铜芸（《神农本草经》）、茴芸、屏风（《名医别录》）、关防风、云防风、川防风等。

【药物性味】

味辛、甘，性温。

(1)《本经》：味甘，温。

(2)《别录》：辛，无毒。

(3)《药品化义》：气和，味甘微辛，无毒。

(4)《本草再新》：味辛，性平，无毒。

【药物归经】

归膀胱、肝、脾经。

(1)《珍珠囊》：太阳经本药。

(2)《汤液本草》：足阳明胃、足太阴脾二经之行经药。

(3)《本草再新》：入肝、脾、肾经。

【药物功效】 发散解表，胜湿止痛，祛风解痉。

【文献论述】

(1)《本经》：主大风头眩痛，恶风，风邪，目盲无所见，风行周身，骨节疼痹，烦满。

(2)《日华子本草》：治三十六般风，男子一切劳劣，补中益神，风赤眼，止泪及瘫缓，通利五脏关脉，五劳七伤，羸损盗汗，心烦体重，能安神定志，匀气脉。

（3）《本草经疏》：防风治风通用，升发而能散，故主大风头眩痛，恶风风邪，周身骨节疼痹，胁痛、胁风头面去来，四肢挛急，下乳，金疮因伤于风内痉。其云主目无所见者，因中风邪，故不见也。烦满者，因风邪客于胸中，故烦满也。风、寒、湿三者合而成痹，祛风燥湿，故主痹也。发散之药，焉可久服，其曰轻身，亦湿去耳。《别录》云，叉头者令人发狂，叉尾者发痼疾，子似胡荽而大，调食用之香而疗风更优也。

（4）《本草汇言》：防风，散风寒湿痹之药也，故主诸风周身不遂，骨节酸痛，四肢挛急，痿躄痫痉等证。……为卒伍之职，随引而效，如无引经之药，亦不能独奏其功。故与芎、芷上行，治头目之风；与羌、独下行，治腰膝之风；与当归治血风；与白术治脾风；与苏、麻治寒风；与芥、连治热风；与荆、柏治肠风；与乳、桂治痛风，及大人中风、小儿惊风，防风尽能去之。若入大风厉风药中，须加杀虫活血药乃可。

【临床应用】

1. 用于固表止汗　柯琴在《古今名医方论》中评价玉屏风散说：“防风遍行周身，称治风之仙药……风药中之润剂，治风独取此味，任重功专矣……夫以防风之善驱风，得黄芪以固表，则外有所卫；得白术以固里，则内有所据，风邪去而不复来。”防风祛风邪的同时使腠理致密，起到敛汗止汗之功。《增补内经拾遗方论》载防风“治泄风自汗，用之如神”；《长沙药解》谓防风“敛自汗、盗汗”；《本草正》在论防风配伍时说：“若随实表补气诸药，亦能收汗。”说明防风既能祛风散邪，又可御风止汗。

2. 用于祛风止痉　防风气薄，辛甘发散为阳，气薄则发泄，药性平和，被称为“风药中之润剂”。其性甘缓不峻，微温不燥，故可广泛应用于治疗各种风证，无论外风还是内风，风寒还是风热，均可随证配伍使用。《本草正义》也指出：“防风，通治一切风邪”。

3. 用于疏肝健脾　《医方集解》云：“防风辛能散肝，香能舒脾，风能胜湿，为理脾引经要药。”肝属木，体阴而用阳，肝之病变常表现在主疏泄和藏血的功能失调两方面。疏泄肝木之药，多为行气走窜之品，如青皮、川楝子、香附等，久用或过用有损气致虚之虞。

4. 用于发越散火　《内经》中有“火郁发之”之训，孙一奎解释说：“火性炎上，怫逆不遂则郁……当发而越之。”防风气味升散，入脾胃经，故可升散脾胃之伏火。张元素治疗小儿脾热而见“鼻上红”之症，方用钱氏泻黄散，防风更是被重用至四两以升散脾胃伏火。

5. 用于解毒止痒　防风可散气分之结，去腠理之风，有助于行气散结，消肿止痛。因此，在以气血凝滞、经络阻塞为主要病机的中医外科疾病中有广泛的应用，其解毒功效通过祛风来实现。被誉为“外科之首方”的仙方活命饮中即以防风、白芷为佐，透达营卫，疏风解表，散结消肿排脓，使毒气外出，不致内攻。

【国医经验】“防风防风，擅长防风。”为祛风之要药，主要用于治疗风湿痹痛和外感表证。刘尚义教授常用本品配黄芪、白术（《医方类聚》之玉屏风散）作为治疗恶性肿瘤的扶正用药。黄芪配防风，补中寓散，补而不留邪；防风得黄芪，祛风不伤正。配天麻、法夏可治疗风痰上扰之眩晕头痛（高血压）。

【跟师心得】刘尚义教授指出“内在之膜，如外在之肤”，认为“肤膜同位”、可

"肤药治膜"。常用防风等风药治疗空腔脏器肿瘤。比如直肠癌肠风下血，用白头翁、槐花、地榆等清热利湿止血，加用防风等风药，疗效显著。

【国医按语】我多年临床所悟，从风论治，心得颇多。以其风性清扬、走窜、鼓动，风为百病之长，风邪易化燥化热，风性善行数变，风性主动等病邪特点，临床即有风邪袭表、肝阳化风、阴虚风动、热极生风、血虚生风、血燥生风、液枯生风、痰湿生风、血瘀生风，等等，皆为个人体会。

【常用剂量】10g。

【服用方法】内服：煎汤，5～10g；或入丸、散。外用：适量，煎水熏洗。

【使用注意】

血虚痉急或头痛不因风邪者忌服。

(1)《本草经集注》：恶干姜、藜芦、白蔹、芫花。

(2)《本草经疏》：诸病血虚痉急，头痛不因于风寒，溏泄不因于寒湿，二便秘涩，小儿脾虚发搐，慢惊慢脾风，气升作呕，火升发嗽，阴虚盗汗，阳虚自汗等病，法所同忌。

五、蔓 荆 子

【品种来源】为马鞭草科植物单叶蔓荆 *Vitex trifolia* L. var. *simplicifolia* Cham. 或蔓荆 *Vitex trifolia* L. 的干燥成熟果实。又称蔓荆实（《神农本草经》）、荆子（《本草经集注》）、蔓荆子。

【药物性味】

味辛、苦，性微寒。

(1)《本经》：味苦，微寒。

(2)《珍珠囊》：苦，辛。

【药物归经】

归膀胱、肝、胃经。

(1)《雷公炮制药性解》：入肝经。

(2)《汤液本草》：太阳经药。

(3)《本草经疏》：入足太阳、厥阴，兼入足阳明经。

【药物功效】疏散风热，清利头目。

【文献论述】

(1)《纲目》：蔓荆实，气轻味辛，体轻而浮，上行而散，故所主者皆头面风虚之症。

(2)《本草经疏》：蔓荆实，……察其功用，应是苦温辛散之性，而寒则甚少也。气清味薄，浮而升，阳也。其主筋骨间寒热，湿痹拘挛，风头痛、脑鸣、目泪出者，盖以六淫之邪，风则伤筋，寒则伤骨，而为寒热，甚则或成湿痹，或为拘挛；又足太阳之脉，夹脊循项而络于脑，目为厥阴开窍之位，邪伤二经，则头痛、脑鸣、目泪出。此药味辛气温，入二脏而散风寒之邪，则诸证悉除矣。邪去则九窍自通，痹散则光泽脂致。其主坚齿者，齿虽属肾，而床属阳明，阳明客风热，则上攻牙齿，为动摇肿痛，散阳明之风热，则齿自坚矣。去白虫、长虫者，假其苦辛之味耳。

（3）《本草汇言》：蔓荆子，主头面诸风疾之药也。前古主通利九窍，活利关节，明目坚齿，祛除风寒风热之邪。其辛温轻散，浮而上行，故所主头面虚风诸证。推其通九窍，利关节而言，故后世治湿痹拘挛，寒疝脚气，入汤散中，屡用奏效，又不拘于头面上部也。

（4）《药品化义》：蔓荆子，能疏风、凉血、利窍，凡太阳头痛，及偏头风、脑鸣、目泪、目昏，皆血热风淫所致，以此凉之，取其气薄主升，佐神效黄芪汤，疏消障翳，使目复光，为肝经胜药。

（5）《本草新编》：蔓荆子，佐补中药以治头痛最效，因其体轻力薄，藉之易于上升也，倘单恃一味，欲取胜于俄顷，则不能。

【临床应用】

1. 用于风热感冒，头痛头风等症 本品辛能散风，微寒清热，轻浮上行，主散头面之邪，有祛风止痛之效，用于治疗外感风热，头痛头晕，及头风偏头痛，常与菊花等同用。

2. 用于目赤头痛，目昏多泪等症 本品能疏散风热，清利头目，故可用治风热上攻，目赤肿痛，目昏多泪，常配蝉衣、菊花等同用。

3. 用于目生内障，视物不清等症 本品药性升发，清利头目，与黄芪、党参等同用，还可用治中气不足，清阳不升，目生翳障，视物不清及耳鸣耳聋等症，共奏益气升阳，养阴明目之效。

4. 用于风湿痹痛之症 本品辛散，祛风止痛，故可用治疗风湿痹痛，多配羌活、独活等同用，或可用于风湿之邪痹阻经络，郁而化热所致肢节浮肿，拘挛作痛。

5. 用于脱发 本品升散，清利头目，祛风可以止痒，故可用头风头痒，白屑脱发，伴有风邪壅滞之头胀闷之症者。

【国医经验】本品与菊花、桑叶等均为疏散风热之常用药，而本品止头痛之力甚强，所以刘尚义教授常用本品配藁本，除可以治疗风热表证之头昏头痛外，还可用于治疗风邪上攻之各种头痛，特别是巅顶头痛。

【跟师心得】蔓荆子为我国传统常用中药，有几千年应用历史，近年来研究成果显示蔓荆子在抗癌防癌方面也有显著效果，认为二萜、黄酮、木脂素类等化合物是其发挥抗癌作用的物质基础。因此，随着对蔓荆子化学成分和药理作用研究的不断深入，其在治疗癌症方面的应用必将取得更大的进展与突破。

【国医按语】本品是疏散风热中唯一可止痛的药物，还可清利头目。且蔓荆子味辛散，能够祛风止痛，故可治风湿痹痛，亦可用于风湿之邪痹阻经络，郁而化热所致肢节浮肿，拘挛作痛，不可握拳等。蔓荆子捣为末，加以猪油调涂患处，可以治疗小儿不生发以及苦痒者。

【常用剂量】10g。

【服用方法】内服：煎汤，6～10g；或浸酒；或入丸、散。外用：适量煎汤外洗。

【使用注意】

血虚有火之头痛目眩及胃寒者慎用。

（1）《医学启源》：胃虚人不可服，恐生痰。

（2）《本草汇言》：痿痹拘挛不由风湿之邪，而由于阳虚血涸筋衰者勿用也；寒疝脚气不由阴湿外感，而由于肝脾羸败者亦勿用也。

六、葛　根

【品种来源】 为豆科植物野葛 *Pueraria lobata*（Willd.）Ohwi 或甘葛藤 *Pueraria thomsonii* Benth. 的干燥根。又称粉葛（《草本便方》）、葛麻茹（《陆川本草》）。

【药物性味】

味辛、甘，性凉。

（1）《本经》：味甘，平。

（2）《别录》：无毒。生根汁，大寒。

（3）《纲目》：甘辛，平，无毒。

【药物归经】

归脾、胃经。

（1）《本草新编》：入胃，又入肺经。

（2）《本草求真》：入胃，兼入脾。

（3）《要药分剂》：入胃、膀胱二经，兼入脾经。

【药物功效】 解肌退热，透发麻疹，生津止渴，升阳止泻。

【文献论述】

（1）《纲目》：本草十剂云，轻可去实，麻黄、葛根之属。盖麻黄乃太阳经药，兼入肺经，肺主皮毛；葛根乃阳明经药，兼入脾经，脾主肌肉。所以二味药皆轻扬发散，而所入迥然不同也。

（2）《本草经疏》：葛根，解散阳明温病热邪主要药也，故主消渴，身大热，热壅胸膈作呕吐。发散而升，风药之性也，故主诸痹。……伤寒头痛兼项强腰脊痛，及遍身骨疼者，足太阳也，邪犹未入阳明，故无渴证，不宜服。

（3）《药品化义》：葛根，根主上升，甘主散表，若多用二三钱，能理肌肉之邪，开发腠理而出汗，属足阳明胃经药，治伤寒发热，鼻干口燥，目痛不眠，疟疾热重。盖麻黄、紫苏专能攻表，而葛根独能解肌耳。因其性味甘凉，能鼓舞胃气，若少用五、六分，治胃虚热渴，酒毒呕吐，胃中郁火，牙疼口臭。或佐健脾药，有醒脾之力。且脾主肌肉，又主四肢，如阳气郁遏于脾胃之中，状非表证，饮食如常，但肌表及四肢发热如火，以此同升麻、柴胡、防风、羌活，升阳散火，清肌退热，薛立斋常用剂也。若金疮、若中风、若痉病以致口噤者，捣生葛根汁，同竹沥灌下即醒，干者为末，酒调服亦可。痘疮难出，以此发之甚捷。

（4）《本经疏证》：葛根之用，妙在非徒如瓜蒌但浥阴津，亦非徒如升麻但升阳气，而能兼擅二者之长，故太阳阳明合病，自下利者（葛根汤证），太阳被下，利遂不止，脉促喘汗者（葛根芩连汤证）咸用之。盖两者之利，为阳盛于外，不与阴交，阴遂不固而下溜，起其阴气，使与阳浃，得曳以上行，则非但使利止，并能使阳之遏于外者，随胃阳鼓荡面散矣。

【临床应用】

1. 用于风寒外感　本品辛甘性凉，辛能透散，凉而不爽，入脾胃经，有良好的发表解肌作用，为解肌之代表药，常用于外感六淫之邪侵袭肌表引起的恶寒发热、头痛、项背拘急之证。若用于外感风寒表实证，常配麻黄，如葛根汤。

2. 用于风热外感，温病初起　本品性味辛凉，功可辛凉解表，故可用于风热外感或温病初起，见身体壮热、头痛、骨肉酸楚、背脊强、口鼻手足微冷、小便赤黄者，可配葱白、淡豆豉同用，以疏风透热。

3. 用于斑疹不透等症　本品有发散表邪，解肌退热，透发麻疹之功，故可用于治疗麻疹初起，表邪外束，疹出不畅之证，常与升麻、芍药等同用。若麻疹初起，憎寒壮热，鼻流清涕，身体疼痛，咳嗽气急，腮红眼赤，可配紫苏、赤芍等同用。

4. 用于热病口渴，阴虚消渴之症　本品甘凉，于清热之中，又能鼓舞胃气上升，而有生津止渴之功，若治疗热病伤津口渴，常与芦根、天花粉等同用。

5. 用于热呕热痢　本品既能清透邪热，又能升发清阳，鼓舞脾胃清阳之气上升，清阳升而浊阴降，故可止呕止痢。

6. 用于牙齿头痛，大头瘟毒，高热抽搐，大便不通等症

【国医经验】本品可用于治疗表证发热、项背强痛、麻疹不透、热病口渴、脾虚泄泻等证。刘尚义教授常用本品配黄芪、黄连（《伤寒论》之葛根芩连汤）治疗饮酒过度、嗜食肥甘等引起的里热盛或兼表证之代谢综合征，疗效显著。此外，本品主要归脾胃二经，有鼓舞脾胃清阳之气上升的作用，故可以用来治疗大便不通之证。

【跟师心得】受刘尚义教授临床用药的启发，弟子致力于葛根的保肝护肝作用的研究，实验证明葛根确实具有稳定肝细胞、减少肝细胞破坏、抗肝纤维化的功效，详见拙作《葛根散等三首解酒方对乙醇致小鼠急性肝损伤的保护作用》（《辽宁中医药大学学报》2010年第12期7~9页）。

【国医按语】本品解肌，关键在除“项强”，风寒凝滞，筋脉不舒，颈部筋脉失去津液濡养，葛根解表、升阳气、生津液而濡润筋脉，故可解痉治项强，能解除血管痉挛。有的方书上记载“葛根活血”即缘于此。

【常用剂量】20g。

【服用方法】内服：煎汤，10~15g；或捣汁。外用：捣敷。

【使用注意】

（1）《景岳全书·本草正》云：其性凉，易于动呕，畏寒者所当慎用。

（2）《本草从新》：夏日表虚汗多尤忌。

七、升　　麻

【品种来源】为毛茛科植物大三叶升麻 *Cimicifuga heracleifolia* Kom.、兴安升麻（北升麻）*Cimicifuga dahurica*（Turcz.）Maxim. 或升麻 *Cimicifuga foetida* L. 的干燥根茎。又称绿升麻。

【药物性味】

味辛、微甘，性微寒。

(1)《本经》：味甘辛。

(2)《别录》：甘苦，平，微寒，无毒。

(3)《医学启源》：《主治秘诀》云，性温，味辛。

【药物归经】

归肺、脾、胃、大肠经。

(1)《医学启源》：足阳明胃、足太阴脾。

(2)《汤液本草》：手阳明经、太阴经。

(3)《本草经解》：入手太阴肺经、足太阳膀胱经、手太阳小肠经、足阳明胃经。

【药物功效】发表透疹，清热解毒，升举阳气。

【文献论述】

(1)《药性论》：治小儿风，惊痫，时气热疾。能治口齿风露肿疼，牙根浮烂恶臭，热毒脓血。除心肺风毒热壅闭不通，口疮，烦闷。疗痈肿，豌豆疮；水煎绵沾拭疮上。

(2)《纲目》：消斑疹，行瘀血，治阳陷眩运，胸胁虚痛，久泄下痢后重，遗浊，带下，崩中，血淋，下血，阴痿足寒。

(3)《医学启源》：升麻，若补其脾胃，非此为引不能补。若得葱白、香芷之类，亦能走手阳明、太阳，能解肌肉间热，此手足阳明伤风之药也。《主治秘要》云，其用者有四：手足阳明引经一也；升阳于至阴之下二也；治阳明经分头痛三也；去皮肤风邪及至高之上四也。脾痹非升麻不能除。

(4)《纲目》：升麻引阳明清气上行，柴胡引少阳清气上行，此乃禀赋素弱、元气虚馁及劳役饥饱、生冷内伤，脾胃引经最要药也。升麻葛根汤，乃发散阳明风寒药也，时珍用治阳气郁遏及元气下陷诸病、时行赤眼，每有殊效。大抵人年五十以后，其气消者多，长者少，降者多，升者少，秋冬之令多而春夏之令少，若禀受弱而有前诸证者，并宜此药活法治之。《素问》云，阴精所奉其人寿，阳精所降其人夭。千古之下，窥其奥而阐其微者，张洁古、李东垣二人而已。又升麻能解痘毒，惟初发热时，可用解毒，痘已出后，气弱或泄泻者，亦可少用，其升麻葛根汤，则见斑后必不可用，为其解散也。

【临床应用】

1. 用于风热头痛，挟湿外感，麻疹不透 本品辛甘微寒，辛能升散，有发表透疹之功。用于治疗风热上攻，阳明头痛，可配生石膏等；升麻主入阳明经，故常用于外感风热夹湿之阳明经头痛，额前作痛，心烦痞满证。

2. 用于齿痛，鼻渊，口疮咽痛，颜面丹毒，双目齿肿 本品微甘微寒，可泄热解毒，又具升散之力，故善清头面火毒。其归胃、大肠经，尤善清阳明热毒，故常用治胃火上攻，牙龈肿痛，口舌生疮等。

3. 用于语声不出，肝郁气滞，骨蒸潮热，吐血等内科杂病、杂症 本品辛散升浮，功可透发散热，故可用于温热病阴虚潮热之症，常配栀子等。本品虽非大苦大寒之品，不应用于大热烦躁之证，但因其轻清宣散，疏达透表，给邪以出路，使热从表而走，因而亦用于大热烦躁恍惚。

4. 用于气虚下陷，久泻脱肛 本品入脾胃经，善引清阳之气上升，而为升阳举陷之要药，故常用治气虚下陷，久泻脱肛，胃、子宫等内脏下垂证，多与党参、黄芪等同用，共收培补举陷之功。脾胃气虚，久则气陷，肛门下坠及脱肛便血者。

5. 用于肾虚下陷，遗精体倦，腹痛下利 湿邪所生，缘脾不升，胃下降。湿邪已生，亦影响脾之清气运行，故湿邪为患，应佐以升阳之法。本品善引清阳之气上升，为升清之要药，故可用于湿热内蕴，脾气不足，两腿麻木之证。

【国医经验】 本品常用于治疗外感表证、麻疹不透、热毒内盛诸证。刘尚义教授用本品是看中其升举阳气之功。本品能升举脾胃清阳之气，适用于中气下陷所致之气短倦怠、久泻脱肛、脏器（胃、子宫）下垂以及崩漏不止等证。升降相因，过用攻下药时，升麻亦可作反佐之品。

【跟师心得】 升麻的功效，随配伍的不同，在各方剂中所起作用亦有不同，在清胃散中，升麻清胃解毒并为阳明经引经药；在补中益气汤中，升麻配柴胡为佐使药，能引参、芪、术、草之补气药上升，共达益气升陷之力；在宣毒发表汤中升麻具有发表透疹作用。除此之外，本品升阳益气而益血，为补益气血的枢机之品。

【国医按语】 清热解毒是升麻的主要功效，陆九芝的《世补斋医书》有“犀角升麻辨”，升麻可治痘疹初起、喉痧初发、伤寒病温之里热未炽应先透达者。升麻，似与葛根一类，但此辛甘微苦，能引葱白入肺，发散风寒出汗，引石膏能治阳明巅顶头痛、齿痛，引参、芪能入脾胃补脾，且同柴胡能引归、芪、白术甘温之药以补卫气之散而实其表。

【常用剂量】 20g。

【服用方法】 内服：煎汤，10～15g；或入丸、散。外用：研末调敷。

【使用注意】 上盛下虚，阴虚火旺及麻疹已透者忌服。《本草经疏》：凡吐血，咳嗽多痰，阴虚火动，肾精不足，及气逆呕吐，惊悸怔忡，法咸忌之。

八、木　贼

【品种来源】 为木贼科植物木贼 *Equisetum hiemale* L. 的干燥地上部分。又称木贼草（《本草经疏》）、节节草（《植物名实图考》）、节骨草（《东北药植物志》）。

【药物性味】

味甘、苦，性平。

（1）《嘉祐本草》：味甘微苦，无毒。

（2）《纲目》：温。

（3）《本草正》：味微苦微甘。

【药物归经】

归肺、肝经。

（1）《雷公炮制药性解》：入肺经。

（2）《本草经疏》：入足厥阴、少阳二经血分。

（3）《本草汇言》：入手三阳经。

【药物功效】 疏散风热，明目退翳。

【文献论述】

（1）《本草经疏》：木贼草，首主目疾，及退翳膜，益肝胆而明目也。其主积块、疗肠风、止痢，及妇人月水不断、崩中赤白、痔疾出血者，皆入血益肝胆之功，肝藏血故也。

（2）《本经逢原》：木贼专主眼目风热，暴翳，止泪，取发散肝肺风邪也。

（3）《本草求真》：木贼，书云形质有类麻黄，升散亦颇相似，但此气不辛热，且入足少阳胆、足厥阴肝，能于二经血分驱散风热，使血上通于目，故为去翳明目要剂，初非麻黄味辛性燥，专开在卫腠理而使身汗大出也。是以疝痛脱肛，肠风痔漏，赤痢崩带，诸血等症，审其果因风热而成者，得此则痛止肛收，肠固血止，而无不治之症矣。至其去翳明目，功虽有类谷精，能驾甘菊，但谷精则去星障，甘菊则止调和血药，于障全不能退，此则能去翳障也。然气血亏损，则用谷精、木贼去障，又当兼以芍药、熟地，滋补肝肾，使目得血能视。若徒用此二味退障，则即加以当归补助，亦恐气味辛散，非其所宜。

（4）《嘉祐本草》：主目疾，退翳膜。又消积块，益肝胆，明目，疗肠风，止痢及妇人月水不断。

【临床应用】

1. 用于风热目赤，翳障多泪　本品疏散风热，明目退翳，兼有发汗解表之功，主要应用于外感风热，目赤翳障多泪者，常配蝉衣、谷精草等；若小儿痘后余毒攻眼，导致目生云翳者，常配蝉衣等治疗。

2. 用于眼出冷泪　本品疏风明目，轻清宣上，为明目佳品，可用于治疗风邪上犯，肝经疏泄失调，眼出冷泪，辨证属实者，常配防风、羌活等。

3. 用于目昏多泪　本品明目退翳，如《方脉正宗》常配羊肝用于目昏多泪证。

4. 用于肠风下血，妇科出血及其他出血证　本品兼有止血作用，但药力微薄，很少单独使用，常与其他凉血止血药配伍使用。

5. 用于脱肛，血痢，胎动不安，崩漏　《本草经疏》云："木贼草，……其主积块、疗肠风、止痢，及妇人月水不断，崩中赤白、痢疾出血者，皆入血益肝胆之功，肝藏血故也。"

6. 用于脚气浮肿，肾炎，水肿　《现代实用中药》以本品配浮萍、赤豆等，水煎温服，治疗以上疾病。

【国医经验】刘尚义教授常用本品治疗肝火或风热引起的眼花多泪，目赤翳障等各种眼疾，偶用之治外感风热。此外本品能够解肌、止泪、止血、去风湿，治疝痛、大肠脱肛，平疮疡肿硬，吐风狂痰涎。治痈疽瘰疬，疔毒，疖肿，汗斑，粉渣，崩中赤白诸证。

【跟师心得】木贼，书云形质有类麻黄，升散亦颇相似，但此气不辛热，且入足少阳胆、足厥阴肝，能于二经血分驱散风热，使血上通于目，故为去翳明目要剂，初非麻黄味辛性燥，专开在卫腠理而使身汗大出也，且木贼与麻黄同形同性，故亦能发汗解肌，升散火郁风湿，治眼目诸血疾也。

【国医按语】木贼主目疾，退翳膜。又消积块，益肝胆，明目，疗肠风，用于止痢及妇人月水不断者有较好疗效。木贼功善明目退翳，亦有疏散风热之效，但一般风热感冒很少使用，而多用于风热上攻之证。若用于五脏热壅，风毒循肝经上攻于目，出现双目灼热、肿痛难忍者，本品亦有较好疗效。

【常用剂量】10g。

【服用方法】内服：煎汤，5～10g；或入丸、散。外用：研末撒。

【使用注意】

气虚、血虚目疾者应慎用。

(1)《本草经疏》：目疾由于怒气及暑热伤血、暴赤肿痛者，非其所任。

(2)《本草汇言》：多服损肝，不宜久服。

九、石　膏

【品种来源】为硫酸盐类矿物硬石膏族石膏，主含含水硫酸钙（$CaSO_4 \cdot 2H_2O$）。又称细石、细理石（《名医别录》）、软石膏（《本草衍义补遗》）、寒水石（《本草纲目》）、生石膏等。

【药物性味】

味辛、甘，性大寒。

(1)《本经》：味辛，微寒。

(2)《别录》：甘，大寒，无毒。

(3)《医学启源》：《主治秘诀》云，性寒，味淡。

【药物归经】

归肺、胃经。

(1)《汤液本草》：入手太阴、少阳，足阳明经。

(2)《本草衍义补遗》：入阳明、手太阴、手少阳。

【药物功效】清热泻火，除烦止渴；煅用收湿生肌，敛疮止血。

【文献论述】

(1)《脾胃论》：如食少者，不可用石膏。石膏能去脉数，疾病退，脉数不退者，不可治也。

(2)《本草衍义补遗》：石膏，本阳明经药，阳明主肌肉，其甘也，能缓脾益气，止渴去火，其辛也，能解肌出汗，上行至头，又入手太阴、少阳，而可为三经之主者。研为末，醋研丸如绿豆大，以泻胃火、痰火、食积。

(3)《药征》：《名医别录》言石膏性大寒，自后医者怖之，遂至于置而不用焉。仲景氏举白虎汤之证曰，无大热，越婢汤之证亦云，而二方主用石膏，然则仲景氏之用药，不以其性之寒热也可以见已。余也笃信而好古，于是乎为渴家而无热者，投以石膏之剂，病已而未见其害也；方炎暑之时，有患大渴引饮而渴不止者，则使其服石膏末，烦渴顿止，而不复见其害也；石膏之治渴而不足怖也，斯可以知已。

(4)《药性论》：治伤寒头痛如裂，壮热，皮如火燥，烦渴，解肌，出毒汗，主通胃中结，烦闷，心下急，烦躁，治唇口干焦。和葱煎茶去头痛。

【临床应用】

1. 用于气分热盛，壮热烦渴　本品辛甘散寒，生用善于清泻肺、胃二经气分实热，而有除烦止渴之功，同时又具有解肌透热之效。适用于温热病，邪在气分，壮热、烦渴、汗出、脉洪大等实热亢盛之证。

2. 用于肺热喘咳 本品具有清泄肺经气分邪热的作用。用于邪热郁肺，气急喘促，咳嗽痰稠，发热口渴等症，常与麻黄等配伍，以宣肺平喘；若肺经热盛，咳喘痰多着，可与寒水石同用。

3. 用于胃火牙痛，头痛，消渴 本品功能清泻胃火，又用于胃火上炎所致的头痛、牙痛以及消渴病。若胃经积热，上攻口齿，牙龈肿痛，常与麻黄等配伍使用。

4. 用于风湿热痹 明代缪希雍在《本草经疏》中指出“石膏，辛能解肌”，而有辛散透达经络郁热之效。故可用于风湿阻滞经络，郁久化热，而致骨节红肿热痛之热痹症。

5. 用于疮疡不敛，外伤出血 本品煅用具有清热收湿、敛疮生肌、收敛止血之效。用于疮疡溃烂，久不收口，以及湿疹浸淫，水火烫伤等。

【国医经验】刘尚义教授常用本品配知母等治气分热盛证，如白虎汤（《伤寒论》）治风热咳嗽、肺热咳逆；配麻黄、杏仁治外感风邪、邪热壅肺证，如麻黄杏仁甘草石膏汤（《伤寒论》）；配麦冬等治疗阴虚胃热证，如玉女煎（《景岳全书》）。本品煅用能生肌敛疮。

【跟师心得】石膏、知母的功用比较：均可清热泻火，除烦止渴，同用于治疗肺胃气分火热、躁烦口渴等。石膏重在清解，肺热实喘多用石膏，本品降火力强，故多用于治胃火头痛、齿痛；而知母偏于清润，肺热燥咳多用知母，知母又能滋阴润燥，还可用于治疗阴虚劳热、消渴等。

【国医按语】本品主要是清气分热，对湿热引起的皮肤湿疹也常用，针对白疕，痒、热、痛俱全，大剂量有效。石膏，凉而能散，有透表解肌之力。外感有实热者，放胆用之，直胜金丹。除时气头痛身热，三焦大热，皮肤热，肠胃中膈热，解肌发汗，止消渴烦逆，腹胀暴气喘息，咽热。亦可作浴汤。

【常用剂量】20g。

【服用方法】内服：煎汤，15～30g；或入丸、散。外用：煅研撒或调敷。

【使用注意】

脾胃虚寒及阴虚内热者忌服用。

（1）《本草经集注》：鸡子为之使。恶莽草、马目毒公。

（2）《医学启源》：《主治秘诀》云，能寒胃，令人不食，非腹有极热者，不可轻用。

十、寒　水　石

【品种来源】为硫酸盐类方解石族矿物（方解石），主含碳酸钙（$CaCO_3$）；或硫酸盐类石膏族矿物（红石膏），主含含水硫酸钙（$CaSO_4 \cdot 2H_2O$）。又称凝水石、水石。前者多用于南方，后者多用于北方。

【药物性味】

味辛、咸，性寒。

（1）《本经》：辛，寒。

（2）《纲目》：咸。

【药物归经】

归心、胃、肾经。

(1)《纲目》：入肾走血。

(2)《本草新编》：入胃经。

(3)《本草撮要》：入手足少阴、太阴、阳明经。

【药物功效】清热泻火。

【文献论述】

(1)《纲目》：凝水石其气大寒，其味辛咸，入肾走血，除热之功，同于诸盐。古方所用寒水石是此石，唐、宋诸方寒水石是石膏，近方寒水石则是长石、方解石。用者详之。

(2)《本草经疏》：凝水石，《本经》味辛气寒，《别录》加甘，大寒无毒。《经》曰，热之气，凉以和之，大热之气，寒以取之。又曰，热淫于内，治以咸寒。大寒微咸之性，故主身热邪气，皮中如火烧，烦满，及时气热盛。五脏伏热，胃中热也，易饥作渴，亦胃中伏火也，甘寒除阳明之邪热，故能止渴不饥。水肿者湿热也，小便多不利，以致水气上溢于腹，而成腹痹，辛咸走散之性，故能除热利窍消肿也。疗腹中积聚者，亦取其辛散咸软之功耳。凝水石，按本文云盐之精，则与石膏、方解石大相悬绝矣。因石膏有寒水石之名，而王隐君复云寒水石又名方解石，以致混淆难辨，其功能各不同，用者自宜分别。生卤地，味辛咸，碎之如朴硝者，是凝水石。其气大寒，能除有余邪热。

(3)《本经》：主身热，腹中积聚邪气，皮中如火烧，烦满，水饮之。

(4)《本草经集注》：解巴豆毒。

(5)《别录》：除时气热盛，五脏伏热，胃中热，烦满，口渴，水肿，小腹痛。

(6)《医学入门》：治小儿丹毒，烧为末，醋调敷之。

(7)《纲目》：治小便白，内痹，凉血降火，止牙疼，坚牙明。

【临床应用】

寒水石具有清热降火、除烦止渴的作用，临床多以煅制品入药。用于夏令暑温之邪停于气分，症见壮热烦渴、汗多、口渴、苔黄、脉洪大等，常与石膏配伍以增清热降火之功，还可与滑石、知母、芦根、金银花、通草等同用。此外，本品可外用于风热火眼及水火烫伤。

由寒水石、川木香、土木香、红花、肉豆蔻、荜茇等六味药材配伍组成的蒙药六味寒水石散，具有温中理气，和胃止吐的功能，主治嘈杂、吐酸等病症，其中的各单味药具有抗炎、抗胃溃疡、抗镇痛等作用。十七位寒水石丸由寒水石、诃子、沙棘膏、荜茇、红花、白豆蔻、广木香等组成，用于血胆溢入胃内，“木布”病引起的胃火衰弱，泛酸吐血，溃疡肿瘤，大便秘结等。寒水石二十一味散是由寒水石（凉制）、石榴、沙棘、五灵脂、砂仁、荜茇、紫花地丁、木鳖子（制）、人工牛黄、连翘、香青兰、土木香、芫姜果、蓝盆花、瞿麦、酸梨、干木香、降香、麦冬、诃子、栀子等中药组成的复方制剂。临床上主要用于治疗肝胃气滞、痞闷不舒、噎膈、反胃、恶心吐酸、消化不良等症。寒水石化灰剂：寒水石化灰剂方剂组成有一方、二方、三方。用于治疗急慢性胃炎、胃溃疡等消化系统疾病，价格低廉，疗效可观，尤擅于治疗慢性萎缩性胃炎。寒水石小灰散：由寒水石、光明盐、麦冬、硼砂、荜茇和硫黄六味药焖煅而成，其功能为消食除痞，常用于胃痞之食积不消证。南寒水石复方制剂主要构成有寒水石、矮紫堇、诃子、兔耳草、木香、蜂蜜等七味药，其功效为清胃热、止吐、止咳，临床用于胃部壅塞之胃痛、呕吐、吞酸、咳嗽、音哑、气促等症状。

【国医经验】本品与地榆、生大黄等分研粉撒创面治烧伤，验方也。与他药配伍治荨麻疹（配地肤子、白鲜皮、丹皮、蝉衣、当归）有效。寒水石中因含镁离子可引起大便稀溏。含有镁离子的矿物质中药还有滑石、海浮石等。刘尚义教授常用本品治疗热病烦渴、实热壅盛、咽喉肿痛、疮痈热肿等。

【跟师心得】寒水石始载于《神农本草经》，列为中品，又名白水石、凝水石。寒水石属矿物类药物，是蒙医临床常用药物，炮制的方法与步骤不同，作用和用法也不尽相同。热性炮制方法主要治疗寒性疾病，如治疗胃脘冷痛和寒性下泻等；凉性炮制方法主要治疗热性疾病，如治疗胃热炽盛、热毒疮疡等疾病。刘尚义教授临床所用寒水石均为凉性炮制方法所制。

【国医按语】石膏（纤维状或粒状集合体）、寒水石（透石膏）、玄精石（龟甲状石膏）均为现代矿物学上石膏，只不过三者外形各不相同而已。所以，不论从演化史或疗效来说，寒水石的正品应是透石膏。寒水石清热降火，利窍消肿，善入血而走肾，为治心肾积热之上品。

【常用剂量】20g

【服用方法】汤剂内服，先煎，10～20g；或入丸、散。外用：研末掺或调敷。

【使用注意】

（1）《本草经集注》：畏地榆。

（2）《本草经疏》：凡阴虚火旺，咳嗽吐血，多痰，潮热骨蒸，并脾胃作泄者不宜服。

（3）《本草求真》：虚人热浮，切忌。

参考文献

李淑艳，李淑红，白梅荣. 2013. 蒙药六味寒水石散的研究概况. 中国民族民间医药，17，1

马青芳. 2012. 十七味寒水石丸治疗消化性溃疡80例临床观察. 中国民间疗法，20（1）：65-66

十一、夏 枯 草

【品种来源】为唇形科植物夏枯草 *Prunella vulgaris* L. 的干燥或新鲜果穗。又称夏枯球。

【药物性味】

味辛、苦，性寒。

（1）《本经》：味苦辛，寒。

（2）《别录》：无毒。

（3）《本草正》：味微苦，微辛。

【药物归经】

归肝、胆经。

（1）《滇南本草》：入肝。

（2）《本草经疏》：入足厥阴、少阳经。

【药物功效】清肝泻火，明目，散结消肿。

【文献论述】

（1）《本经》：主寒热、瘰疬、鼠瘘、头疮，破癥，散瘿结气，脚肿湿痹。

（2）《本草衍义补遗》：补养血脉。

（3）《滇南本草》：祛肝风，行经络，治口眼歪斜。行肝气，开肝郁，止筋骨疼痛、目珠痛，散瘰疬、周身结核。

（4）《生草药性备要》：去痰消脓，治瘰疬，清上补下，去眼膜，止痛。

（5）《本草从新》：治瘰疬、鼠瘘、瘿瘤、癥坚、乳痈、乳岩。

（6）《科学的民间药草》：有利尿杀菌作用。煎剂可洗创口，治化脓性外症，洗涤阴道，治阴户及子宫黏膜炎。

（7）《现代实用中药》：为利尿药，对淋病、子宫病有效；并能治高血压，能使血压下降。

【临床应用】

有研究指出，夏枯草等中药组方可有效改善慢性胆囊炎的临床症状。夏枯草乙醇提取物具有促进胆汁分泌、胆红素排出，加快黄疸消退的作用。该药苦中蕴甘，泻中兼补，性寒而不伤阳气，味苦而不碍脾胃，善清肝热，尤其散结之力甚宏，可用于临床各种有形痞块、瘰疬、瘿瘤等症，而几无伤阳之弊，凡肝郁热结者，不论新疾沉疴，亦不论体质强弱，均可酌情配伍。夏枯草长于清泄肝火，为治肝火上炎所致的目赤、头痛、头晕的要药，可单用，亦常配伍清肝明目之品，如菊花、青葙子、石决明等；治疗昼轻夜重之肝虚目珠疼痛，可与熟地、当归、白芍等配合应用。

此外，夏枯草能清肝火、散郁结，对肝郁日久化火，痰火胶结，郁结而成瘰疬结核者，久服疗效较佳，临床常与玄参、贝母、牡蛎、昆布、海藻等药等同用。

【国医经验】夏枯草性味苦、辛、寒，入肝、胆经，有清肝火，散郁结及清肝明目之功。该药既能苦寒清热，又能辛散开郁，尤善清泻肝火而明目止痛。刘尚义教授常用本品治疗肝火上炎之目赤肿痛等；本品能散结消肿，《本草纲目》言“此物生血，乃治瘰疬良药也。其草易得，其功甚多”。刘尚义教授亦常用本品治疗痰热蕴结所致之瘰疬、瘿瘤等。

【跟师心得】夏枯草为清肝火、散郁结的要药，它所主治的大多是肝经的病症。《本草图解》言其“苦辛微寒，独入厥阴，消瘰疬，散结气，止目珠痛。此草补养厥阴血脉，又能疏通结气，目痛瘰疬，皆系肝症，故建神功”。治疗两目干涩、视物昏花、目赤肿痛者，配清肝明目之菊花、决明子、青葙子；对于头晕、头痛之肝阳上亢者，配天麻、钩藤、石决明；对瘰疬结核者，配玄参、浙贝、海藻、昆布、牡蛎等软坚散结之品。近年来，在甲状腺癌、淋巴瘤等肿瘤中的应用逐渐受到重视。

【国医按语】凡肝热、肝风、肝火、肝气肆虐之症皆可用之“肝得其而枯（竭）”也。肝主风，夏枯则肝风自息，故该药具有清火明目，散结消肿之功效。夏枯草嫩茎叶经滚水烫后，再用凉水浸洗去苦味，可凉拌、炒食、氽汤、煮粥，风味独特。

【常用剂量】 20g。

【服用方法】 内服：煎汤，10～20g；熬膏或入丸、散。外用：适量，煎水洗或捣敷。

【使用注意】

脾胃虚弱者慎服。

(1)《本草经集注》：土瓜为之使。

(2)《得配本草》：虚者禁用。

参考文献

黄小桃，李颖仪，徐美丽. 2013. 夏枯草利胆作用的实验研究. 今日药学，23（2）：76-77

十二、决 明 子

【品种来源】 为豆科植物决明 *Cassia obtusifolia* L. 或小决明 *Cassia tora* L. 的干燥成熟种子。又称马蹄决明、草决明。

【药物性味】

味甘、苦、咸，性微寒。

(1)《本经》：味咸，平。

(2)《别录》：苦甘，微寒，无毒。

(3)《本草正》：味微苦微甘，性平，微凉。

【药物归经】

归肝、大肠经。

(1)《雷公炮制药性解》：入肝经。

(2)《本草经疏》：足厥阴肝，亦入胆、肾。

【药物功效】 清肝明目，润肠通便。

【文献论述】

(1)《本经》：治青盲，目淫肤赤白膜，眼赤痛，泪出，久服益精光。

(2)《别录》：疗唇口青。

(3)《药性论》：利五脏，除肝家热。

(4)《日华子本草》：助肝气，益精水；调末涂，消肿毒，熁太阳穴治头痛，又贴脑心止鼻衄；作枕胜黑豆，治头风，明目。

(5)《本草衍义补遗》：解蛇毒。

(6)《生草药性备要》：治小儿五疳，擦癣癞。

(7)《湖南药物志》：明目，利尿。治昏眩，脚气，浮肿，肺痈，胸痹。

(8) 广州部队《常用中草药手册》：清肝明目，利水通便。治肝炎，肝硬化腹水，高血压，小儿疳积，夜盲，风热眼痛，习惯性便秘。

【临床应用】 决明子是一种常见的，但是却具有丰富药用价值的一种中草药。《神农本草经》将决明子列为上品，称之“能治诸眼疾，久服益精光，轻身”。《日华子本草》谓“助肝气，益精水，调末涂，消肿毒，熁太阳穴治头痛，又贴脑心止鼻衄，作枕胜黑豆，治头风，明目”。决明子配菊花，清肝明目，主治肝经风热或肝火上炎所致的目赤肿痛，羞明畏光，迎风流泪；决明子配沙苑子，补益肝肾，养肝明目，主治肝肾不足，视物昏花；决明子配当归，补益肝血，润肠通便，主治血虚肠燥便秘；决子配川芎，清泻肝火，活血止痛，主治高血压头晕头痛；决明子配夏枯草，清泻肝火，平抑肝阳，主治肝阳上亢，烦躁易怒，目珠疼痛；决明子配地肤子，清肝明目，治雀盲；决明子配水银少许，外用，清热解毒，治癣效良；决明子配龙胆草，清泻肝胆实火，治高血压；决明子配枸杞子，养肝明日，治肾虚视物昏花；决明子单用或配火麻仁，润肠通便，治肠燥便秘；决明子炒香研末冲服，可降血脂；决明子配蔓荆子清肝火，散风热，治肝火头痛、风热头痛；决明子配枸杞子、女贞子，补益肝肾，治青盲；决明子配鸡肝煮食，治小儿疳积。临床上决明子可用于治疗高血压、高脂血症、高胆固醇、眼疾、糖尿病和中老年人便秘、口腔溃疡等。近年来又用于高血压病而呈现肝阳上扰、头晕目眩等症候者，常与天麻钩藤、生牡蛎等同用。

【国医经验】《神农本草经》将草决明列为上品，《药性论》：“利五脏，除肝家热。”本品苦甘咸寒，入肝肾经，性质滋润，既可清泻肝火，又可滋补肝肾，且能润肠通便。常用治肝火上炎，目赤肿痛，头晕头痛，肝肾阴虚，目暗不明，视物昏花，肠燥伤津，便秘难行等症。决明子既能清泄肝胆郁火，又能疏散风热，为治目赤肿痛要药，适用于目赤肿痛，羞明多泪等症系肝火上扰或风热上壅头目所致者。

【跟师心得】本品以其有明目之功而名之，别名决明子、马蹄决明、钝叶决明、假绿豆。本品既能清泄肝胆郁火，又能疏散风热，为眼科要药，刘尚义教授常用本品配石决明等治疗肝火或风热所致目赤涩痛，羞明多泪等。本品还能润肠通便，刘尚义教授常用以郁李仁、火麻仁配伍治疗肠燥便秘。现代研究表明本品具有明显的降血压、降血脂作用，故可用本品治疗高血压、高脂血证属肝胆郁火者。

【国医按语】《神农本草经》列决明子为上品：“助肝气、益精水、治头风、明目疾……久服轻身。”为眼科要药，决明（决定明目）之谓，为食药两用，炒熟冲服有咖啡味，缓下剂，降脂、降压、明目良药也。适用于眼科如青光眼、白内障、结膜炎等病患者。

【常用剂量】20g。

【服用方法】内服：煎汤，10～20g。

【使用注意】泄泻和血压低者慎用。

参考文献

金利思，翁金月．2012．决明子的研究与开发进展．海峡药学，24（3）：42-44

十三、黄　芩

【品种来源】为唇形科植物黄芩 *Scutellaria baicalensis* Georgi 的干燥根。又称淡黄芩、子芩、条芩、枯芩、酒芩。

【药物性味】

味苦，性寒。

（1）《本经》：味苦，平。

（2）《别录》：大寒，无毒。

（3）《药性论》：味苦甘。

【药物归经】

归肺、胆、脾、大肠、小肠经。

（1）《品汇精要》：行手太阴、阳明经。

（2）《纲目》：入手少阴、阳明，手足太阴、少阳六经。

（3）《雷公炮制药性解》：入肺、大肠、膀胱、胆四经。

【药物功效】清热燥湿，泻火解毒，止血，安胎。

【文献论述】

（1）《本经》：主诸热黄疸，肠澼，泄利，逐水，下血闭，（治）恶疮，疽蚀，火疡。

（2）《别录》：疗痰热，胃中热，小腹绞痛，消谷，利小肠，女子血闭，淋露下血，小儿腹痛。

（3）陶弘景：治奔豚，脐下热痛。

（4）《药性论》：能治热毒，骨蒸，寒热往来，肠胃不利，破壅气，治五淋，令人宣畅，去关节烦闷，解热渴，治热腹中疞痛，心腹坚胀。

（5）《日华子本草》：下气，主天行热疾，疔疮，排脓。治乳痈，发背。

（6）《珍珠囊》：除阳有余，凉心去热，通寒格。

（7）李杲：治发热口苦。

（8）《滇南本草》：上行泻肺火，下行泻膀胱火，（治）男子五淋，女子暴崩，调经清热，胎有火热不安，清胎热，除六经实火实热。

【临床应用】

（1）用于湿温发热、胸闷、口渴不欲饮，以及湿热泻痢、黄疸等症。对湿温发热，与滑石 、草豆蔻、泽泻、茯苓等利湿之品配合应用；对湿热泻痢、腹痛，与白芍、葛根、黄连、甘草等同用，取葛根芩连汤之意；对于湿热蕴结所致的黄疸，可与茵陈、栀子、淡竹叶等同用。

（2）用于热病高热烦渴，或肺热咳嗽，或热盛迫血外溢以及热毒疮疡等。治热病高热，常与黄连、栀子等清热之品配伍；治肺热咳嗽，可与知母、桑白皮等同用；治血热妄行，可配养阴清热之生地、牡丹皮、侧柏叶等同用；对热毒疮疡，可与金银花、连翘等药同用。

（3）用于胎动不安，有清热安胎作用，取其清热凉血、止血之功。常与白术、竹茹等配合应用。

【国医经验】本品能入肺、胃、胆诸经以清热泻火，可治疗肺热咳嗽等多种脏腑实热证；本品有清热解毒之功，除主治温热病及热毒痢等病症外，还常用于痈肿、咽痒等热毒证；本品既能凉血，又能止血，可治疗各种血热出血证，还另有止血安胎之功能。《医学启源》言“黄芩，治肺中湿热，疗上热目中肿赤，瘀血壅盛，必用之药。”

临床上刘尚义教授多用黄芩，特别是用黄芩配桑白皮等治疗肺热咳嗽，疗效显著。

【跟师心得】本品苦寒而燥，主入上焦肺经，以清泻上焦肺火为主，有较强的清热燥湿作用，能清泻脾胃、肝胆、大肠、膀胱诸经湿热，故广泛用于湿温、暑湿、淋证、泻痢、黄疸等多种湿热病症。临床可配伍柴胡、黄连、金银花、鱼腥草、半夏、桑白皮、白术等药物。

【国医按语】黄芩清肺热，紫菀辛、苦，性温，归肺经，而肺与大肠相表里。且辛能发散、行气行血、润养，苦则泄降、燥湿坚阴，质温润而不燥，肺为水之上源，肺气为痰火所壅，则治节不行，不能通调水道，肺又与大肠相表里，肺气不利，大肠失于传导，大便亦不得通，紫菀使肺气宣通，气行则津液也行，津液下行得以润泽肠道，故便秘可解。通窍配紫菀，以其腑病治脏也。

【常用剂量】10g。

【服用方法】内服：煎汤，3～10g；或入丸、散。外用：煎水洗或研末撒。

【使用注意】

（1）《药对》：山茱萸、龙骨为之使。恶葱实。畏丹砂、牡丹、藜芦。

（2）《本草经疏》：脾肺虚热者忌之。凡中寒作泄，中寒腹痛，肝肾虚而少腹痛，血虚腹痛，脾虚泄泻，肾虚溏泻，脾虚水肿，血枯经闭，气虚小水不利，肺受寒邪喘咳，及血虚胎不安，阴虚淋露，法并禁用。

十四、黄　　连

【品种来源】为毛茛科植物黄连 *Coptis chinensis* Franch、三角叶黄连 *Coptis deltodea* C. Y. Cheng et Hsiao 或云连 *Coptis teeta* Wall. 的干燥根茎。又称川黄连、雅连、川连、炒黄连。

【药物性味】

味苦，性寒。

（1）《本经》：味苦，寒。

（2）《吴普本草》：神农、歧伯、雷公：苦，无毒；李氏：小寒。

【药物归经】

归心、肝、胃、大肠经。

（1）《汤液本草》：入手少阴经。

（2）《本草经疏》：入手少阴、阳明，足少阳、厥阴、阳明、太阴。

（3）《本草经解》：入足少阴肾经、手少阴心经。

【药物功效】清热燥湿，泻火解毒。

【文献论述】

（1）《本经》：主热气目痛，眦伤泣出，明目，肠澼腹痛下痢，妇人阴中肿痛。

（2）《本草经集注》：解巴豆毒。

（3）《别录》：主五脏冷热，久下泄澼脓血，止消渴，大惊，除水利骨，调胃厚肠，益胆，疗口疮。

（4）《药性论》：杀小儿疳虫，点赤眼昏痛，镇肝去热毒。

（5）《本草拾遗》：主羸瘦气急。

（6）《日华子本草》：治五劳七伤，益气，止心腹痛。惊悸烦躁，润心肺，长肉，止血；并疮疥，盗汗，天行热疾；猪肚蒸为丸，治小儿疳气。

（7）《仁斋直指方》：能去心窍恶血。

（8）《珍珠囊》：泻心火，心下痞。酒炒、酒浸，上颈已上。

【临床应用】

有研究对现代中医临床黄连用量相关文献进行系统研究，结论如下：①以年龄为参考，用量建议为≤6 岁者 3.6g，>6 岁者 9g；②以病性为参考，用量为急性期 15g，慢性期 9g；③黄连在临床应用中，用量与病位无关；④不同给药方式，用量差异显著；⑤合理的服药法可减少用量；⑥适当配伍后，用量可适当加大；⑦黄连不良反应临床报道较少，主要为胃肠道、皮肤过敏等。国医大师颜德馨教授临床擅用黄连，常取其清热燥湿之功，既可清心平肝降血压，又能泄热运脾止消渴，合桂枝而清心通阳复脉律，伍于失眠诸药中，又起清心安神之效。同时，在外科疮疡、湿热泻痢诸疾中，黄连更是必用之品，此亦不可不知。然黄连毕竟为苦寒之品，大量久服易伤脾胃，在将其用于治疗多种慢性疾患时，颜老常有孟河遗风，用量偏小而轻灵，这样不仅不会伤正，反有健胃之功。

对于湿热内蕴之症，常配柴胡、黄芩、生熟大黄等通腑泄热的药物。对湿热留恋肠胃致呕吐、泻痢者，加半夏、竹茹止呕，黄芩、葛根、木香治痢。治疗热病高热，心火亢盛者，配伍栀子、连翘等清热解毒之药同用；对于血热妄行者，配黄芩、荆芥炭、侧柏炭等同用；对热毒疮疡者，可配赤芍、丹皮、升麻等。用于胃火炽盛之中消证，可配玉竹、石斛、南北沙参、二冬等养阴药物。另外，黄连外用取其汁点眼，可治疗目赤肿痛；涂口，可治口舌生疮。

【国医经验】 黄连是刘尚义教授临床上最常用的中药之一，如黄连配吴茱萸为左金丸。黄连配吴萸（《丹溪心法》之左金丸；《医方集解》之萸连丸）专治肝火犯胃，症见胁肋疼痛，嘈杂吞酸，呕吐口苦，舌红苔黄，脉弦数。《素问·至真要大论》曰：“诸逆冲上，皆属于火”“诸呕吐酸，暴注下迫，皆属于热。”火热当清，气逆当降，故治宜清泻肝火为主，兼以降逆止呕。重用黄连为君，清泻肝火，使肝火得清，自不横逆犯胃；黄连亦善清泻胃热，胃火降逆则其气自和，一药两清肝胃，标本兼顾。然气郁化火之证，纯用大苦大寒既恐郁结不开，又虑折伤中阳，故又少佐辛热之吴萸，一则疏肝解郁，使肝气条达，郁结得开；二则反佐以制黄连之苦寒，是泻火而无凉遏之弊；三则取其下气之用，以和胃降逆，四则可引黄连入肝经。如此一味而功兼四用，以为佐使。二药合用共收清热泻火降逆止呕之效。另外，常用药对如：黄连配葛根、黄芩为葛根黄芩黄连汤；黄连配瓜蒌、法夏为小陷胸汤。

【跟师心得】 本品大苦大寒，清热燥湿作用甚强，凡属湿热诸证均可应用；本品清脏腑实热的作用广泛，尤以清泻心经、胃经实热见长。因其根连珠而色黄，故名黄连。刘尚义教授深知二味药之药性，黄连苦寒，吴萸辛温，辛开苦降，寒热并用，从而以肝胃同治：泻火而不至凉遏，降逆而不得火郁，相反相成（阴阳的对立和统一），使肝火得清，胃气得降，则诸症自愈，妙哉！

【国医按语】 左金丸子出先贤，一两吴萸，六两连，佐金平木也。吴茱萸味辛苦、性大热，入脾、胃、肝、肾经；功善疏肝解郁，温中下气，散寒止痛。与黄连合用，苦泄清热、辛通达郁，寒热并用，既能折肝火，降冲逆，又能止呕清肠。

【常用剂量】 6g。

【服用方法】 内服：煎汤，3～10g；外用适量。

【使用注意】

凡阴虚烦热，胃虚呕恶，脾虚泄泻，五更泄泻慎服。

（1）《本草经集注》：黄芩、龙骨、理石为之使。恶菊花、芫花、玄参、白鲜皮。畏款冬。胜乌头。

（2）《药性论》：恶白僵蚕。忌猪肉。

（3）《蜀本草》：畏牛膝。

（4）朱震亨：肠胃有寒及伤寒下早，阴虚下血，及损脾而血不归元者，皆不可用。

（5）《本草经疏》：凡病人血少气虚，脾胃薄弱，血不足，以致惊悸不眠，而兼烦热躁渴，及产后不眠，血虚发热，泄泻腹痛；小儿痘疮阳虚作泄，行浆后泄泻；老人脾胃虚寒作泻；阴虚人天明溏泄，病名肾泄；真阴不足，内热烦躁诸证，法咸忌之，犯之使人危殆。

参考文献

武胜萍，徐立鹏，刘洪兴. 2015. 黄连的临床应用及其用量探究. 中国临床医生杂志，43（2）：92-94

郭祖文，赵奇焕，颜新. 2013. 颜德馨运用黄连经验. 辽宁中医杂志，40（4）：642-644

十五、黄　柏

【品种来源】 为芸香科植物黄皮树 *Phellodendron chinense* Schneid. 或黄檗 *Phellodendron amurense* Rupr. 的干燥树皮。又称川黄柏、盐黄柏。

【药物性味】

味苦，性寒。

（1）《本经》：味苦，寒。

（2）《别录》：无毒。

（3）《药性论》：平。

（4）《珍珠囊》：苦辛。

【药物归经】

归肾、膀胱经。

（1）《汤液本草》：足太阳经引经药，足少阴经之剂。

（2）《医学入门》：足少阴、手厥阴本药，足太阳引经药。

（3）《本草经解》：入足少阴肾经、手少阴心经。

【药物功效】 清热燥湿，泻火除蒸，解毒疗疮。

【文献论述】

（1）《本经》：主五脏肠胃中结热，黄疸，肠痔；止泄痢，女子漏下赤白，阴伤蚀疮。

(2)《别录》：疗惊气在皮间，肌肤热赤起，目热赤痛，口疮。

(3)《药性论》：主男子阴痿。治下血如鸡鸭肝片；及男子茎上疮，屑末敷之。

(4)《本草拾遗》：主热疮疱起，虫疮，痢，下血，杀蛀虫；煎服，主消渴。

(5)《日华子本草》：安心除劳，治骨蒸，洗肝，明目，多泪，口干，心热，杀疳虫，治蛔心痛，疥癣，蜜炙治鼻洪，肠风，泻血，后分急热肿痛。

(6)《珍珠囊》：治肾水。膀胱不足，诸痿厥，腰膝无力。

(7)《医学启源》：《主治秘诀》云，泻膀胱龙火，利结小便，下焦湿肿，痢疾先见血，脐中痛，补肾水不足。

(8)《兰室秘藏》：泻冲脉之邪。治夏月气上冲咽不得息而喘息有音不得卧。

【临床应用】

黄柏味苦性寒，归肾、膀胱经，功擅清热燥湿、泻火除蒸，解毒疗疮，既治实火又治虚火，其清热燥湿之力与黄连、黄芩类似，但以除下焦湿热为佳。主治湿热泻痢、黄疸、淋浊、小便热涩作痛、湿热带下、足膝肿痛、下肢痿弱不用、皮肤湿疹、热毒疮疡、阴虚潮热骨蒸、梦遗泄泻、盗汗等症。配黄芩、黄连以清热止痢；伍栀子、茵陈，以泄热退黄；治疗下肢萎软，足膝肿痛者配苍术、牛膝；对于热淋之小便淋沥涩痛者，酌加大小蓟、生地、木通；治带下阴肿者配以龙胆草、白芷。治湿热疮疡，既可内服，亦可外用；内服配栀子、黄芩可直折三焦之热，外用可配大黄、滑石等研末撒敷。与知母、地黄等同用，主治潮热骨蒸，遗精滑精等症，取知柏地黄丸之意，制约偏亢的相火以清虚热。

现代研究表明：黄柏中主要成分有小蘗碱、黄柏酮等，具有抗菌、消炎、收敛的作用，主治多种湿毒、疮疡引起的皮肤病，如水火烫伤时以黄柏、甘草各等分为细末撒敷，兼服清热解毒中药；足癣者，以黄柏研粉撒于患处，亦可配以苦参、地肤子、白藓皮、枯矾等杀菌止痒药，水煎去渣放温后浸泡患处；对急慢性脓耳者，取黄柏加水慢火煎后去渣浓缩备用，先以双氧水清洗双耳，拭干后予黄柏液滴耳。

【国医经验】本品苦寒，有较强的燥湿作用，治湿热诸证。刘尚义教授常用本品配栀子（《伤寒论》之栀子柏皮汤）治湿热黄疸；配白头翁（《伤寒论》之白头翁汤）治湿热痢疾；配萆薢（《医学心悟》之萆薢分清饮）治湿热淋证；配苍术（《丹溪心法》之二妙散）治湿热带下等。本品具有清热解毒之功，配银花、连翘治皮肤及五官之疮痈疖疔、红肿热痛等热毒证。本品有长于入肾经退虚热，降火以坚阴，配龟板、知母（《丹溪心法》之大补阴丸）治疗肾阴不足，虚火上炎，五心烦热，潮热盗汗，遗精等症。

【跟师心得】黄芩、黄连、黄柏功用之比较：性味均苦寒，能泻火燥湿，治疗湿热所致之各种病症。黄芩偏于上焦，善清肺火而治肺热咳嗽，并治胎热不安；黄连偏于中焦，善清心胃之火，治热病心烦、神昏、胃热呕吐及口舌生疮；黄柏偏于下焦，善泻肾火，气味俱厚，禀性至阴之物，也常用于下焦湿热及阴虚火旺的病症。三者常相互配伍应用，以提高清热解毒之力。

【刘老按语】黄柏在《神农本草经》中有记录，名作檗木，列为上品，《名医别录》则称为黄檗。临床上黄柏多生用或盐炙。生用苦燥性寒，泻火解毒和燥湿作用较强。盐炙可缓和其苦燥之性增强滋阴降火退虚热的作用。主治湿热黄疸、湿热下利、湿热淋证、湿热带下，多配茵陈、黄连、土茯苓、苍术，收效甚良。

【常用剂量】 10g。

【服用方法】 内服：煎汤，3～10g。外用适量。

【使用注意】

脾虚泄泻，胃弱食少者忌服。

(1)《本草经集注》：恶干漆。

(2)《本草经疏》：阴阳两虚之人，病兼脾胃薄弱，饮食少进及食不消，或兼泄泻，或恶冷物及好热食；肾虚天明作泄；上热下寒，小便不禁；少腹冷痛，子宫寒；血虚不孕，阳虚发热，瘀血停滞，产后血虚发热，金疮发热；痈疽溃后发热，伤食发热，阴虚小水不利，疸后脾虚小水不利，血虚不得眠，血虚烦躁，脾阴不足作泄等证，法咸忌之。

十六、龙　胆

【品种来源】 为龙胆科植物条叶龙胆 *Gentiana manshurica* Kitag.、龙胆 *Gentiana scabra* Bge.、三花龙胆 *Gentiana triflora* Pall. 或坚龙胆 *Gentiana rigescens* Franch. 的干燥根及根茎。又称龙胆草、胆草。

【药物性味】

味苦，性寒。

(1)《本经》：味苦涩。

(2)《别录》：大寒，无毒。

(3)《医学启源》：气寒，味大苦。《主治秘诀》云：性寒，味苦辛。

(4)《医学衷中参西录》：味苦微酸，性寒。

【药物归经】

归肝、胆经。

(1)《雷公炮制药性解》：入肝、胆、肾、膀胱四经。

(2)《本草经疏》：足厥阴、少阴、阳明三经。

【药物功效】 清热燥湿，泻肝胆火。

【文献论述】

(1)《本经》：主骨间寒热，惊痫邪气，续绝伤，定五脏，杀蛊毒。

(2)《别录》：除胃中伏热，时气温热，热泄下利，去肠中小虫，益肝胆气，止惊惕。

(3)《药性论》：主小儿惊痫入心，壮热骨热，痈肿；治时疾热黄，口疮。

(4)《日华子本草》：治客忤，疳气，热病狂语，疮疥，明目，止烦。

(5)《本草图经》：古方治疸多用之。

(6)《医学入门》：治卒心痛，虫攻心痛，四肢疼痛。

(7)《医学启源》：治黄目赤肿，睛胀，瘀肉高起，痛不可忍。《主治秘诀》云：治下部风湿及湿热，脐下至足肿痛，寒湿脚气。

(8)《滇南本草》：治咽喉疼痛，洗疮疥毒肿。

【临床应用】

本品泻肝胆实火，除下焦湿热，对肝胆疾病以及高血压的治疗有一定疗效。龙胆泻肝汤为泻肝胆实火，清利三焦湿热之代表方剂，具有利胆退黄、清泄湿热的作用，对各类黄疸、肝炎、胆囊炎都有不错疗效。同时，还可用于湿热蕴结于下焦所致肾炎、尿路感染等症。该方还用于治疗病毒性角膜炎、急性结膜炎等眼科疾病。治疗急性咽炎与甘草、矮紫堇、川贝母、藏木香等配伍。另外，该方还具有较好的降压作用，可与平肝潜阳之品合用。

配以柴胡、山栀、黄芩，则清肝泻火；配木通、车前子、泽泻，则清利湿热；配黄连、牛黄、钩藤，则泻火定惊；配茵陈、郁金、黄柏，则利湿退黄。

【国医经验】本品味苦涩，主骨间寒热，可治肝邪犯肾之寒热，辛能散，可消肿毒，续绝伤，酸能收，可敛筋骨之气，退虚热，具有良好的清热燥湿之功。因长于清肝胆、膀胱之湿热，主要用于治疗黄疸、带下、阴痒、阴肿、淋证等肝胆或下焦湿热病症。本品又能泻肝胆实火，可用于治疗肝火上炎的头痛、头晕、目赤、耳肿，或肝火内盛的胁痛、口苦等症。

【跟师心得】《神农本草经》中记载龙胆为中品，具有泻胆肝火、清热燥湿的功效。龙胆草与栀子功用比较：同具泻肝火，清湿热之功，用于治疗肝热目赤，湿热黄疸等。龙胆草偏于泻肝胆之热，善治肝火头痛、胁痛，高热惊风以及阴肿阴痒；而栀子偏于清心热，善治高热烦躁，神昏谵语，能凉血解毒，又治血热吐衄、尿血，并能外敷治疗烫火伤及跌打损伤。

【国医按语】关于龙胆名称，道家认为人之五脏俱有神，胆神名叫龙曜，其味苦，犹如胆汁，梁代陶弘景云："根状似牛膝，味甚苦，故以胆为名。"本品清热解毒，主治病在肝胆，代表方剂为龙胆泻肝汤。

【常用剂量】10～20g。

【服用方法】内服：煎汤，10～20g；或入丸、散。外用：适量，煎水洗；或研末调搽。

【使用注意】

脾胃虚弱作泄及无湿热实火者忌服。

(1)《雷公炮炙论》：勿空腹饵之，令人溺不禁。

(2)《本草经集注》：贯众为之使。恶地黄、防葵。

(3)《日华子本草》：小豆为使。

十七、苦　参

【品种来源】为豆科植物苦参 *Sophora flavescens* Ait. 的干燥根。

【药物性味】

味苦，性寒。

(1)《本经》：味苦，寒。

(2)《别录》：无毒。

(3)《本草从新》：大苦，大寒。

【药物归经】

归心、肝、胃、大肠、膀胱经。

（1）张元素：少阴肾经。

（2）《雷公炮制药性解》：入胃、大肠、肝、肾四经。

（3）《本草新编》：入心、肺，肾、大肠经。

【药物功效】清热燥湿，杀虫，利尿。

【文献论述】

（1）《本经》：主心腹结气，癥瘕积聚，黄疸，溺有余沥，逐水，除痈肿，补中，明目止泪。

（2）《别录》：养肝胆气，安五脏，定志益精，利九窍，除伏热肠澼，止渴，醒酒，小便黄赤，疗恶疮下部匿，平胃气，令人嗜食。

（3）陶弘景：恶病人酒渍饮之，患疥者服亦除，盖能杀虫。

（4）《药性论》：治热毒风，皮肌烦燥生疮，赤癞眉脱，主除大热嗜睡，治腹中冷痛，中恶腹痛，除体闷，治心腹积聚。

（5）《唐本草》：治胫酸，疗恶虫。

（6）《日华子本草》：杀疳虫。炒带烟出为末，饭饮下，治肠风下血并热痢。

（7）《珍珠囊》：去湿。

（8）《滇南本草》：凉血，解热毒，疥癞，脓窠疮毒。疗皮肤瘙痒，血风癣疮，顽皮白屑，肠风下血，便血。消风，消肿毒，痰毒。

【临床应用】苦参具有清热解毒、抗菌消炎的作用。用于湿热下痢，黄疸，赤白带下，阴部瘙痒等，常与黄柏、龙胆草等合用。用于周身风痒，疥疮顽癣，常合赤芍、地黄、白藓皮等同用；用于麻风，常与大风子等同用。苦参碱及氧化苦参碱是中药苦参提取物中的主要有效成分，具有广泛的抗肿瘤、抗心率失常、抗炎及抗病毒作用。

【国医经验】本品苦寒之性较强，既能清热燥湿，又兼能利尿，可使湿热之邪外出，故对各种湿热病症较为有效。刘尚义教授常说："治湿不利尿，非其治也。"用苦参治疗湿热病症，充分体现了刘尚义教授这一学术思想。本品能清热解毒，可主治皮肤疮痈肿痛，与黄连、大黄等同用（《证治准绳》之苦参丸）；本品局部外用有清热、除湿、杀虫、止痒之功，用于治疗皮肤瘙痒，与蛇床子、地肤子、石菖蒲等煎汤外洗（《疡科心得集》之苦参汤）。

【跟师心得】苦参始载于《神农本草经》，"主心腹结气，癥瘕积聚，黄疸，溺有余沥，逐水，除痈肿，补中，明目，止泪"，被列为中品，味极苦，性寒，属于清热药中的清热燥湿药，具有清热燥湿、杀虫利尿等作用。内服外用均可。用于热痢、便血、黄疸尿闭、赤白带下、阴肿阴痒、湿疹、湿疮、皮肤瘙痒、疥癣麻风等病。

【国医按语】本品具有抗心律失常的作用，早年跟宛新锋老师门诊，宛老师用本品配茵陈、郁金专治心律不齐，并命名曰"节律汤"。刘尚义教授亦偶用此法，疗效显著，其主要功效是抗心肌缺血。

【常用剂量】20g。

【服用方法】内服：煎汤，10～20g；或入丸、散。外用：煎水洗。

【使用注意】

不宜与藜芦同用，脾胃虚寒者忌服。

（1）《本草经集注》：玄参为之使。恶贝母、漏芦、菟丝子。反藜芦。

（2）《医学入门》：胃弱者慎用。

（3）《本草经疏》：久服能损肾气，肝、肾虚而无大热者勿服。

十八、金 银 花

【品种来源】为忍冬科植物忍冬 *Lonicera japonica* Thunb.、红腺忍冬 *Lonicera hypoglauca* Miq.、山银花 *Lonicera confusa* DC. 或毛花柱忍冬 *Lonicera dasystyla* Rehd. 的干燥花蕾或带初开的花。又称银花、双花、忍冬花、二宝花。

【药物性味】

味甘，性寒。

（1）《滇南本草》：性寒，味苦。

（2）《本草正》：味甘，气平，其性微寒。

【药物归经】

归肺、心、胃经。

（1）《雷公炮制药性解》：入肺经。

（2）《得配本草》：入足阳明、太阴经。

【药物功效】清热解毒，凉散风热。

【文献论述】

（1）《滇南本草》：清热，解诸疮，痈疽发背，丹流瘰疬。

（2）《生草药性备要》：能消痈疽疔毒，止痢疾，洗疳疮，去皮肤血热。

（3）《本草备要》：养血止渴。治疥癣。

（4）《重庆堂随笔》：清络中风火湿热，解温疫秽恶浊邪，息肝胆浮越风阳，治痉厥癫痫诸症。

（5）广州部队《常用中草药手册》：清热解毒。治外感发热咳嗽，肠炎，菌痢，麻疹，腮腺炎，败血症，疮疖肿毒，阑尾炎，外伤感染，小儿痱毒。制成凉茶，可预防中暑、感冒及肠道传染病。

【临床应用】

（1）金银花可以列入中药止血药物，归于凉血止血之属，和大蓟小蓟同类，在治疗各科出血性疾病的时候只要有热性表现，无论是否夹杂虚实，可大量应用金银花，即便没有热性表现，只要不是明显的虚寒性出血，仍可酌情应用。如用于热毒引起的泻痢便血（粪便中夹有黏液和血液）。热毒结聚肠道，入于血分，则下痢便血。银花能凉血而解热毒，故可疗血痢便血，在临床上常以银花炒炭，合黄芩、黄连、白芍、马齿苋等同用。

（2）用于疮痈肿毒、咽喉肿痛。金银花清热解毒作用颇强，为外科常用之品，一般用于有红肿热痛的疮痈肿毒，对辨证上属于“阳证”的病症，较为适合，可合蒲公英、地丁草、连翘、丹皮、赤芍等煎汤内服，或单用新鲜者捣烂外敷。

(3) 用于外感风热或温病初起。银花甘寒，既清气分热，又能清血分热，且在清热之中又有轻微宣散之功，所以能治外感风热或温病初起之表证未解、里热又盛的病症。应用时常配合连翘、牛蒡子、薄荷等同用。

(4) 银花味甘性寒，气味芳香，既可清透疏表，又能解血分热毒，尤为治阳性疮疡的要药。配以连翘、牛蒡子、薄荷、荆芥，则疏表解热；配以鲜生地、玄参、连翘、竹叶卷心等，则清营泄热；配以紫花地丁、野菊花、蒲公英，则解毒疗疮；配以黄芪、当归、甘草，则托毒消痈；配以黄芩、白芍、甘草等，则清热治痢。

【国医经验】本品辛散苦泄，有清热解毒，消痈散肿作用，为疮痈要药，治疗疮痈初起，红肿热痛；本品气味芳香，具有轻宣疏散之性，既善清肺经之邪以疏风透热，又能泻心胃之热以清热解毒，是治疗外感风热表证的常用药，也可用于外感温热病的各个阶段；本品清热解毒之力强，能利咽，治疗属热毒内盛或风热外袭之咽喉肿痛，并能凉血止痢，治疗热毒痢疾、大便脓血者。

【跟师心得】首载于梁代陶弘景的《名医别录》，为常用中药品种之一，具有清热解毒，疏散风热的功能，主要用于治疗痈肿疔疮，喉痹，丹毒，热毒血痢，风热感冒，温病发热等症。其茎藤或带叶茎藤为忍冬藤，又称银花藤，功用似金银花，又能通络，可用于治疗风湿痹痛。金银花、连翘功用比较：同具有清热解毒之功，均可治急性热病以及风热感冒，而金银花善治热毒血痢，连翘兼能散结消肿，又治瘰疬。明代李时珍《本草纲目》曰："久服轻身长年益寿。"

【国医按语】《本草正义》："金银花善于化毒，故治痈疽、肿毒、疮癣、杨梅、风湿诸毒，诚为要药。"因素有中药中的抗生素之称，是常用清热解毒药物。在2003年的非典治疗中，金银花作为抗病毒类药物被广泛使用。

【常用剂量】10g。

【服用方法】内服：煎汤，10～20g，或入丸、散。外用：研末调敷。

【使用注意】脾胃虚寒及气虚疮疡脓清者忌服。

十九、青　黛

【品种来源】为爵床科植物马蓝 *Baphicacanthus cusia*（Nees）Bremek.、蓼科植物蓼蓝 *Polygonum tinctorium* Ait. 或十字花科植物菘蓝 *Isatis indigotica* Fort. 的叶或茎叶经加工制得的干燥粉末或团块。

【药物性味】

味苦、咸，性寒。

(1)《药性论》：味甘，平。

(2)《开宝本草》：味咸，寒，无毒。

(3)《本草再新》：味苦，性寒，无毒。

【药物归经】

归肝、肺经。

(1)《雷公炮制药性解》：入肝、脾二经。

(2)《本草求真》：专入肝。

（3）《本草便读》：入肝，又能入肺、胃。

【药物功效】 清热解毒，凉血消斑，泻火定惊。

【文献论述】

（1）《药性论》：解小儿疳热、消瘦，杀虫。

（2）《本草拾遗》：解毒。小儿高热，和水服之。

（3）《开宝本草》：主解诸药毒，小儿诸热，惊痫发热，天行头痛寒热，煎水研服之。亦摩敷热疮、恶肿、金疮、下血、蛇犬等毒。

（4）《本草述》：治中风、头风、胁痛、瘛疭、颤振、眩晕、咳嗽、久嗽、呕吐、舌衄、咳嗽血，颓疝。

（5）《岭南采药录》：可涂疮及痄腮。又治眼热有膜及吐血，内服之。

【临床应用】

1. 用于温毒发斑，血热吐衄等症 青黛功能清热解毒，凉血，止血，消斑。用于温毒发斑，常与生地、生石膏、栀子等药同用；用于血热妄行的吐血、衄血，常与生地、牡丹皮、白茅根等药同用。

2. 用于咽痛口疮，火毒疮疡等症 青黛功能清热解毒，凉血消肿。用于热毒炽盛，咽喉肿痛，喉痹者，常与板蓝根、甘草同用；若口舌生疮，多与冰片同用，撒敷患处；用治火毒疮疡，痄腮肿痛，可与寒水石共研为末，外敷患处。

3. 用于咳嗽胸痛，痰中带血 青黛能够清肝火，又泻肺热，且能凉血止血。用于肝火犯肺，咳嗽胸痛，痰中带血，常与海蛤粉同用；用治肺热咳嗽，痰黄而稠者，可配海浮石、瓜蒌仁、川贝母等同用。

4. 暑热惊痫，惊风抽搐 青黛善清肝火，祛暑热，有息风止痉之功。用于暑热惊痫，常与甘草、滑石同用；用治小儿惊风抽搐，多与钩藤、牛黄等同用。

【国医经验】 本品内服可治疗温热病温毒发斑、肺热咳嗽咯血、肝热生风抽搐惊痫等；外用可治疗咽喉肿痛、口舌生疮、热毒疮肿等。在长期临床实践中，刘尚义教授注意到本品能穿透血脑屏障，故多用本品治疗热毒内盛于脑髓之病症，收到奇效。

【跟师心得】 板蓝根、大青叶、青黛功用之比较：三者同出一物，均能清热解毒，凉血利咽，而板蓝根解毒利咽效佳，大青叶凉血消斑力强，青黛清泻肝火力著。

【国医按语】 青黛治肝气犯肺之咳嗽，常配蛤粉，有名黛蛤散、青黛海石丸者，即代表方剂。

【常用剂量】 10g。

【服用方法】 内服：煎汤，1.5～3g；或入丸、散。

【使用注意】 胃寒者慎用。《本草从新》：中寒者勿使。

二十、蒲　公　英

【品种来源】 为菊科植物蒲公英 *Taraxacum mongolicum* Hand. -Mazz. 、碱地蒲公英 *Taraxacum sinicum* Kitag. 或同属数种植物的干燥或新鲜全草。又称公英、黄花地丁。

【药物性味】

味苦、甘，性寒。

(1)《唐本草》：味甘，平，无毒。

(2)《本草述》：味甘，平，微寒。

【药物归经】

归肝、胃经。

(1)《本草衍义补遗》：入阳明、太阴经。

【药物功效】 清热解毒，消肿散结，利尿通淋。

【文献论述】

(1)《本草经疏》：蒲公英味甘平，其性无毒。当是入肝入胃，解热凉血之要药。乳痈属肝经，妇人经行后，肝经主事，故主妇人乳痈肿乳毒，并宜生啖之良。

(2)《本草述》：蒲公英，甘而微余苦，是甘平而兼有微寒者也。希雍有曰："甘平之剂，能补肝肾。"

(3)《医林纂要》：蒲公英，能化热毒，解食毒，消肿核，疗疔毒乳痈，皆泻火安土之功。通乳汁，以形用也。固齿牙，去阳明热也。

(4)《本草求真》：蒲公英，能入阳明胃、厥阴肝，凉血解热，故乳痈、乳岩为首重焉。缘乳头属肝，乳房属胃，乳痈、乳岩，多因热盛血滞，用此直入二经，外敷散肿臻效，内消须同夏枯、贝母、连翘、白芷等药同治。

(5)《本草正义》：蒲公英，其性清凉，治一切疔疮、痈疡、红肿热毒诸证，可服可敷，颇有应验，而治乳痈乳疖，红肿坚块，尤为捷效。鲜者捣汁温服，干者煎服，一味亦可治之，而煎药方中必不可缺此。

【临床应用】

1. 用于痈肿疔毒，乳痈内痈 蒲公英既能清解火热毒邪，又能泄降滞气，故为清热解毒、消痈散结之佳品，主治内外热毒疮痈诸证，兼能疏郁通乳，故为治疗乳痈之要药。用治乳痈肿痛，可单用本品浓煎内服；或以鲜品捣汁内服，渣敷患处；也可与全瓜蒌、金银花、牛蒡子等药同用；用治疔毒肿痛，常与野菊花、紫花地丁、金银花等药同用；用治肠痈腹痛，常与大黄、牡丹皮、桃仁等同用；用治肺痈吐脓，常与鱼腥草、冬瓜仁、芦根等同用。本品解毒消肿散结，与板蓝根、玄参等配伍，还可用治咽喉肿痛；鲜品外敷还可用治毒蛇咬伤。

2. 用于热淋涩痛，湿热黄疸 蒲公英能清利湿热，利尿通淋，对湿热引起的淋证、黄疸等有较好的疗效。用治热淋涩痛，常与白茅根、金钱草、车前子等同用，以加强利尿通淋的效果；治疗湿热黄疸，常与茵陈、栀子、大黄等同用。

【国医经验】 本品苦甘性寒，长于清热解毒，散结消肿。刘尚义教授常用本品配瓜蒌壳治乳痈，为治乳痈之常用药；配金银花治痈疽疔毒；配冬瓜仁治肺痈；配大黄治肠痈；配菊花治目赤肿痛；配茵陈治湿热黄疸；配金钱草治热淋。

【跟师心得】 蒲公英又名黄花地丁或金簪草，因其独脚如丁、花如金簪头故名。因蒲公英含有葡萄糖、甘露聚糖所构成的多糖类物质和微量蛋白质的化合物，故对多种肿瘤都有抑制作用，如乳腺癌、肺癌、胃癌、食管癌、淋巴结癌等。

【国医按语】 本品可治内痈外痈，治外痈可外用。民间用本品和甜酒同捣，外敷治乳痈初起。治内痈配伍见上述。

【常用剂量】 10g。

【服用方法】内服：煎汤，9～15g；或外用鲜品适量，捣敷或煎汤熏洗患处。

【使用注意】阳虚外寒、脾胃虚弱者忌用。过量可致泻泄。

二十一、漏　　芦

【品种来源】为菊科植物祁州漏芦 *Rhaponticum uniflorum*（L.）DC. 的干燥根。又称祁漏芦、禹漏卢、和尚头等。

【药物性味】

味苦，性寒。

（1）《本经》：味苦咸，寒。

（2）《别录》：大寒，无毒。

（3）《本草正义》：味微咸，性寒，有小毒。

【药物归经】

归胃经。

（1）《本草从新》：入胃、大肠，通肺、小肠。

（2）《玉楸药解》：入足少阴肾、足厥阴肝经。

【药物功效】清热解毒，消痈，下乳，舒筋通脉。

【文献论述】

（1）《本草经疏》：漏芦，苦能下泄，咸能软坚，寒能除热，寒而通利之药也。故主皮肤热，恶疮疽痔，湿痹，下乳汁。

（2）《本经逢原》：漏芦，《本经》治热毒恶疮，下乳汁，以其能利窍也，为消毒排脓杀虫要药。盖咸能软坚，寒能解毒，故服之必大便作泻，使邪从下而出也。

（3）《本草求真》：漏芦，遗精尿血能止，亦因毒解热除自止之意，非因漏芦寓有收涩之功也。

（4）《本草正义》：漏芦，滑利泄热，与王不留行功用最近，而寒苦直泄，尤其过之。苟非实热，不可轻用。不独耗阴，尤损正气。

（5）《药性论》：治身上热毒风生恶疮，皮肌瘙痒瘾疹。

（6）《本草拾遗》：杀虫，洗疮疥用之。

【临床应用】

1. 用于乳痈肿痛，瘰疬疮毒　漏芦有清热解毒、消痈散结之效，又因其能通经下乳，故尤为治乳痈之良药。常与瓜蒌、蛇蜕同用，主治乳痈肿痛；用治热毒壅聚，痈肿疮毒，常与大黄、连翘、紫花地丁等药同用；治痰火郁结，瘰疬欲破者，可与海藻、玄参、连翘等药同用。

2. 用于乳汁不下　漏芦有良好的通经下乳之功，为产后乳汁不通的常用药。多用于乳络塞滞，乳汁不下，乳房胀痛，欲作乳痈者，常与穿山甲、王不留行等药同用；若为气血亏虚，乳少清稀者，当与黄芪、鹿角胶等同用。

3. 用于湿痹拘挛　漏芦性善通利，有舒筋通脉活络之功，常与地龙配伍，治疗湿痹，筋脉拘挛，骨节疼痛。

【国医经验】主治乳痈胀痛、瘰疬疮毒、乳汁不下、乳房胀痛等。本品具有良好的抗肿瘤作用。刘尚义教授常用本品配鳖甲、莪术、王不留行等治疗证属肝经郁滞、气血凝结之乳房肿瘤；配鳖甲、莪术、金钱草、田基黄等治疗湿热蕴结、郁而化火之肝胆肿瘤；配鳖甲、莪术、败酱草、蒲公英等治疗证属湿热壅盛之大肠肿瘤。

【跟师心得】漏芦味苦降泄，有良好的通经下乳之功，故为乳汁不通常用药，常与通草、王不留行相配伍。

【国医按语】本品功在治乳汁不通，乳痈肿痛。治乳癖（乳腺纤维痛、乳腺增生）有特殊功效。

【常用剂量】10g。

【服用方法】内服：煎汤，5～9g。外用：研末调敷或煎水洗。

【使用注意】

气虚、疮疡平塌不起及孕妇忌服。

(1)《日华子本草》：连翘为使。

(2)《本草经疏》：疮疡阴症，平塌不起发者，非所宜投。妊娠禁用。

(3)《得配本草》：气虚者禁用。

二十二、天　葵　子

【品种来源】为毛茛科植物天葵 *Semiaquilegia adoxoides*（DC.）Makino 的干燥块根。又称天葵、紫背天葵子、千年耗子屎、金耗子屎等。

【药物性味】

味甘、苦，性寒。

(1)《滇南本草》：性寒，味苦、辛。

(2)《本草求原》：甘淡，平。

(3)《浙江民间草药》：性寒，味酸，有毒。

【药物归经】归肝、胃经。《四川中药志》：入脾，小肠、膀胱三经。

【药物功效】清热解毒，消肿散结。

【文献论述】

(1)《滇南本草》：敷大恶疮。

(2)《云南中草药》：止血散瘀，生肌止痛。治内外伤出血，刀枪伤，烫伤。

(3)《滇南本草》：散诸疮肿，攻痈疽，排脓定痛，治瘰疬，消散结核，治妇人奶结，乳汁不通，红肿疼痛，乳痈，乳岩坚硬如石，服之或散或溃。

(4)《百草镜》：清热，治痈疽肿毒，疔疮，跌扑，疯犬伤，疝气，痔疮，劳伤。

(5)《本草求原》：主内伤痰火，消瘰疬恶疮，浸酒佳。

【临床应用】

用于痈肿疔疮等症。天葵子功能清热解毒，散痈消肿。治疗痈疮初起，红肿热痛者，常与皂角刺、穿山甲配伍。用治乳痈，常与蒲公英同用。

【国医经验】主治痈肿疮毒，痰核瘰疬，急热惊风，痰热咳喘。本品清热解毒之力甚强，现代药理研究表明具有明显的抗癌作用，刘尚义教授常用本品治疗食管癌、肝癌、乳癌等各种癌瘤积毒甚者。

【跟师心得】天葵散诸疮肿，攻痈疽，排脓定痛，治瘰疬，消散结核，治妇人奶结，乳汁不通，红肿疼痛，乳痈，乳岩坚硬如石，服之或散或溃。

【国医按语】天葵子还有一个作用是利尿通淋，多用于淋证（石淋、膏淋、劳淋等）。

【常用剂量】20g。

【服用方法】内服：煎汤，9～15g；或入丸、散。

【使用注意】脾胃虚寒和小便清利者不宜用。

二十三、白花蛇舌草

【品种来源】为茜草科植物白花蛇舌草 *Oldenlandia diffusa*（Willd.）Roxb. 的干燥或新鲜全草。又称蛇舌草、二叶葎等。

【药物性味】

味微苦、甘，性寒。

（1）《广西中药志》：味苦、甘，性温，无毒。

（2）《闽南民间草药》：苦，平，无毒。

（3）《泉州本草》：甘微酸，性寒。

（4）《广东中药》：辛涩，寒，无毒。

【药物归经】归胃、大肠、小肠经。《广西中药志》：入心、肝、脾三经。

【药物功效】清热解毒，利湿通淋。

【文献论述】

（1）《广西中药志》：治小儿疳积，毒蛇咬伤，癌肿。外治白泡疮，蛇癞疮。

（2）《闽南民间草药》：清热解毒，消炎止痛。

（3）《泉州本草》：清热散瘀，消痈解毒。治痈疽疮疡，瘰疬。又能清肺火，泻肺热。治肺热喘促、嗽逆胸闷。

（4）《广西中草药》：清热解毒，活血利尿。治扁桃体炎，咽喉炎，阑尾炎，肝炎，痢疾，尿路感染，小儿疳积。

【临床应用】

1. 用于痈肿疮毒，咽喉肿痛，毒蛇咬伤等症 白花蛇舌草功能清热解毒，用治热毒所致诸证，内服外用均可。如单用鲜品捣烂外敷，治疗痈肿疮毒，也可以本品与金银花、连翘、野菊花等药同用；用治肠痈腹痛，常与红藤、败酱草、牡丹皮等药同用；若治咽喉肿痛，多与黄芩、玄参、板蓝根等药同用；若用治毒蛇咬伤，可单用鲜品捣烂绞汁内服或水煎服，渣敷伤口，疗效较好。

2. 用于热淋涩痛等症 白花蛇舌草功能清热利湿通淋，用于膀胱湿热，小便淋沥涩痛，亦常与白茅根、车前草、石韦等同用。

【国医经验】主治咽喉肿痛、痈疮疖疡、湿热黄疸、热淋涩痛等。刘尚义教授常用本品治疗食管癌、胃癌、肺癌、肠癌、乳癌等各种癌症证属热毒内盛者，但认为其效逊于冬凌草。

【跟师心得】白花蛇舌草与蒲公英均味苦性寒，蒲公英归胃经，蛇舌草归大肠、小肠经。胃与大肠相表里，二者配合，共奏清热解毒之效，是用治结肠炎所致的腹痛、腹胀、便秘的药对。

【国医按语】 白花蛇舌草抗癌，民间多此说法，其中奥秘无法说清。有试验将白花蛇舌草做成培养基，撒上致病菌，五天后，病菌生长活跃。有谓是服用该品后，人体的细胞吞噬细菌能力增强。外因通过内因起作用。中医服药治病，为外人难窥其堂奥。

【常用剂量】 20g。

【服用方法】 内服：煎汤，15～60g。外用适量。

【使用注意】 正虚体弱及脾胃虚寒者忌用。《广西中药志》：孕妇慎用。

二十四、半　枝　莲

【品种来源】 为唇形科植物半枝莲 *Scutellaria barbata* D. Don 的新鲜或干燥全草。又称狭叶韩信草等。

【药物性味】

味辛、苦，性寒。

(1)《广西药用植物图志》：味辛微腥，性平，无毒。

(2)《南宁市药物志》：甘，平，无毒。

(3)《江西民间草药验方》：性平，味辛微苦，无毒。

【药物归经】 归肺、肝、肾经。

【药物功效】 清热解毒，散瘀止血，利尿消肿。

【文献论述】

(1)《南京民间药草》：破血通经。

(2)《广西药用植物图志》：消炎，散瘀，止血。治跌打伤，血痢。

(3)《南宁市药物志》：消肿，止痛。治跌打，刀伤，疮疡。

(4)《泉州本草》：清热，解毒，祛风，散血，行气，利水，通络，破瘀，止痛。内服主血淋，吐血，衄血；外用治毒蛇咬伤，痈疽，疔疮，无名肿毒。

【临床应用】

1. 用于疮痈肿毒 半枝莲功能清热解毒，是治疗毒热所致的疮痈肿毒诸证之常用药。鲜品捣烂加酒外敷患处，用于疔疮肿毒；亦用鲜品捣烂外敷，用于乳痈肿痛。

2. 用于腹胀水肿 半枝莲功能利水消肿，用于水肿、小便不利，常配金钱草、大黄、枳实；用于湿热黄疸、小便不利，与白茅根配伍。

3. 用于湿疮湿疹 半枝莲既有清热解毒作用，又兼有利水祛湿之功，对皮肤湿疮、湿疹及手足疥癣均有较好疗效。可单味水煎，局部湿敷或外搽患处。

【国医经验】 主治热毒壅盛，肺痈肠痈，咽喉肿痛，跌打损伤，吐血衄血，水肿腹水等。刘尚义教授常用本品治疗肝癌、胃癌、肺癌等各种癌症而证属湿热壅结者。本品除具有清热解毒之功外，还有散瘀止血之效，肿瘤并发出血，使用本品可以起到止血不留瘀之效果。

【跟师心得】 半枝莲又名韩信草。汉朝开国元勋韩信，每次战斗结束后，都派人采集半枝莲熬汤让伤兵喝，轻伤者三五天就好，重伤者十天半月痊愈，战士们都非常感激韩信，故半枝莲又名韩信草。

【国医按语】 功效诚如上述，多种病见湿热、瘀血阻滞、小便不通皆可效用。临床上，多用其清热解毒这一功效。

【常用剂量】 20g。

【服用方法】 内服：煎汤，干品 10～15g，鲜品 30～60g。外用适量。

【使用注意】 血虚者不宜，孕妇慎服。

二十五、败 酱 草

【品种来源】 为败酱科植物黄花败酱 *Patrinia scabiosaefolia* Fisch. ex Trev. 、白花败酱 *Patrinia villosa*（Thunb.）Juss. 的干燥或新鲜带根全草。

【药物性味】

味辛、苦，性微寒。

（1）《药性论》：味苦辛，无毒。

（2）《医学启源》：《主治秘要》云：性温，味辛。

【药物归经】 归胃、大肠、肝经。

【药物功效】 散寒祛风，除湿止痛。

【文献论述】

（1）《名医别录》：除痈肿，浮肿，结热，风痹不足，产后腹痛。

（2）《金匮要略》：薏苡附子败酱汤治疗虚寒性肠痈。

（3）《名医别录》：除痈肿、浮肿、结热、风痹不足，产后疾痛。

（4）《本草纲目》：败酱善排脓破血，故仲景治痈及古方妇人皆用之。为易得之物，而后人不知用，盖未遇识者耳。

【临床应用】

1. 用于治疗肠痈肺痈，痈肿疮毒等症 败酱草功能清热解毒，消痈排脓，活血止痛，用于肠痈初起，腹痛便秘、未化脓者，常与金银花、蒲公英、牡丹皮、桃仁等同用；用于肠痈脓已成者，常与薏苡仁、附子同用，用于痈肿疮毒，无论已溃未溃皆可用之，常与金银花、连翘等药配伍，并可以鲜品捣烂外敷，均效。

2. 用于产后瘀阻腹痛 败酱草有破血行瘀、通经止痛之功。用本品煎服，或与五灵脂、香附、当归等药配伍，用于治疗产后瘀阻，腹中刺痛。

【国医经验】 本品苦泄辛散，性寒清热，主入大肠经，功善清热解毒，消痈排脓，为治疗肠痈之要药；本品辛散行滞，有祛瘀止痛之功。刘尚义教授常用本品治疗大肠癌证属湿热瘀毒内盛者。

【跟师心得】 败酱草为治疗肠痈腹痛要药，肠痈初起未化脓者，常与金银花、蒲公英等同用清热解毒；肠痈已成脓者，常与薏苡仁、附子等同用消痈排脓。

【国医按语】 慢性阑尾炎急性发作多用。本品味不好，有败酱之臭味，量宜少，加矫味药，如甘草之属。

【常用剂量】 20g。

【服用方法】 内服：煎汤，6～15g。外用适量。

【使用注意】脾胃虚弱，食少泄泻者忌服。

二十六、射　干

【品种来源】为鸢尾科植物射干 *Belamcanda chinensis*（L.）DC. 的干燥根茎。

【药物性味】

味苦，性寒。

(1)《本经》：味苦，平。

(2)《蜀本草》：微寒。

(3)《滇南本草》：性微寒，苦辛，有小毒。

【药物归经】

归肺经。

(1)《雷公炮制药性解》：入肺、肝、脾三经。

(2)《本草经疏》：入手少阳、少阴，厥阴经。

【药物功效】清热解毒，消痰，利咽。

【文献论述】

(1)《本草衍义补遗》：射干，行太阴、厥阴之积痰，使结核自消甚捷。又治便毒，此足厥阴湿气，因疲劳而发，取射干三寸，与生姜同煎，食前服，利三、两行效。又治喉痛，切一片，噙之效。

(2)《本草纲目》：射干，能降火，故古方治喉痹咽痛为要药。

(3)《本草经疏》：射干，苦能下泄，故善降；兼辛，故善散。故主咳逆上气，喉痹咽痛，不得消息，散结气，胸中邪逆。既降且散，益以微寒，故主食饮大热。

(4)《药性论》：治喉痹水浆不入，通女人月闭，治疰气，消瘀血。

(5)《别录》：疗老血在心脾间，咳唾，言语气臭，散胸中热气。

【临床应用】

1. 用于咽喉肿痛等症　射干功能清热解毒，利咽消肿，用于热毒痰火郁结，咽喉肿痛，可单用，或与升麻、甘草等同用。用于外感风热，咽痛音哑，常与荆芥、连翘、牛蒡子同用。

2. 用于痰盛咳喘等　射干功能降气消痰，用于肺热咳喘，痰多而黄，常与桑白皮、马兜铃、桔梗等药同用；用于寒痰咳喘，痰多清稀，常与麻黄、细辛、生姜、半夏等药配伍。

【国医经验】本品苦寒降泄，主入肺经，既善清热解毒，利咽消肿，又有清肺祛痰之功，为治疗咽喉肿痛的常用药，亦用于痰壅咳喘之证。特别是中医辨证见热毒或肺热兼见痰浊阻滞者，刘尚义教授多用本品。

【跟师心得】刘尚义教授常用本品与桔梗配伍治疗咽喉肿痛。

【国医按语】治扁桃体肿大，与冬凌草同用。痰浊在喉与麻黄同用。

【常用剂量】10g。

【服用方法】内服：煎汤，3～9g。

【使用注意】

脾虚便溏者不宜。孕妇忌服。

(1)《别录》：久服令人虚。

(2)《本草纲目》：多服泻人。

(3)《本草经疏》：凡脾胃薄弱，脏寒，气血虚人，病无实热者禁用。

二十七、山　豆　根

【品种来源】为豆科植物越南槐 *Sophora tonkinensis* Gapnep. 的干燥根及根茎。又称广豆根。

【药物性味】

味苦，性寒，有毒。

(1)《开宝本草》：味甘，寒，无毒。

(2)《梦溪笔谈·药议》：味极苦。

(3)《本草正》：味大苦，大寒。

【药物归经】归肺、胃经。《要药分剂》：入心、肺、大肠三经。

【药物功效】清热解毒，利咽消肿。

【文献论述】

(1)《开宝本草》：解诸药毒，止痛，消疮肿毒，人及马急黄发热，咳嗽，杀小虫。

(2)《本草图经》：采根用，令人寸截含之，以解咽喉肿痛极妙。

(3)《本草备要》：泻热解毒，去肺大肠风热，含之咽汁，止喉痛、齿肿、齿痛。

【临床应用】

1. 用于咽喉肿痛等症　山豆根功能清肺火、解热毒，利咽消肿，为治疗咽喉肿痛的要药，用于热毒蕴结之咽喉肿痛者。轻者可单用，重者常与桔梗、栀子、连翘等药同用；若治乳蛾喉痹，可配伍射干、花粉、麦冬等。

2. 用于牙龈肿痛等症　山豆根入胃经，清胃火，用于治疗胃火上炎引起的牙龈肿痛、口舌生疮，可单用煎汤漱口，或与石膏、黄连、升麻、牡丹皮等同用。

【国医经验】本品苦寒，具有清热解毒、利咽消肿之功，为治疗热毒内炽咽喉肿痛之要药。刘尚义教授常用本品治疗喉癌、肺癌且中医辨证属热毒内炽者。

【跟师心得】本品有毒，剂量过大易引起恶心、呕吐、心悸、胸闷等现象，故应用本品剂量不宜过大。

【国医按语】与冬凌草、射干同用治喉痹。

【常用剂量】10g。

【服用方法】内服：煎汤，3～6g。外用适量。

【使用注意】

本品有毒，过量服用易引起呕吐、腹泻、胸闷、心悸等，故用量不宜过大。脾胃虚寒者慎用。

(1)《本草经疏》：虚寒者勿服。

(2)《本草汇》：脾虚食少而泻者，切勿沾唇。

(3)《得配本草》：虚火炎肺、咽喉肿痛者禁用。

二十八、白 头 翁

【品种来源】 为毛茛科植物白头翁 *Pulsatilla chinensis*（Bge.）Regel 的干燥根。春、秋二季采挖，除去泥沙，干燥。

【药物性味】

味苦，性寒。

(1)《本经》：味苦，温，无毒。

(2)《名医别录》：有毒。

(3)《药性论》：味甘苦，有小毒。

(4)《长沙药解》：味苦，性寒。

【药物归经】

归胃、大肠经。

(1)《雷公炮制药性解》：入心、肾二经。

(2)《本草经疏》：入手、足阳明经血分。

(3)《长沙药解》：入足少阳胆、足厥阴肝经。

【药物功效】 清热解毒，凉血止痢。

【文献论述】

(1)《长沙药解》：清下热而止利，解郁蒸而凉血。

(2)《本草新编》：主温疟、阳狂、寒热，治癥瘕积聚，逐血，愈金疮，祛风暖腰，疗血衄疝肿，并疗百节骨疼痛。赤毒之痢，所必用也。

(3)《药性论》：止腹痛及赤毒痢，治齿痛，主项下瘤疬。主百骨节痛。

(4)《日华子本草》：治一切风气及暖腰膝，明目，消赘。

(5)《伤寒蕴要》：热毒下痢紫血鲜血者宜之。

(6)《别录》：(主) 鼻衄。

(7)《本草汇言》：凉血，消瘀，解湿毒。

(8)《本草备要》：治秃疮、瘰疬、疝瘕、血痔、偏坠，明目，消疣。

(9)《纲目拾遗》：去肠垢，消积滞。

(10)《现代实用中药》：疗咽肿。

(11)《本草问答》：一茎直上，花皆清香，故能升散郁结，白头翁所以能治下痢后重者，升散郁结故也，白头翁无风独摇，有风不动，色白有毛，凡毛皆得风气，又采于秋月，得金木交合之气，故能息风，从肺金以达风木之气，使木不侮土者也，故功在升举后重而止痢疾。

【临床应用】

1. 治疗阿米巴痢疾 有临床研究白头翁治疗阿米巴痢疾原虫性痢疾，病情较轻者，单用白头翁 15～30g，水煎服，7～10 天为 1 个疗程；病情较重者，采用口服白头翁 30～60g，同时用煎水灌肠，治疗同样天数，结果所有病人全部治愈。

2. 治疗细菌性痢疾 治疗细菌性痢疾多数是采用复方白头翁汤。有临床研究观察

35 例患有证属热痢的细菌性痢疾的门诊病人，症状表现为腹部闷痛、大便次数多、黏液血便、里急后重、肛门灼热等。处方为白头翁 15g，秦皮 9g，黄连 9g，黄柏 9g，根据患者症状适当加入消导健脾、行气理气、凉血止血药物。每日一剂，服用 5～10 天。结果为 29 例痊愈，6 例好转，总有效率为 100%。

3. 治疗妇科疾病 临床上有运用白头翁复方治疗证属湿热下注之宫颈糜烂引起的带下病，疗效明显。亦有研究配伍白头翁，治疗气滞痰郁、湿热重的乳腺增生患者，效果良好。

4. 治疗皮肤病 可治疗证属血热毒盛、外蕴肌肤的银屑病活动期病人。

【国医经验】 本品苦寒降泄，专入大肠经，为治痢专药，主要用于热毒血痢、发热腹痛、下痢脓血、里急后重等重症，可单用，亦可配黄连、黄柏、秦皮同用，即《伤寒论》之白头翁汤。大肠癌（直肠癌、结肠癌等）常以血便为突出表现，或有痢疾样脓血便、里急后重，也可表现为顽固性便秘，大便形状变细，或是腹泻与糊状大便、腹泻与便秘交替，以及腹痛等，刘尚义教授常用白头翁配苦参，能有效改善以上症状。

【跟师心得】《本草新编》云："伤寒中之下利，乃热毒也，芩、连、栀子不足以解其毒，必用白头翁。"而《本经疏证》曰："（热）依于肠胃中脂液而腹痛者……因津液下溜而热随出者，为毒利，并能主之。"由此可知，白头翁清胃肠热毒之力甚强。

【国医按语】 本品善治热毒下痢，可清肠风，打开胃肠道内玄府，解肠道中的热毒。本品应用广泛，因其不仅能清大肠之热，又能不损脾气之阴，清湿热毒而不损津液。除此之外，本品尚可治阴痒、湿疹、痔血、崩漏，当然得配伍对应药物。

【常用剂量】 10g。

【服用方法】 内服：煎汤；或入丸、散。外用适量，鲜品 15～30g。

【使用注意】

虚寒泻痢者忌服。

（1）《长沙药解》：若胃虚寒不思食，及下利完谷不化，寒湿不出于湿毒者，俱宜忌之也。

（2）《本草从新》：血分无热者忌。

参考文献

何梅英，贾秀平 . 2013. 白头翁治疗阿米巴痢疾 30 例疗效分析 . 首都医药，16：59

余日霞 . 2009. 白头翁汤治疗细菌性痢疾的观察与护理 . 长春中医药大学学报，02：285

王洪泉 . 2006. 白头翁治疗妇人带下 . 中医杂志，12：895

张翠贞 . 2006. 白头翁治疗乳腺增生 . 中医杂志，12：895

朱树宽 . 2006. 白头翁治疗银屑病 . 中医杂志，11：812

二十九、马 齿 苋

【品种来源】 为马齿苋科植物马齿苋 *Portulaca oleracea* L. 的干燥或新鲜地上部分。又称马齿菜。夏、秋两季茎叶茂盛时采收，割取全草，洗净泥土，用沸水略烫后晒干。

【药物性味】

味酸，性寒。

（1）《唐本草》：味辛，寒，无毒。

（2）《本草经疏》：味辛苦，气寒，无毒。

（3）《滇南本草》：味酸、咸，性微温。

（4）《得配本草》：味酸，性寒。

【药物归经】

归大肠、肝经。

（1）《滇南本草》：入胃经。

（2）《本草再新》：入肝、脾二经。

（3）《得配本草》：入手太阳、阳明经。

【药物功效】清热解毒，凉血止血。

【文献论述】

（1）《本草正义》：马齿苋，最善解痈肿热毒，亦可作敷药，《蜀本草》称其酸寒，寇宗爽谓其寒滑，陈藏器谓治诸肿，破痃癖，止消渴，皆寒凉解热之正治。苏恭亦谓饮汁治反胃，金疮流血，诸淋，破血癖癥瘕，则不独治痈肿，兼能消痞。苏颂谓治女人赤白带下，则此症多由湿热凝滞，寒滑以利导之，而湿热可泄，又兼能入血破瘀，故亦治赤带。濒湖谓散血消肿，利肠滑胎，解毒通淋，又无一非寒滑二字之成绩也。

（2）《本草拾遗》：止消渴。

（3）《蜀本草》：主尸脚（人脚无冬夏常拆裂）、阴肿。

（4）《日用本草》：凉肝退翳。

（5）《本草纲目》：散血消肿，利肠滑胎，解毒通淋，治产后虚汗。

（6）《生草药性备要》：治红痢症，清热毒，洗痔疮疳疔。

【临床应用】

1. 用于降血脂、防治动脉粥样硬化 马齿苋含有较多的维生素 C、β-胡萝卜素、谷胱甘肽和生物类黄酮。维生素 E、维生素 C、β-胡萝卜素、谷胱甘肽为营养性抗氧化剂，生物类黄酮是非营养性抗氧化剂，它们均具有很好的抗氧化作用。马齿苋含有以上多种生物活性成分，其抗动脉粥样硬化作用机制是通过控制血脂水平，减少脂质沉积，降低血液黏度，改善血液流变学异常，抑制脂质过氧化反应，缓解血管内皮损伤等多个环节实现的。

2. 治疗肠炎 可取鲜马齿苋 30～60g，煎水 1 碗，冲入捣烂的大蒜泥 10～15g，过滤得汁，加糖，每天服用 2 次，还可以直接用马齿苋拌凉菜食用，有助于缓解急性肠胃炎。

3. 预防非酒精性脂肪肝 实验研究表明马齿苋提取物对大鼠酒精性脂肪肝有预防作用。

4. 治疗急性湿疹 新鲜马齿苋可治疗急性湿疹，对瘙痒、丘疹、糜烂以及渗出等皮损具有显著的效果，与 3% 硼酸洗液比较，具有明显的优势。

【国医经验】本品入大肠经，有清热解毒、凉血止痢之功，为治疗热毒痢疾、产后血淋、小便热淋之常用药；本品有清热解毒、凉血消肿之功，用于治疗热盛疮痈肿痛、丹毒、瘰疬；本品入肝，有凉血止血之功，适用于便血、子宫出血等属血热妄行的各种血热出血证。治痈肿时，可内服或捣汁外敷。治疗湿热引起的腹泻痢疾，可配伍黄连、木香等。

【跟师心得】 马齿苋善解痈肿热毒。“诸痛痒疮，皆属心火”。马齿苋性寒凉，能解热，能入血分，故能凉血散热，因此能治疗痈疮疔肿、白秃，并且捣烂外敷亦能消肿散结，内外施之皆得也。加之苦能杀虫，寒能除热，故兼能杀诸虫也。

【国医按语】 本品功效与白头翁有异曲同工之妙，亦可治湿疹、痔血、血淋、热淋等。且马齿苋能当蔬菜食用，民间将之晒干，用盐腌制后可当咸菜食用。《本草纲目》记载马齿苋子还能“明目，仙经用之。延年益寿。每以一匙用葱、豉煮粥食”。可见马齿苋确能作为一种长寿的食品。

【常用剂量】 20g。

【服用方法】 内服：煎汤，鲜品30～60g；或绞汁。外用：适量，捣敷；烧灰研末调敷；或煎水洗。

【使用注意】 脾虚泄泻者不宜使用，常规剂量内也能引起滑肠便稀。《本草经疏》：凡脾胃虚寒，肠滑作泄者勿用；煎饵方中不得与鳖甲同入。

参考文献

贺圣文，赵仁宏，陈景武，等. 2003. 马齿苋对家兔实验性动脉粥样硬化形成的作用. 潍坊医学院学报，25（3）：161-163

马齿苋能缓解急性肠胃炎. 2015. 人人健康，09：68

祁瑞瑞. 2012. 马齿苋提取物对大鼠酒精性脂肪肝的预防作用及机制探讨. 第二军医大学

胡一梅，艾儒棣，朱晓燕，等. 2012，鲜马齿苋治疗急性湿疹40例. 中医杂志，18：1592-1593

三十、木　蝴　蝶

【品种来源】 为紫葳科植物木蝴蝶 *Oroxylum indicum*（L.）Vent. 的干燥成熟种子。又称玉蝴蝶、千张纸等。秋、冬二季采收成熟果实，曝晒至果实开裂，取出种子，晒干。

【药物性味】

味苦、甘，性凉。

（1）《岭南采药录》：味酸苦。

（2）《药材资料汇编》：味苦，寒。

（3）《广西中药志》：味甘淡，性凉，无毒。

（4）《中华本草》：味微苦；甘；性微寒。

【药物归经】

归肺、肝、胃经。

（1）《滇南本草》：入肺、脾、胃经。

（2）《岭南采药录》：入肝经。

（3）《中国药典》：归肺、肝、胃经。

(4)《中华本草》：归肺、肝、胃经。

【药物功效】清肺利咽，疏肝和胃，敛疮生肌。

【文献论述】

(1)《云南通志》：焚为灰，可治心气痛。

(2)《滇南本草》：定喘，消痰，破蛊积，除血蛊、气蛊之毒。又能补虚，宽中，进食。

(3)《纲目拾遗》：治心气痛，肝气痛，下部湿热。又项秋子云，凡痈毒不收口，以此贴之。

(4)《岭南采药录》：消痰火，除眼热。

(5)《现代实用中药》：镇咳，治百日咳及干性气管炎。

(6)《药材资料汇编》：治咽喉失音。

(7)广州部队《常用中草药手册》：清肺热，利咽喉。治急慢性支气管炎，肺结核咳嗽，咽喉肿痛，扁桃体炎。

【临床应用】

1. 镇咳祛痰，治疗急性喉炎 有报道，单味木蝴蝶除了对一般抗菌、止咳药治疗无效的急性气管炎有较好的止咳效果外，用于治疗以咳嗽为主症的七个病种，即上呼吸道感染、急性支气管炎、急性喉炎、慢性咽炎、百日咳、百日咳综合征、肺炎后期，有很好的效果，而疗效与剂量呈正相关。另有报道用木蝴蝶治疗热咳，包括上呼吸道感染、急慢性支气管炎、百日咳等。还有以木蝴蝶为主药，加味（胖大海、玄参、苏子、合欢皮、甘草等）治疗慢性咽炎者，取得了较好的疗效。

2. 用于胃肠道疾病 木蝴蝶还可和多种中药配伍组方，或为主药或为佐使，用于消化道疾病及一些神经官能症，疗效良好。

3. 用于急性心肌梗死 木蝴蝶总黄酮能明显降低小鼠心肌梗死时心肌细胞的损伤，减小梗死面积，降低小鼠心肌耗氧量，保护缺氧心肌，延长小鼠存活时间。

4. 治疗白癜风 配方：木蝴蝶30g，白酒500g。制法：将木蝴蝶浸泡2～3天，酒变色后擦患处，坚持每天早、晚各擦一次。

5. 治疗鼓膜穿孔 用木蝴蝶贴补治疗慢性化脓性中耳炎病人鼓膜穿孔有一定的疗效。

【国医经验】主治喉痹喑哑、肺热咳嗽、肝胃不和。临床上配伍夏枯草治疗干咳不止。刘尚义教授亦常配伍诃子治疗久病咳嗽不愈。治急性气管炎、百日咳等咳嗽可以木蝴蝶配伍桔梗、射干、紫菀、款冬花、百部等利咽、化痰止咳药。治肝气乘脾而引起的腹痛、胃痛等，可在疏肝理气止痛药基础上配伍木蝴蝶。

【跟师心得】本品即能利咽润肺、疏肝和胃，又能敛疮生肌，可治疗疮疡久溃不敛、浸淫疮。《本草纲目拾遗》中云："凡痈毒不收口，以此贴之，即敛。"本品能破又名三百两银药，能治蛊积，《滇南本草》记载："通行十二经气血，民族地区称为三百两银药者，盖其治蛊得效也。"

【国医按语】可开水冲泡代茶饮，治慢性咽炎。木蝴蝶的种子、树皮均可入药。种子能清肺热，利咽喉，止咳，止痛。用于治疗急性咽喉炎，声音嘶哑，支气管炎，百日咳，胃痛。树皮可以清热利湿。用于治疗传染性肝炎，膀胱炎。

【常用剂量】10g。

【服用方法】内服：煎汤；研末，1.5～3g。外用：适量，敷贴；或研末撒患处。

【使用注意】常规剂量长期服用或大剂量服用均没有不适反应，长期服用或大剂量服用也没有明显不良反应。

参考文献

姚致升.2002.紫葳科木蝴蝶药理作用与临证应用考议.中医药学刊，02：228-229

李云贵，马宁，徐望龙，等.2013.木蝴蝶总黄酮对小鼠实验性急性心肌梗死的保护作用.广州化工，14：65-66+95

木蝴蝶泡酒治白癜风.2009.上海医药，12：562

苏莲莲.1998.木蝴蝶贴补治疗鼓膜穿孔.今日科技，03：34

三十一、山　慈　菇

【品种来源】为兰科植物杜鹃兰 *Cremastra appendiculata*（D. Don）Makion、独蒜兰 *Pleione bulbocodioides*（Franch.）Rolfe 或云南独蒜兰 *Pleione yunnanensis* Rolfe 的干燥假鳞茎。前者习称“毛慈菇”，后二者习称“冰球子”。

【药物性味】

味辛，性寒，有毒。

(1)《本草纲目》：(根) 甘、微辛、有小毒。

(2)《本草新编》：根，味辛、苦，有小毒。

(3)《滇南本草》：味甘、微辛，性微寒。

【药物归经】

归肝、胃经。

(1)《滇南本草》：入脾、肺二经。

(2)《中国药典》：归肝、脾经。

(3)《中华本草》：归肝、胃、肺经。

【药物功效】清肺解毒，化痰散结。

【文献论述】

(1)《本草正义》：山慈菇之名，始见于《嘉祐本草》，然陈藏器《拾遗》已有之，则名金灯，即其花也。能散坚消结，化痰解毒，其力颇峻，故诸家以为有小毒，并不以为内服之药。至王璆《是斋百一选方》，乃有太乙紫金丹，亦名玉枢丹，即今通行之紫金锭也，外证可敷，内证可服，其效最捷。则以合大戟、千金子霜、麝香，皆通利迅疾之品，所以行驶极速，取效眉睫。而病重者连服之，则必利下，是以攻逐恶物为专职，药力之猛烈可知。此皆用以荡涤肠胃，驱除积垢，以减邪毒凭陵之势，亦非能通行百脉，消除皮里膜外之坚积也。且气味俱淡，以质为用，所以古来未入煎剂，近人有用入煎方，以为消积攻坚之法，如瘰疬痞积之类皆喜用之，而不能取效者，则以此物止能直下，而不能旁行，其力虽峻，而无宣络通经之性，何能行于肢体脉络。肠胃之病，如食积气滞，胸脘不舒，服玉枢丹少许，则顷刻即效。

此中微义，亦可深长思矣。

（2）《本草拾遗》：主痈肿疮瘘，瘰疬结核等，醋磨敷之，亦除皯。

（3）《滇南本草》：消阴分之痰，止咳嗽，治喉痹，止咽喉痛。治毒疮，攻痈疽，敷诸疮肿毒，有脓者溃，无脓者消。

（4）《本草纲目》：主疔肿，攻毒破皮。解诸毒，蛇虫、狂犬伤。

（5）《本草再新》：治烦热痰火，疮疔痧疸，瘰疬结核。杀诸虫毒。

（6）《国药的药理学》：为黏滑药。用于呕吐下痢等。

【临床应用】

1. 治疗肿瘤 临床应用补益理气药配伍山慈菇，治疗甲状腺腺瘤，肿块明显缩小。以山慈菇为君药的紫金锭治疗食管癌、贲门癌，效果显著。以山慈菇配伍他药治疗原发性肝癌，取其解毒散结之功，延长患者生命。在临床治疗肺癌时，亦运用到山慈菇辅助治疗。

2. 治疗骨转移性癌痛 山慈菇粉外敷联合盐酸羟考酮控释片治疗骨转移癌疼痛，可明显提高止痛作用，并且还能减少强阿片类药物盐酸羟考酮控释片的使用剂量，提高患者生存质量。

3. 治疗肝硬化 有研究用以山慈菇为主药的复方片剂治疗10例肝硬化患者。通过临床观察，山慈菇对改善临床症状和恢复肝功能有一定疗效。

4. 再生障碍性贫血 山慈菇复方制剂通过改善外周微循环，刺激骨髓造血细胞，治疗再生障碍性贫血，有利于损伤机体功能的恢复。

【国医经验】主治痈疽疔毒，瘰疬痰核，癥瘕痞块，咽喉肿痛等。刘尚义教授认为本品具有良好的化痰功效，“百病多由痰作祟”，在治疗乳腺癌、甲状腺癌、鼻咽癌、肝癌等各种癌症中辨证属痰浊阻滞者，多用本品。并且在治疗甲状腺肿大、淋巴结肿大、甲状腺炎或甲状腺良性肿瘤等中医辨证为瘿瘤的疾病均可配伍山慈菇对证治疗。

【跟师心得】山慈菇具有抗痛风作用，所含秋水仙碱对急性痛风性关节炎有治疗作用，可在数小时内使关节的红肿热痛消失。另山慈菇与茶同研磨调服，可治疗由风痰所致的癫痫证。治癥瘕痞块、瘰疬痰核、蛇虫咬伤与冬凌草配用最佳。

【国医按语】《本草新编》中记载山慈菇，玉枢丹（即现今的紫金锭）中为君，可治怪病。大约怪病从痰治，山慈菇正为消痰之药，治痰而怪病自除也。且其外证可外敷，内证可内服，疗效迅速。如肠胃病中食积气滞、胸脘不舒，服之顷刻即效。

【常用剂量】10g。

【服用方法】内服：煎汤或磨汁，或入丸、散。外用：适量，磨汁涂；或研末调敷。

【使用注意】山慈菇有小毒，常规剂量内水煎服没有不适反应，大剂量服用可能有恶心、呕吐、腹泻等不良反应。过量可能有严重的毒性反应。

参考文献

沈瑾秋．2008．山慈菇的临床应用及药理研究纂要．实用中医内科杂志，10：3-4

高音，冯利．2011．山慈菇外敷治疗骨转移癌疼痛的临床观察．世界中西医结合杂志，07：574-576

屠伯言，徐正福，吴圣农，等．1980．复方山慈菇治疗肝硬化的临床疗效观察．江苏中医杂志，03：

33-34
黄越燕，余廷华，黄桂林.2002. 山慈菇复方制剂对再生障碍性贫血小鼠的药效学. 中国医院药学杂志，08：21-23

三十二、冬 凌 草

【品种来源】为唇形科植物碎米桠 *Rabdosia rubescen*（Hemsl.）Hara 的全草。又称冰凌草、雪花草等。以全株入药。

【药物性味】

味苦、甘，性微寒。

（1）《中华本草》：味苦；甘；性微寒。

（2）《实用抗癌药物手册》：味苦；性寒。

【药物归经】归肝、肺、胃、大肠经。

【药物功效】清热解毒，活血止痛。

【文献论述】

（1）《实用抗癌药物手册》：清热解毒，主治食管癌、感冒发热、喉痹。常用剂量：5 钱～1 两。

（2）《中华本草》：清热解毒，活血止痛。主咽喉肿痛、感冒头痛、气管炎、慢性肝炎、风湿关节痛、蛇虫咬伤。

（3）《全国中草药汇编》：对食管癌、贲门癌、肝癌、乳腺癌、直肠癌有一定缓解作用。

（4）《中药药理与临床应用》：主治感冒、发热、喉痹、嗳气、噎嗝、反胃等病症。

【临床应用】

1. 治疗各种癌症 广泛用于治疗白血病、宫颈癌、乳腺癌、淋巴瘤、骨肉瘤、胃癌、食管癌、肝癌、胆囊癌、鼻咽癌、肺癌、黑色素瘤、皮肤癌等多种癌证。

2. 治疗食管、贲门、胃上皮增生和慢性炎症 略。

3. 治疗急慢性咽炎、口腔溃疡、扁桃体炎 冬凌草具有抗菌、清热解毒、降燥润喉、活血止痛等功效。对感冒发热、口舌生疮、焦热上燥都有较好的预防和治疗作用。临床发现冬凌草治疗早期及轻型急性咽炎、扁桃体炎的有效率达 88%，且无 1 例出现不良反应。另有临床对照试验表明冬凌草水提物治疗慢性咽炎效果明显且安全有效。冬凌草滴丸和冬凌草片治疗口腔溃疡亦有明显的疗效。

【国医经验】主治咽喉肿痛，肺热咳嗽，感冒发热等证。冬凌草是刘尚义教授临床上使用频率最高的药物之一，主要以冬凌草配伍猫爪草、葎草等清热解毒、抗癌药物治疗各种癌症而证属热毒内盛者。刘尚义教授亦常用本品治疗肺、胃热引起的各种咳嗽、咽痛、胃痛、食管炎、慢性肝炎等呼吸道疾病和消化道疾病。

【跟师心得】豫北地区为食管癌高发区，自古以来民间就用冬凌草防治食管癌，而冬凌草正是盛产于该地区的太行山和王屋山。现代医学研究证明冬凌草所富含的冬凌草甲素、冬凌草乙素对多种肿瘤，特别是消化道肿瘤有较强的抑制作用。贵州虽亦产冬凌草，但鲜有人用，冬凌草是如何进入刘尚义教授的视野，并成为刘尚义教授手中最常用的抗癌药，需向刘尚义教授请教。

【国医按语】 经民间验方获知此药，产河南济源是地标产品，产地为太行王屋山，亦被称为“王屋山仙草”。查阅本草在贵州称为雪花草，但功效与豫产者天壤之别，是否是“橘生淮南则为橘，生于淮北则为枳”？“地道不真则功效迥异”也。

【常用剂量】 20g。

【服用方法】 煎服或制成各种剂型内服。

【使用注意】 常规剂量长期服用或大剂量服用均没有明显不良反应。

参考文献

刘家云，魏敏，顾琴龙.2010. 冬凌草甲素抗肿瘤的研究进展. 中国新药与临床杂志，02：81-84

陈穗，张汉东，郑小丹.2010. 冬凌草滴丸与片剂对复发性口腔溃疡的治疗效果. 中国医院药学杂志，21：1848-1851

马征，胡春生，张莹莹.2011. 冬凌草水提物治疗慢性咽炎的临床疗效及其安全性初步研究. 中南大学学报（医学版），02：170-173

冯子彦，张福兰，田效杰.2006. 复方冬凌草含片治疗急性咽炎、扁桃体炎的疗效观察. 右江医学，06：599-600

三十三、地　黄

【品种来源】 为玄参科植物地黄 *Rehmannia glutinosa* Libosch. 的新鲜或干燥块根。除去芦头、须根及泥沙，鲜用；或将地黄缓缓烘焙至约八成干。前者习称“鲜地黄、鲜生地”，后者习称“生地黄、干地黄”。

【药物性味】

味甘，性寒。

（1）干地黄：①《本经》：味甘，寒。②《别录》：苦，无毒。③《本草经集注》：味甘、苦，寒，无毒。

（2）鲜地黄：①《别录》：大寒。②《药性论》：甘，平，无毒。③《本草再新》：味甘苦，性微寒，无毒。

【药物归经】

归心、肝、肾经。

（1）干地黄：①《汤液本草》：入手太阳、少阴经。②《雷公炮制药性解》：入心、肝、脾、肺四经。

（2）鲜地黄：①《本草通玄》：入心、肾二经。②《本草新编》：入足少阴及足太阴。③《本经逢原》：入手足少阴、厥阴，兼行足太阴、手太阳。

【药物功效】 清热凉血，养阴，生津。

【文献论述】

（1）干地黄：①《本经》：主折跌绝筋，伤中，逐血痹，填骨髓，长肌肉，作汤除寒热积聚，除痹。生者尤良。②《别录》：主男子五劳七伤，女子伤中，胞漏下血，破恶血，溺血，利大小肠，去胃中宿食，补五脏，内伤不足，通血脉，益气力，利耳目。③《药性论》：补虚损，温中下气，通血脉，治产后腹痛，主吐血不止。④《日华子本草》：治惊悸劳劣，心肺损，吐血，鼻衄，妇人崩中血晕，助筋骨。⑤王好古：主心病，掌中热痛，痹气痿蹷，嗜卧，足下热而痛。⑥《本草从新》：治血虚发热，常觉饥馁，倦怠嗜卧，胸膈痞闷；调经安胎。

（2）鲜地黄：①《别录》：主妇人崩中血不止，及产后血上薄心、闷绝，伤身、胎动下血、胎不落，堕坠腕折，瘀血留血，鼻衄吐血，皆捣饮之。②《药性论》：解诸热，破血，通利月水闭绝，亦利水道，捣薄心腹，能消瘀血。病人虚而多热，加而用之。③《食疗本草》：主齿痛，吐血，折伤。④《四声本草》：黑须发。⑤《医学启源》：凉血，（润）皮肤燥，去诸湿。酒浸上行。⑥《药类法象》：凉血，补血，补肾水真阴不足。⑦《本草从新》：消小肠火，清燥金，平诸血逆，消瘀通经。治吐衄崩中，热毒痢疾，肠胃如焚，伤寒瘟疫痘证，诸大热、大渴引饮，折跌绝筋，利大小便。

【临床应用】

1. 用于糖尿病 生地黄具有改善胰岛B细胞功能、降低血胰岛素抵抗水平、调节细胞葡萄糖自身平衡、降低肝葡萄糖-6-磷酸酶活性、改善脂代谢紊乱、改善肾功能等作用。以生地黄为主药制成的消渴灵（生地黄、知母、黄芪等）治疗2型糖尿病的实验研究表明，消渴灵对实验性高血糖大鼠有降糖作用。

2. 用于功能性子宫出血 用生地黄60g，黄酒500ml。水煎浓缩两次，加红糖适量，分2次在月经期第4～7天口服，绝大多数病人服用1剂见效，无不良反应。现代医学研究认为，生地黄能促进血液凝固，有止血作用，加入黄酒可能会帮助生地黄有效成分溶出而增强疗效。

3. 用于重型病毒性肝炎 鲜生地黄的制法与用法：将采挖的鲜生地黄洗净，放入容器中捣烂成糊状，用事先准备好的干净纱布挤压取汁，即刻服，每日服2～3次，每日口服药量为50ml，疗程30天（鲜生地黄可存放冰箱或埋于地下）。用鲜生地黄汁配合中西医结合疗法治疗重型病毒性肝炎，会使得治疗效果更加显著。

4. 用于肾病综合征 有研究以生地黄合剂（生地黄、知母各15g，牡丹皮10g，玄参、旱莲草、女贞子各12g，防风10g，白术12g，炙甘草6g，丹参15g）联合泼尼松治疗肾病综合征，以单用泼尼松治疗为对照组。结果表明治疗组疗效优于对照组。

【国医经验】本品性寒，具有养阴、清热、凉血之功，与玄参等同用治热入营血、身热口干；与麦冬等同用治热甚伤阴，津亏便秘；与青蒿等同用治热病后期低热不退，或慢性病阴虚内热。本品清热而凉血，血热得凉而不妄行，刘尚义教授常用本品配侧柏叶等治疗血热妄行之吐衄、崩漏诸出血症；临床上每见荨麻疹、皮癣等皮肤病而兼见血热者，必用生地配防风，共奏凉血祛风之效。本品甘寒质润，尤善养胃阴，与北沙参、二冬等配伍，可治疗热病伤津、烦渴多饮。

【跟师心得】生地与玄参的功用比较：同具清热凉血、养阴增液之功；生地重在凉血止血，多用于热病伤阴，血热妄行等证，而玄参重在泻火解毒，多用于治疗热毒斑疹、咽喉肿痛、瘰疬痈肿等证。且本品治温病热入营血之神昏、烦渴、舌绛、阴虚潮热、血热妄行，乃最常用的中药之一。

【国医按语】生地黄为补肾益精、滋阴凉血之要药。《神农本草经百种录》中描述地黄，专于补血，血补则阴气得和而无枯燥拘挛之疾矣。其性凉而滑利流通。而古方药诸书中只有干地黄、生地黄，从无熟地黄者。熟地黄乃唐以后制法，制成后腻滞不凉，若用以清热凉血等，则不甚合适。

【常用剂量】 大剂量可用至30g。外用适量。

【服用方法】 内服：煎汤，亦可熬膏或入丸、散；或浸润后捣绞汁饮。外用，捣敷。

【使用注意】

脾虚泄泻、胃虚食少、胸膈多痰者慎服。

(1)《雷公炮炙论》：勿令犯铜铁器，令人肾消并白鬓发，损荣卫也。

(2)《本草经集注》：得麦门冬。清酒良。恶贝母。畏芜荑。

(3)《品汇精要》：忌萝卜、葱白、韭白、薤白。

(4)《医学入门》：中寒有痞、易泄者禁。

参考文献

李莉. 2011. 生地黄治疗糖尿病的药理研究. 长春中医药大学学报，04：670-672

虞永水. 2005. 单味生地黄治疗功能性子宫出血. 开卷有益（求医问药），10：46

贾建伟，杨积明，袁桂玉. 2001. 鲜生地黄汁配合中西医综合疗法治疗重症型病毒性肝炎38例临床观察. 中医杂志，10：611-612

王红宇. 2014. 生地黄合剂联合泼尼松治疗肾病综合征随机平行对照研究. 实用中医内科杂志，12：53-55

三十四、牡　丹　皮

【品种来源】 为毛茛科植物牡丹 *Paeonia suffruticosa* Andr. 的干燥根皮。又称丹皮、粉丹皮。秋季采挖根部，除去细根，剥取根皮，晒干。

【药物性味】

味苦、辛，性微寒。

(1)《本经》：味辛，寒。

(2)《滇南本草》：性寒，味酸辛。

(3)《本草备要》：辛甘，微寒。

(4)《本草纲目》：辛，寒，无毒。

【药物归经】

归心、肝、肾经。

(1)《珍珠囊》：手厥阴、足少阴经。

(2)《纲目》：手足少阴、厥阴四经。

(3)《雷公炮制药性解》：入肺经。

(4)《本经逢原》：入手足少阴厥阴。

【药物功效】 清热凉血，活血化瘀。

【文献论述】

(1)《本经》：主寒热，中风瘈疭、痉、惊痫邪气，除癥坚瘀血留舍肠胃，安五脏，疗痈疮。

（2）《别录》：除时气头痛，客热五劳，劳气头腰痛，风噤，癫疾。

（3）《药性论》：治冷气，散诸痛，治女子经脉不通，血沥腰疼。

（4）《日华子本草》：除邪气，悦色，通关腠血脉，排脓，通月经，消扑损瘀血，续筋骨，除风痹，落胎下胞，产后一切冷热血气。

（5）《珍珠囊》：治肠胃积血、衄血、吐血，无汗骨蒸。

（6）《滇南本草》：破血，行（血），消癥瘕之疾，除血分之热。

（7）《医学入门》：泻伏火，养真血气，破结蓄。

（8）《本草纲目》：牡丹皮，治手足少阴、厥阴四经血分伏火。盖伏火即阴火也，阴火即相火也，古方惟以此治相火，故仲景肾气丸用之。后人乃专以黄蘗治相火，不知丹皮之功更胜也。赤花者利，白花者补，人亦罕悟，宜分别之。

（9）《本草经疏》：牡丹皮，其味苦而微辛，其气寒而无毒，辛以散结聚，苦寒除血热，入血分，凉血热之要药也。寒热者，阴虚血热之候也。中风瘛疭、痉、惊痫，皆阴虚内热，营血不足之故。热去则血凉，凉则新血生、阴气复，阴气复则火不炎而无因热生风之证矣，故悉主之。痈疮者，热壅血瘀而成也。凉血行血，故疗痈疮。辛能散血，苦能泻热，故能除血分邪气，及癥坚瘀血留舍肠胃。脏属阴而藏精，喜清而恶热，热除则五脏自安矣。

【临床应用】

1. 治疗高血压 临床观察，使用牡丹皮水煎液治疗高血压病人，自觉症状均显著减轻或完全消失，检测血压均有明显下降。

2. 治疗糖尿病 实验表明在西药常规治疗的基础上加用牡丹皮颗粒剂治疗糖尿病，与西药常规治疗相比，血糖下降较明显，而且血糖相对比较稳定，低血糖的发生率较低。

3. 治疗骨科疼痛 观察25例患者，男5例，女20例，年龄最小22岁，最大81岁；病程最短者1周，最长者10年；其中腰突症9例，膝关节骨关节病6例，腰椎管狭窄4例，颈椎病2例，骨质疏松症4例。所有患者均有较明显的疼痛症状，行走及活动时疼痛加剧。治疗方法：采用中药汽疗仪，将牡丹皮50g浸于2000ml水中，在中药汽疗舱中加热产生蒸汽，患者进入舱中作全身熏蒸治疗，温度设定为37℃至40℃，治疗时间20分钟/次，每隔一天治疗一次，10次为一个疗程。治疗一个疗程结束后，患者疼痛和行走能力有显著改善。

4. 治疗血小板减少性紫癜 用增板汤（生地、丹皮、当归、女贞子、枸杞、丹参、制首乌各20g，旱莲草30g，仙鹤草30～50g，灵芝草15g，川牛膝10g，炙甘草6～10g，大枣5枚），每日7剂，水煎服，日服2次，治疗慢性特发性血小板减少性紫癜250例，总有效率为80.4%。

【国医经验】本品苦泻清热，辛散透发，入心、肝、肾经，既能清热凉血，又善活血化瘀，具有凉血不留瘀，活血不妄行的特点，为治疗温热病热入血分之常用药。与清热凉血之水牛角、生地黄同用（《千金方》之犀角地黄汤）治热入血分，斑疹吐衄；与泻火解毒之大黄、栀子同用（《圣济总录》之牡丹汤）治湿毒发斑；与凉血止血之侧柏叶、白茅根同用（《十药神书》之十灰散）治血热妄行之吐血衄血等。本品具有活血通经、散瘀止痛之功，适用于瘀滞经闭、痛经、月经不调、癥瘕积聚、跌打损伤等多种瘀血证，因其性寒，故对血瘀有热者，最为适宜。本品具有清热凉血、散瘀消痈之功，与清热解毒之金银花、蒲公英同用治痞疡；与活血化瘀之大黄、桃仁同用（《金匮要略》之大黄牡丹汤），治疗肠痈腹痛。

【跟师心得】 本品善清营分、血分实热，功能清热凉血止血。丹皮与紫草的功用比较：同具清热凉血活血之功，用于治疗热入血分之舌绛神昏、吐血衄血、斑疹等；丹皮偏于凉血散瘀，善治阴虚发热、经闭、痈疮等；而紫草长于解毒透疹，预防麻疹，外用可治疗烧伤、湿疹疮疡。

【国医按语】 牡丹皮入血分而善于清透阴分伏热，为治无汗骨蒸之要药。清热凉血之中，善于散瘀消痈，通关节腠理血脉，消扑损瘀痹，又为治阴虚出血证之要药。另牡丹皮味辛能通，且入心经，通血脉热结壅滞，能化凝血而散癥瘕。

【常用剂量】 10g。

【服用方法】 内服：煎汤；或入丸、散。

【使用注意】

血虚有寒，孕妇及月经过多者慎服。

（1）《本草经集注》：畏菟丝子。

（2）《古今录验方》：忌胡荽。

（3）《唐本草》：畏贝母、大黄。

（4）《日华子本草》：忌蒜。

（5）《本经逢原》：自汗多者勿用，为能走泄津液也。痘疹初起勿用，为其性专散血，不无根脚散阔之虑。

（6）《得配本草》：胃气虚寒，相火衰者，勿用。

参考文献

李方军 . 2004. 牡丹皮化学成分及药理作用研究进展 . 安徽医药，8（1）：9-10

闵存云，刘和强 . 2006. 牡丹皮对糖尿病患者的影响 . 中医药学刊，10：1850-1851

杜宁，滕蔚然 . 2008. 中药牡丹皮汽雾透皮（熏蒸）疗法治疗疼痛的临床应用 . 医疗保健器具，05：64-65

杨玉兰 . 2000. 增板法治疗特发性血小板减少性紫癜 25 例 . 陕西中医，23（2）：82-83

三十五、白　薇

【品种来源】 为萝藦科植物白薇 *Cynanchum atratum* Bge. 或蔓生白薇 *Cynanchum versicolor* Bge. 的干燥根及根茎。春、秋二季采挖，采掘后，除去地上部分，洗净，干燥。

【药物性味】

味苦、咸，性寒。

（1）《神农本草经》：味苦，平。

（2）《名医别录》：咸，大寒，无毒。

(3)《本草汇言》：味苦咸，气温，无毒。

(4)《本草备要》：苦咸，寒。

【药物归经】

归胃、肝、肾经。

(1)《本草纲目》：阳明经。

(2)《雷公炮制药性解》：入心、肾二经。

(3)《本草新编》：入心、脾二经。

(4)《中华本草》：入肺、胃、肝经。

【药物功效】 清虚热，凉血，利尿通淋，解毒疗疮。

【文献论述】

(1)《本草纲目》：治风温灼热多眠，及热淋，遗尿，金疮出血。白薇，古人多用，后世罕能知之。

(2)《本草经疏》：白薇，《本经》所主诸证，皆由热淫于内之所发。《经》曰，热淫于内，治以咸寒。此药味苦咸而气大寒，宜其悉主也。《别录》疗伤中淋露者，女子荣气不足则血热，血热则伤中，淋露之候显矣，除热益阴，则血自凉，荣气调和而前证自瘳也。水气亦必因于湿热，能除热则水道通利而下矣。终之以益精者，究其益阴除热功用之全耳。

(3)《本草正义》：白薇之性，《本经》谓之平，而主治皆温热之邪，则平当作寒，《别录》乃作大寒，当有所本。考《金匮》竹皮大丸云有热者，倍白薇。则白薇为寒是其确证。凡若寒之药多偏于燥，惟白薇则虽亦属寒而不伤阴液精血，故其主治各病，多属血分之热邪，而不及湿热诸证。盖于清热之中，已隐隐含有养阴性质，所以古方多用于妇女。而《别录》有利阴气益精之文，盖亦实有滋阴益精之效力，初非因其能清热而推广言之也。陶隐居称其治惊邪风狂，则邪热去而阴精充，斯正气自旺，亦实有其理，非荒诞之空言可比。此则白薇之寒凉，既不嫌其伤津，又不偏于浊腻，诚清热队中不可多得之品。凡阴虚有热者，自汗盗汗者，久疟伤津者，病后阴液未复而亲热未清者，皆为必不可少之药，而妇女血热，又为恒用之品矣。

(4)《神农本草经》：主暴中风，身热肢满，忽忽不知人，狂惑邪气，寒热酸疼，温疟洗洗，发作有时。

(5)《名医别录》：疗伤中淋露。下水气，利阴气，益精，久服利人。

(6)《要药分剂》：清虚火，除血热。

(7)《民间常用草药汇编》：清肺热。治吐血及老年咳嗽。

【临床应用】

1. 治疗血管抑制性晕厥 白薇30g，党参、当归各25g，炙甘草6g。随症加减，每日1剂，水煎分2次服，连续14剂为一疗程。治疗血管抑制性晕厥11例，治愈9例，有效2例。

2. 治疗淋巴管炎 白薇30g、苍术10g。加水2碗，煎成1碗，1次顿服，药渣捣碎敷患处，日1剂，连服2日。治疗红丝疔24例，全部治愈。

3. 治疗外感高热 以侗药白薇为主药分型辨证佐以辅药配方施治，共治疗95例外感高热病例。治疗结果显示95例各型外感高热病例中，治愈70例，治愈率74%，有效 20 例，占 21%；无效 5 例，占 5%。

4. 治疗黑色素瘤　与空白组相比，不同浓度不同提取方法的白薇经皮透过液均对 B16 细胞的增殖、酪氨酸酶的活性及黑色素的含量具有抑制作用。

【国医经验】常用于温邪伤营发热、阴虚发热、骨蒸劳热、产后血虚发热、热淋、血淋、痈疽肿毒等。刘尚义教授认为本品泻肺热而透邪，退虚热而护阴，故常配伍青蒿、地骨皮等清虚热的药治疗阴虚潮热。白薇亦能配伍解表药治疗阴虚外感，故常用以玉竹、薄荷配伍治疗阴虚外热，如《通俗伤寒论》之加减葳蕤汤。此外，本品还能清血中实热，可治热入营血之温病。

【跟师心得】白薇功善杀虫，用之于补阴之中，则能杀劳瘵之虫也。用之于健脾开胃之中，则能杀寸白蛔虫也。以火焚之，可以辟蝇而断虱。以水敷之，可以愈疥而敛疮也。《本经疏证》描述"白薇汤"（《普济本事方》：白薇、当归、人参、甘草）可治疗妇人血厥。

【国医按语】古书中有云，白薇经常用在治疗妇女调经备孕中，认为之所以不孕是由于血少血热，更根本的原因是真阴不足，而发展为虚热，内热久之则荣血干枯，故而不孕。因此，佐以白薇清虚热兼以凉血，益阴除热，则血自生旺，因此能有子。

【常用剂量】10g。

【服用方法】内服：煎汤；或入丸、散。

【使用注意】

（1）《本草经集注》：恶黄芪、大黄、大戟、干姜、干漆、大枣、山茱萸。

（2）《本草经疏》：凡伤寒及天行热病，或汗多亡阳过甚，或内虚不思食，食亦不消，或下后内虚，腹中觉冷，或因下过甚，泄泻不止，皆不可服。

（3）《本草从新》：血热相宜，血虚则忌。

参考文献

袁鹰，张卫东，柳润辉，等. 2007. 白薇的化学成分和药理研究进展. 药学实践杂志，25（1）：6-9

祁万彬，张祥福. 2011. 侗药白薇为主治疗外感高热 95 例疗效观察. 中国民族医药杂志，10：8

陈晓璐，毕颖娜，刘承萍，等. 2014. 白薇经皮透过液对 B16 黑色素瘤细胞的作用. 中国实验方剂学杂志，12：193-196

三十六、胡　黄　连

【品种来源】为玄参科植物胡黄连 *Picrorhiza scrophulariiflora* Pennell 的干燥根茎。在地上部分枯萎时采挖，去净泥杂及地上部分，洗净，晒干。

【药物性味】

味苦，性寒。

（1）《唐本草》：大寒。

（2）《开宝本草》：味苦，平，无毒。

（3）《中华本草》：味苦，性寒。

（4）《雷公炮制药性解》：味苦，性寒，无毒。

【药物归经】

归肝、胃、大肠经。

(1)《雷公炮制药性解》：入肝、胆、胃三经。

(2)《本草汇言》：入手、足太阴，足阳明、厥阴经。

(3)《中华本草》：归肝、胃、大肠经。

【药物功效】 除骨蒸，消疳热，清湿热。

【文献论述】

(1)《唐本草》：主骨蒸劳热，补肝胆，明目。治冷热泄痢，益颜色，厚肠胃，治妇人胎蒸虚惊，三消五痔，大人五心烦热；以人乳浸点目甚良。

(2)《开宝本草》：主久痢成疳，伤寒咳嗽，温疟，骨热，理腰肾，去阴汗，小儿惊痫，寒热，不下食，霍乱下痢。

(3)《丹溪心法》：去果子积。

(4)《本草正》：治吐血、衄血。

(5)《本草经疏》：胡黄连，善除湿热，故主久痢成疳及冷热泄痢，厚肠胃。

(6)《药品化义》：胡黄连，独入血分而清热。丹溪云，骨蒸发热，皆积所成。此能凉血益阴，其功独胜，若夜则发热，昼则明了，是热在血分，以此佐芎、归为二连汤，除热神妙。

(7)《本经逢原》：胡黄连，苦寒而降，大伐脏腑骨髓邪热，除妇人胎蒸、小儿疳热积气之峻药。同乌梅止小儿血痢，同鸡肝治小儿疳眼，同猪胰疗杨梅疮毒，同干姜治果子积，皆取伐肝、肾热邪也。小儿肾气本实，故可当此，若脾、胃、肾脏不足者服之，夺人天元，为害不浅。惟霉疮用胡黄连直达下焦，善搜淫火之毒。

(8)《本草正义》：按胡连之用，悉与川连同功。惟沉降之性尤速，故清导下焦湿热，其力愈专，其效较川连为捷。凡热痢脱肛，痔漏疮疡，血痢血淋，溲血泻血及梅毒疳疮等证，湿火结聚，非此不能直达病所，而小儿疳积腹膨之实证，亦可用之。盖苦降直坠，导热下趋，最为迅疾，且不致久留中州，妨碍脾胃冲和之气耳。胡连大苦大寒，纯阴用事，且较川连尤为峻烈。

【临床应用】

1. 治疗慢性肝炎和慢性胆囊炎 复方二连四物汤（川黄连、胡黄连、当归、生地、白芍、川芎）可治疗慢性肝炎和迁延性肝炎。且胡黄连对慢性胆囊炎也有较好的疗效。

2. 泄下通便 对慢性痢疾和慢性尿路感染，既能抗菌消炎，又能起到通因通用的作用。

3. 治疗小儿疳积 略。

4. 治疗抑郁症 胡黄连苷Ⅱ可能通过拮抗 HPA 轴功能亢进，发挥一定的抗抑郁作用，从而改善抑郁症状。

【国医经验】 应用本品可治疗阴虚潮热、小儿疳热、湿热泻痢等。盖胡黄连能入血分而清热，故其治骨蒸发热、凉血滋阴之力甚强。刘尚义教授常用本品治疗各种不明原因发热，多收奇效，兼以配伍玄参、牡丹皮、青蒿等清热凉血药物治疗阴虚发热，效果显著。刘尚义教授治疗因肠癌或者下焦湿热盛而引起大便溏泄的患者亦会单用胡黄连或是配伍白头翁治疗。

【跟师心得】胡黄连与黄连的功效比较，名称相似且均为苦寒清热燥湿之品，善除胃肠湿热，同为治疗湿热痢疾之良药。然胡黄连不仅善退虚热、除疳热，其清下焦湿热之力甚强，善治热痢、淋证等疾病；而黄连善清心火、泻胃火，为解毒的要药。

【国医按语】胡黄连性苦降，其性下坠迅速，导热下行，书中云，其不致久留中州，会妨碍脾胃冲和之气。且其气味苦寒之至，易伤阴血，损耗精气，而更易伤脾胃，故临证时要谨慎判断，如见脾胃虚弱等证，切勿轻投，可佐以健脾益胃的药物治疗。

【常用剂量】10g，外用适量。

【服用方法】内服：煎汤；或入丸、散。外用研末调敷，或浸汁点眼。

【使用注意】脾胃虚弱者慎服。《雷公炮制药性解》：恶菊花、玄参、白藓皮，忌猪肉，解巴豆毒，折之出尘如烟者真。

参考文献

沈丕安 . 2006. 中药药理与临床应用 . 北京：人民卫生出版社，342

周俊华，熊哲 . 2011. 胡黄连苷Ⅱ对慢性应激抑郁大鼠的治疗作用及其机制 . 医药导报，12：1549-1551

三十七、葎　草　花

【品种来源】为桑科葎草属植物葎草 *Humulus scandens*（Lour.）Merr. 的全草。夏秋采集，切段晒干。

【药物性味】

味甘、苦，性寒。

（1）《别录》：味甘，无毒。

（2）《唐本草》：味甘苦，寒，无毒。

（3）《本草纲目》：味甘、苦，性寒、凉，无毒。

【药物归经】归肺、肾经。

【药物功效】清热解毒，利尿通淋。

【文献论述】

（1）《本草正义》：葎草，苦寒泄降，主湿热壅塞之实症，亦可为外疡阳毒之外敷药。

（2）《别录》：主瘀血，止精溢盛气。

（3）《唐本草》：主五淋，利小便，止水痢，除疟，虚热渴，煮汁及生汁服之。

（4）《本草衍义》：治伤寒汗后虚热，锉研，取生汁饮一合。

（5）《纲目》：润三焦，消五谷，益五脏，除九虫，辟温疫，敷蛇、蝎伤。

（6）《安徽药材》：治失眠；洗痔疮。

【临床应用】

1. 治疗婴幼儿腹泻　梁蜀筠用葎草外洗方法治疗婴幼儿腹泻 86 例，治愈率高达 98.8%。葎草外洗方法具有简、便、效、廉的优点，对于单纯性消化不良所致的腹泻，验之临床，效果确凿。

2. 治疗急性细菌性痢疾 余书标等用葎草治疗急性细菌性痢疾43例，其中发热31例，均有腹痛、腹泻、里急后重、脓血便症状。粪检均有不同程度的红、白、脓细胞。其治愈率高达88.3%，尚未发现不良反应。在治疗过程中，有合并尿路感染、上呼吸道感染、淋巴结核、急性气管炎者也获得痊愈或好转。该药生长旺盛季与菌痢高峰相符，采集较为廉便。

3. 治疗肺结核 有报道用鲜葎草与鲜猪肺切块洗净后加蜜枣水煮汤饮，吃猪肺治疗肺结核。半月为一疗程。

4. 用于肺热咳嗽 可配伍鱼腥草、紫菀、款冬花等药同用。对于湿热下注膀胱引起的小便不利，或尿道刺痛，或尿中有血等症，可配合石韦、六月雪、海金沙、萆薢等同用。用于肺痨咳嗽、午后潮热等症，可配合牡丹皮、地骨皮、百部、桔梗等药同用。

【国医经验】 刘尚义教授常用此品治疗肺炎、肺癌化疗后热毒等症；并与冬凌草同用，临床处方常见“葎草、冬凌草各20g”之字样，二者同用使其清热解毒功效得到增强，可治一切热毒之证。因本品善入肺经，治疗肺癌化疗后热毒效果较好，临床屡试屡验。

【跟师心得】 葎草、冬凌草功效之比较：均具有清热解毒之功，治疗热毒壅盛。冬凌草性质较缓，常用于一般热毒病症；而葎草入肺效果最强，长于治疗肺部热毒瘀积，尤其针对肺癌患者化疗后出现的热毒瘀积于肺，收效益甚。

【国医按语】 刘完素在《素问玄机原病式》中提到：“痈疽疡疹瘤气结核，皆属于热，以其本热，故得寒则散也，治则当不必溃发，但令热气散，则自消矣。”癌肿乃阳热，可取“热者寒之”，当用清法以清邪热、解癌毒。其性属苦寒，不单清热解毒之功卓，且抗癌有专攻，引药至病所，又可使攻伐消散之品专于病所而不伤正，亦是黔地道地药材，乃是良将。

【常用剂量】 20g。

【服用方法】 内服：煎汤，10～15g，鲜品30～60g；或捣汁。外用：适量，捣敷；或煎水熏洗。

【使用注意】 非热病者慎用。

参考文献

梁蜀筠.2000. 葎草外洗治疗婴幼儿脾虚型腹泻86例. 第四军医大学学报，21（7）：163
余书标.1996. 葎草对急性细菌性痢疾43例疗效观察. 浙江中西医结合杂志，6（3）：184
潘文昭.2005. 经济实用的中草药——葎草. 医疗保健，（9）：45-46

三十八、火　麻　仁

【品种来源】 为桑科植物大麻 *Cannabis sativa* L. 的干燥成熟种子。又称大麻仁、麻仁。

【药物性味】

味甘，性平。

(1)《本经》：味甘，平。

(2)《吴普本草》：神农、岐伯：辛；雷公、扁鹊：无毒。

(3)《唐本草》：寒。

(4)《食疗本草》：微寒。

【药物归经】

归脾、胃、大肠经。

(1)《汤液本草》：入足大阴、手阳明经。

(2)《药品化义》：入肺、大肠二经。

(3)《本草求真》：入脾、胃、大肠。

【药物功效】 润肠通便。

【文献论述】

(1)《伤寒明理论》：《内经》曰，脾欲缓，急食甘以缓之。麻仁、杏仁润物也。《本草》曰，润可去枯。脾胃干燥，必以甘润之物为之主。

(2)《本草经疏》：麻子，性最滑利。甘能补中，中得补则气自益，甘能益血，血脉复则积血破，乳妇产后余疾皆除矣。风并于卫，则卫实而荣虚，荣者，血也、阴也。《经》曰，阴弱者汗自出。麻仁益血补阴，使荣卫调和，风邪去而汗自止也。逐水利小便者，滑利下行，引水气从小便而出也。

(3)《药品化义》：麻仁，能润肠，体润能去燥，专利大肠气结便闭。凡老年血液枯燥，产后气血不顺，病后元气未复，或禀弱不能运行皆治。大肠闭结不通，不宜推荡，亦不容久闭，以此同紫菀、杏仁润其肺气，滋其大肠，则便自利矣。

(4)《本草述》：麻子仁，非血药而有化血之液，不益气而有行气之用，故于大肠之风燥最宜。麻仁之所疗者风，然属血中之风，非漫治风也，而其所以疗风者，以其脂润而除燥，盖由于至阳而宣至阴之化，非泛泛以脂润为功也。

(5)《本草思辨录》：仲景麻仁丸证，是脾受胃强之累而约而不舒。于是脾不散精于肺，肺之降令亦失，肺与脾胃俱困而便何能下。麻仁甘平滑利，柔中有刚，能入脾滋其阴津，化其燥气。但脾至于约，其中之坚结可知，麻仁能扩之不能破之，芍药乃脾家破血中之气药，合施之而脾其庶几不约矣乎。夫脾约由于胃强，治脾焉得不兼治胃，胃不独降，有资于肺，肺亦焉得不顾，故又佐以大黄、枳、朴攻胃，杏仁抑肺，病由胃生，而以脾约标名者，以此为太阳阳明非正阳阳明也。兼太阳故小便数，小便数故大便难，治法以起脾阴化燥气为主。燥气除而太阳不治自愈，故麻仁为要药。

(6)《本经》：补中益气。

(7)《别录》：主中风汗出，逐水，利小便，破积血，复血脉，乳妇产后余疾。

(8)《药性论》：治大肠风热结涩及热淋。

(9)《唐本草》：主五劳。

(10)《食疗本草》：取汁煮粥，去五脏风、润肺。治关节不通、发落，通血脉。

(11)《本草拾遗》：下气，利小便，去风痹皮顽，炒令香捣碎，小便浸取汁服；妇人倒产吞二七枚。

(12)《日华子本草》：补虚劳，长肌肉，下乳，止消渴，催生。治横逆产。

(13)《纲目》：利女人经脉，调大肠下痢；涂诸疮癞，杀虫；取汁煮粥食，止呕逆。

(14)《分类草药性》：治跌打损伤，去瘀血，生新血。

【临床应用】

1. 对消化系统的作用 张氏等发现火麻仁乙醇提取物对盐酸性胃溃疡形成有明显抑制作用。火麻仁中的脂肪油能刺激肠黏膜，使分泌增多，蠕动加快，减少大肠吸收水分，故有泻下作用。同时张氏等通过研究发现，火麻仁具有抑制胃肠运动的作用，能减少番泻叶引起的大肠性腹泻次数，但其脂肪油能刺激肠黏膜，引起腹泻。

2. 对心血管系统的作用 ①心肌损伤保护作用。Prociuk 等在研究中发现火麻仁能够明显降低心脏缺血后再灌注所导致的心室纤维颤动发生率，改善心功能。②调节脂质代谢、抑制血小板聚集。任汉阳等发现火麻仁能明显降低血清总胆固醇、甘油三酯、低密度脂蛋白含量；升高高密度脂蛋白，并可减轻动脉壁内膜细胞及平滑肌细胞的病变程度，延缓和抑制动脉粥样硬化斑块的形成。

3. 对中枢神经系统作用 ①镇静、抗惊厥和改善睡眠作用。火麻仁提取物腹腔注射可增强和延长镇痛作用时间，延长环己巴比妥钠的催眠作用和入睡时间，并能抑制电刺激足底引起的小鼠激怒行为。同时有学者发现火麻仁提取物大麻酚和四氢大麻酚分别脑室内给予可显著改善由于嗜睡或过度梦幻所导致的睡眠紊乱。②镇痛作用。火麻仁乙醇提取物可显著减少乙酸引起的小鼠扭体反应次数，但对小鼠热痛刺激甩尾反应潜伏期没有明显影响。

【国医经验】刘尚义教授常用此品治疗肠燥便秘；并与郁李仁同用，临床处方常见“火麻仁、郁李仁各 20g”之字样，主要用于治疗老年性便秘；二者同用使其润肠通便之功得到增强，可治老年虚性便秘之证。

【跟师心得】火麻仁、郁李仁的功用比较：二者均质润多脂，具有润肠通便之功，其他果仁类药物亦多有此效。“润肠通便必用仁”，所以刘尚义教授还用杏仁、桃仁等作润肠通便之用。而各类仁药又具不同特性，其中火麻仁滋养补虚，适用于老年人、热性病（肿瘤患者放化疗后）津枯血少之肠燥便秘；郁李仁利水退肿，用于水肿，腹水等。

【国医按语】火麻仁，能润肠，且润能去燥，故凡年老血枯，产后气血不顺，病后元气未复皆可治。

【常用剂量】20g。

【服用方法】内服：煎汤，10～15g；或入丸，散。外用：适量，捣敷；或煎水洗。

【使用注意】

(1)《本草经集注》：畏牡蛎、白薇，恶茯苓。

(2)《食性本草》：多食损血脉，滑精气，妇人多食发带疾。

(3)《本草从新》：肠滑者尤忌。

参考文献

国家药典委员会. 2005. 中华人民共和国药典. 北京：化学工业出版社，54

Prociuk M, Edel A, Gavel N, et al. 2006. The effects ofdietary hempseed on cardiac ischemia/reperfusion

injury in hypercholesterolemic rabbits. Exp Clin Cardiol , 11 (3): 198-205
Prociuk M A, Edel A L, Richard M N, et al. 2008. Cholesterol-induced stimulation of platelet aggregation is prevented by a hempseed -enriched diet. Can J PhysiolPharmacol, 86 (4): 153-159
金贤兰. 2007. 火麻仁的药理作用与临床应用. 现代医药卫生, 23 (17): 2624-2625
Murillo-Rodríguez E, Milln-Aldaco D, Palomero-Rivero M, et al. 2006. Cannabidiol, a constituent of Cannabissativa, modulates sleep in rats. FEBS Lett, 580 (18): 4337-4345
陈可冀, 李春生. 1998. 新编抗衰老中药学. 北京: 人民卫生出版社, 340-341

三十九、甘　遂

【品种来源】为大戟科植物甘遂 *Euphorbia kansui* T. N. Liou ex T. P. Wang 的干燥块根。又称制甘遂。

【药物性味】

味甘、苦，性寒，有毒。

(1)《本经》：味苦，寒。

(2)《吴普本草》：神农、桐君：苦，有毒。

(3)《别录》：甘，大寒，有毒。

【药物归经】

归脾、肺、肾经。

(1)《本草新编》：入胃、脾、膀胱、大、小肠五经。

(2)《得配本草》：入足少阴经气分。

【药物功效】泻水逐饮。

【文献论述】

(1)《本草衍义》：甘遂，今惟用连珠者，然《经》中不言。此药专于行水，攻决为用，入药须斟酌。

(2)《珍珠囊》：水结胸中，非此（甘遂）不能除。

(3)《汤液本草》：甘遂可以通水，而其气直透达所结处。

(4)《本草经疏》：甘遂，其味苦，其气寒而有毒，善逐水。其主大腹者，即世所谓水蛊也。又主疝瘕腹满、面目浮肿及留饮，利水道谷道，下五水，散膀胱留热，皮中痞气肿满者，谓诸病皆从湿水所生，水去饮消湿除，是拔其本也。甘遂性阴毒，虽善下水除湿，然能耗损真气，亏竭津液。元气虚人，除伤寒水结胸不得不用外，其余水肿鼓胀，类多脾阴不足，土虚不能制水，以致水气泛滥，即刘河间云诸湿肿满属脾土，法应补脾实土，兼利小便。不此之图，而反用甘遂下之，是重虚其虚也。水既暂去，复肿必死矣。必察病属湿热，有饮有水，而元气尚壮之人，乃可一施耳，不然祸不旋踵矣。

(5)《本草崇原》：土气不和则大腹，隧道不利则疝瘕。大腹则腹满，由于土不胜水，外则面目浮肿，内则留饮宿食，甘遂治之，泄土气也。为疝为瘕，则癥坚积聚，甘遂破之，行隧道也。水道利则水气散，谷道利则宿积除，甘遂行水气而通宿积，故利水谷道。

(6)《本草新编》：甘遂，破癥坚积聚如神，退面目浮肿，祛胃中水结，尤能利水。

此物逐水湿而功缓，牵牛逐水湿而功速，二味相配，则缓者不缓，而速者不速矣。然而甘遂亦不可轻用也，甘遂止能利真湿之病，不能利假湿之症。水自下而侵上者，湿之真者也，水自上而侵下者，湿之假者也。真湿可用甘遂以开其水道，假湿不可用甘遂以决其上游。真湿为水邪之实，假湿乃元气之虚，虚症而用实治之法，不犯虚虚之戒乎，故一决而旋亡也。

（7）张寿颐：甘遂苦寒。攻水破血，力量颇与大戟相类。故《本经》《别录》，主治腹满浮肿，下水、留饮，破癥坚积聚，亦与大戟主治大同小异，但兼能消食，通利谷道，稍与大戟不同，则攻坚之力，殆尤为过之。所主疝瘕，盖以湿热壅结者言之，而寒气凝滞之症，非其所宜。《别录》又申之以热气肿满一句，则此之能泄水肿，皆以湿热实症言，而脾肾虚寒，以致水道不利诸症，误用此药，实为鸩毒，从可知矣。五水者，盖言五藏经脉中停留饮水气耳。

【临床应用】

（1）用于胸水腹水、面浮水肿等症，常配合牵牛子、大戟、芫花等药同用。用于痰迷癫痫，可配朱砂应用。用于因湿热壅滞而结成的肿毒，但主要宜用于初起之时，并须配合清热解毒药内服。

（2）抗肿瘤作用。甘遂浸膏对肺鳞癌、未分化癌及恶性黑色素瘤有杀伤作用，肿瘤细胞多系急性坏死。陈亮等发现，甘遂提取物可明显抑制荷瘤小鼠瘤细胞的生长，对人上皮样肝癌 BEL27402 细胞生长有显著的抑制作用，且随提取物浓度增加而增强。

（3）利尿作用。甘遂水煎剂对大鼠无利尿作用，反而有尿量减少的倾向。甘遂的乙醇及乙醚浸剂使实验性腹水大鼠的排尿量多于甘遂水煎剂。聂淑琴等报道，甘遂醋制后利尿作用减弱，甘草制对利尿作用无明显影响。

（4）现代医家多用于肠梗阻、急性胰腺炎、食管癌、肺癌、黑色素瘤、癌性胸腹水、慢性支气管炎、哮喘、百日咳等，也有用于治疗产后静脉栓塞、肝癌等。

【国医经验】刘尚义教授常用此品治疗胸腹积水等症，并与大戟同用，临床处方常见“甘遂、大戟各 1g”之字样，主要用于治疗胸腹积水，二者同用使其泻水逐饮得到增强，可治一切水肿之证。因本品善入肺经，治疗风痰癫痫效果良好，临床屡试屡验。

【跟师心得】甘遂、大戟、芫花的功用比较：三者同具泻水逐饮之功，同治胸水、腹水、重症水肿，而泻水之力甘遂、大戟、芫花依次递减，其中芫花还兼有利尿的作用。

【国医按语】本品泻下逐饮力峻，药后可继续泻下，使潴留水饮排泄出体外。长于泻胸腹积水，尤长于泻肝硬化腹水。

【常用剂量】1g。

【服用方法】内服煎汤，0.5～1.5g；或入丸、散。外用：研末调敷。

【使用注意】气虚、阴伤、脾胃衰弱者及孕妇忌服。《本草经集注》：瓜蒂为之使，恶远志，反甘草。

参考文献

刘春安，彭明. 1994. 抗癌中草药大辞典. 武汉：湖北科学技术出版社，169

陈亮，于志敏. 2008. 甘遂提取物对肿瘤瘤株 Hep、S180 的抑制作用观察. 中国现代医药杂志，10 (7):6-8

陈亮. 2008. 甘遂根提取物对人上皮样肝癌 BEL27402 的体外实验研究. 西北植物学报，28 (9)：1889-1892

聂淑琴，李泽琳，梁爱华，等. 1996. 炮制对甘遂、牛膝、苦杏仁特殊毒性及药效的影响. 中国中药杂志，21 (3)：153-156

彭培初. 2000. 我用甘遂. 上海中医药杂志，5：24-25

四十、牵　牛　子

【品种来源】 为旋花科植物裂叶牵牛 *Pharbitis nil*（L.）Choisy 或圆叶牵牛 *Pharbitis purpurea*（L.）Voigt 的干燥成熟种子。又称丑牛子、黑丑、白丑、丑牛。

【药物性味】

味辛、苦，性寒，有毒。

(1)《别录》：苦，寒，有毒。

(2)《药性论》：味甘，有小毒。

(3)《日华子本草》：味苦。

【药物归经】

归肺、肾、大小肠经。

(1)《纲目》：走气分，通三焦，达右肾命门。

(2)《雷公炮制药性解》：入大、小肠二经。

(3)《本草通玄》：入肺，大、小肠。

(4)《本草新编》：入脾与大、小肠，兼通膀胱。

【药物功效】 泻水通便，消痰涤饮，杀虫攻积。

【文献论述】

(1) 李杲：牵牛子，……《本草》名医续注云，味苦寒能除湿，利小水，治下疰脚气。据所说，气味主治俱误矣。何以明之？凡药中用牵牛者，少则动大便，多则下水，此乃泻气之药，试取尝之，即得辛辣之味，久而嚼之，猛烈雄壮，渐渐不绝，非辛如何？续注家乃谓味苦寒，其苦寒果安在哉？若以为泻湿之药，犹不知其的也。何则？此物但能泻气中之湿热，不能泻血中之湿热。夫湿者水之别称，有形者也，若肺先受湿，则宜用之。今用药者不问有湿无湿，但伤食，或欲动大便，或有热服，或作常服，克化之药俱用牵牛，岂不悮哉？殊不知牵牛辛烈，泻人元气，比诸辛药泻气尤甚，以其辛之雄烈故也。今重为备言之，若病湿胜，湿气不得施化，致大小便不通，则宜用之耳，湿去则气得周流，所谓五脏有邪，更相平也。

(2)《汤液本草》：牵牛，以气药引则入气，以大黄引则入血。

(3)《纲目》：牵牛，自宋以后，北人常用取快，及刘守真、张子和出，又倡为通用下药，牵明之目击其事，故著其说极力辟之。牵牛治水气在肺，喘满肿胀，下焦郁遏，腰背胀肿，及大肠风秘气秘，卓有殊功。但病在血分及脾胃虚弱而痞满者，则不可取快一时及常服，暗伤元气也。一宗室夫人，年几六十，平生苦肠结病，旬日一行，甚于生产，服养血润燥药则泥膈不快，服硝、黄通利药则若罔知，如此三十余年矣，时珍诊其人体肥，膏粱而多忧郁，日吐酸痰碗许乃宽，又多火病，此乃三焦之气壅滞，有升无降，津液皆化为痰饮，不能下滋肠腑，非血燥比也。润剂留滞，硝、黄徒入血分，不能通气，俱为痰阻，故无效也。乃用牵牛末，皂荚膏丸与服，即便通利，自是但觉肠结，一服就顺，亦不妨食，且复精爽。盖牵牛能走气分，通三焦，气顺则痰逐饮消，上下通快矣。外甥柳乔，素多酒色，病下极胀痛，二便不通，不能坐卧，立哭呻吟者七昼夜。医用通利药不效，遣人叩予，予思此乃湿热之邪在精道，壅胀隧路，病在二阴之间，故前阻小便，后阻大便，病不在大肠、膀胱也。乃用楝实、茴香、穿山甲诸药，入牵牛加倍，水煎服，一服而减，三服而平。牵牛能达右肾命门，走精隧，人所不知，惟东垣李明之知之，故明之治下焦阳虚，天真丹用牵牛以盐水炒黑，入佐沉香、杜仲、破故纸、官桂诸药，深得补泻兼施之妙，方见《医学发明》。又东垣治脾湿太过，通身浮肿，喘不得卧，腹如鼓，海金沙散，亦以牵牛为君，则东垣未尽弃牵牛不用，但贵施之得道耳。

（4）《本草正》：牵牛，古方多为散、丸，若用救急，亦可佐群药煎服，然大泄元气，凡虚弱之人须忌之。

（5）《本草正义》：牵牛，善泄湿热，通利水道，亦走大便，故《别录》谓其苦寒，至李氏东垣，以其兼有辛莶气味，遂谓是辛热雄烈。按，此物甚滑，通泄是其专长，试细嚼之，惟其皮稍有辛味，古今主治，皆用之于湿热气滞，实肿胀满，二便不通，则东垣以为辛热，张石顽和之，亦谓辛温，皆属不确，当以《别录》之苦寒为正。又莶气戟人喉舌，细味之亦在皮中，所谓有毒，盖即在此。古方中凡用末子，均称止用头末，正以其皮黏韧，不易细碎，只用头末，则弃其皮，而可无辛莶之毒，颇有意味可思。观《别录》主治专破气分之壅滞，泄水湿之肿满，除风利便，固皆以实病言之，此药功用，固已包举无遗。甄权申之，则曰治痃癖气块，利大小便，东垣谓除气分湿热，三焦壅结；濒湖谓逐痰饮，通大肠气秘、风秘、杀虫。亦皆主结滞壅塞立论。而甄权乃又谓除虚肿，则误矣。《日华本草》谓治腰痛，盖亦指湿热阻塞，腰脊不利之症，惟言之殊不分明，究属非是。

【临床应用】

1. 治疗便秘 戚氏用牵牛子粉治疗顽固性便秘，总有效率为 96%。燕氏以炒牵牛子粉治疗顽固性便秘 25 例，总有效率 96%。

2. 治疗水肿 有学者用黑丑、白丑、黄豆配成方剂治疗 22 例腹水患者，总有效率为 81.8%。史氏用黑丑、白丑等治疗水肿，亦收到较好疗效。

3. 治疗单纯性肥胖症 方氏用牵牛子散治疗单纯性肥胖症 64 例，总有效率为 92.2%，并能明显降低血清胆固醇、血清甘油三酯，提高高密度脂蛋白胆固醇和改变血液流变性。

4. 治疗癫痫 原中国医学科学院首都医院在抗癫痫药物基础上加用黑白二丑丸治疗 115 例癫痫，总有效率为 56.7%，且对各型癫痫均有一定的疗效。

【国医经验】本品既能泻下，又能利水，使水湿之邪从二便排出，其逐水之力和毒性均不及甘遂、大戟、芫花，但仍然属于峻下逐水之品，以胸腹水、水肿、二便不利等水湿内停之实证为宜，可研末吞服，刘尚义教授多随症配伍，处方常见“丑牛 10g”字样。另本品还可治肠胃湿热积滞之大便秘结，杀虫等。

【跟师心得】本品苦寒降泄，通利二便，排泄水湿，其逐水作用虽较甘遂、京大戟稍缓，但仍属峻下逐水制品，正气未衰者为宜。

【国医按语】曾名噪一时的贵医，以“卢氏肾炎丸”（即黑白丑各二两，生姜一两，黄糖一两），治疗肾性水肿有效，贵医据此编写了肾炎相关书籍，由人民卫生出版社出版，集汇生理、病理、药理、中医权威认识编写而成。是书早已绝迹，能找到乃万幸。

【常用剂量】10g。

【服用方法】内服：煎汤，3～10g。丸、散，每次 0.3～1g，每日 2～3 次。炒用药性较缓。

【使用注意】

孕妇及胃弱气虚者忌服。

（1）《日华子本草》：得青木香、干姜良。

（2）《本草衍义补遗》：不胀满，不大便秘者勿用。

（3）《品汇精要》：妊娠不可服。

（4）《本草备要》：若湿热在血分，胃弱气虚人禁用。

参考文献

戚建明. 2000. 牵牛子粉治疗顽固性便秘. 四川中医，18（9）：12

燕玉芹. 2002. 牵牛子粉治疗顽固性便秘 25 例. 四川中医，20（2）：33

福安地区医院、福安地区医学科学研究所. 1962. 二丑黄豆汤治疗腹水 22 例. 福建中医药，7（2）：44

史以明. 1959. 黑白丑治疗慢性肾炎 1 例. 南京第一医学院学报，（1）：109

方小强. 1996. 牵牛子粉治疗单纯性肥胖症 64 例临床观察. 湖南中医杂志，22（6）：4

中国医学科学院首都医院神经科癫痫小组. 1977. 黑白二丑丸治疗癫痫的临床观察. 中华内科杂志，（6）：323

四十一、商　陆

【品种来源】为商陆科植物商陆 *Phytolacca acinosa* Roxb. 或垂序商陆 *Phytolacca americana* L. 的干燥根。又称牛萝卜。

【药物性味】

味苦，性寒，有毒。

（1）《本经》：味辛，平。

（2）《别录》：酸，有毒。

（3）《纲目》：苦，寒。

【药物归经】归脾、膀胱经。《雷公炮制药性解》：入脾、膀胱、小肠三经。

【药物功效】逐水消肿，通利二便，外用解毒散结。

【文献论述】

（1）《纲目》：商陆其性下行，专于行水，与大戟、甘遂盖异性而同功。方家治肿满小便不利者，以赤根捣烂，入麝香三分，贴于脐心，以帛束之，得小便利即肿消。又治湿水，以指画肉上随散不成文者，用白商陆、香附子炒干，出火毒，以酒浸一夜，日干为末，每服三钱，米饮下，或以大蒜同商陆煮汁服亦可。其茎叶作蔬食，亦可治肿疾。

（2）《本经疏证》：李濒湖谓商陆沉降而阴，其性下行，专于治水，与大戟、甘遂异性同功也。夫所贵于治《本经》者，为能审名辨物，知其各有所宜耳。若商陆之功，不过与大戟、甘遂埒，则用大戟、甘遂已耳，又何取于商陆哉？夫大戟、甘遂味苦，商陆味辛，苦者取其降，辛者取其通，降者能行逆折横流之水，通者能行壅淤停蓄之水，取义既殊，功用遂别，岂得以此况彼也。仲景书中十枣汤用大戟、甘遂，大陷胸汤、甘遂半夏汤、大黄甘遂汤均用甘遂，不用大戟，则甘遂之与大戟，固自有异矣；独于大病瘥后，腰已下有水气者，牡蛎泽泻散中偏取商陆，谓非商陆有异于大戟、甘遂乎。下病者上取，上病者下取，牡蛎泽泻散治腰以下水气不行，必先使商陆、葶苈，从肺及肾开其来源之壅，而后牡蛎、海藻之软坚，蜀漆、泽泻之开泄，方能得力，用栝楼根者，恐行水之气过驶，有伤上焦之阴，仍使之从脾吸阴，还归于上。是故商陆之功，在决壅导塞，不在行水疏利，明乎此，则不与其他行水之物同称混指矣。

【临床应用】

1. 抗肿瘤作用 目前对于商陆抗肿瘤活性的研究主要集中在商陆多糖上。商陆本身无细胞毒活性，但可以通过增强机体的活性细胞及刺激免疫系统产生细胞因子而发挥强大间接细胞毒活性。

2. 抗炎作用 对于商陆的抗炎作用，目前的研究主要集中在抗炎活性极强的 EsA 上。研究发现 EsA 对乙酸提高小鼠腹腔毛细血管通透性、二甲苯引起的小鼠耳壳肿胀、小鼠足跖肿胀和棉球肉芽肿均具有显著地抑制作用；且对摘除肾上腺的大鼠仍有明显的效果。

3. 用于银屑病 王琪将生商陆切片置于高压蒸锅中蒸 2 小时后烤干，粉碎成粉，压片备用。成人每日口服 9g，分三次服用，儿童量酌减，可用于治疗不同类型的银屑病，对玫瑰糠疹、全身性湿疹等也可应用。

4. 用于乙型肝炎 陈继华使用商陆治急慢性肝炎丙氨酸转氨酶升高者，具有很好的降酶作用，如配伍得当并无明显致泻的副作用，只有个别病例药后每天有 1～2 次软便，但是对兼患心脏病者应慎用。

5. 用于血小板减少性紫癜 有报道用商陆制成 100% 煎剂，对 21 例血小板减少性紫癜患者进行治疗观察，有效率高达 95.2%，发现其对骨髓病变有一定的缓解作用。

【国医经验】本品能通利二便而排除水湿以治疗水肿、胸腹水等，功效似丑牛。刘尚义教授亦随症配伍应用，临床处方常见“商陆 10g”，另本品外用能消肿散结，治疗疮疡初起之红肿热痛。

【跟师心得】大戟、甘遂味苦，商陆味辛，苦者取其降，辛者取其通，降者能行逆折横流之水，通者能行壅瘀停蓄之水，取义既殊，功用遂别。针对肝癌腹水型患者，用商陆配伍甘遂可增强逐水之功效。

【国医按语】 商陆其性下行，专于行水，与大戟、甘遂盖异性而同功。商陆味辛，辛者取其通，是故商陆之功，在决壅导塞，不在行水疏利，明乎此，则不与其他行水之物同称混指矣。

【常用剂量】 10g。

【服用方法】 内服：煎汤，3～9g。外用鲜品捣烂或干品研末涂敷。

【使用注意】

脾虚水肿及孕妇忌服。

(1)《本草经集注》：有当陆勿食犬肉。

(2)《日华子本草》：得大蒜良。

(3)《品汇精要》：妊娠不可服。

(4)《纲目》：胃气虚弱者不可用。

(5)《本草汇言》：非气结水壅、急胀不通者不可轻用。

参考文献

徐志工，郑玲莉，杨嗣冲，等.1990. 中国商陆皂苷诱生淋巴因子的能力及其抗肿瘤细胞效应的研究. 第二军医大学学报，11（5）：409-411

郑钦岳，麦凯，潘祥福，等.1992. 商陆皂苷甲的抗炎作用. 中国药理学与毒理学杂志，6（3）：221-222

王琪.1984. 商陆治疗银屑病40例介绍. 中医杂志，（12）：38-40

徐华元.1986. 中药商陆降转氨酶. 辽宁中医杂志，（3）：30

江苏新医学院.1977. 中药大辞典. 上海：上海人民出版社

四十二、威　灵　仙

【品种来源】 为毛茛科植物威灵仙 *Clematis chinensis* Osbeck、棉团铁线莲 *Clematis hexapetala* Pall. 或东北铁线莲 *Clematis manshurica* Rupr. 的干燥根及根茎。又称灵仙。

【药物性味】

味辛、咸，性温，有毒。

(1)《开宝本草》：味苦，温，无毒。

(2)《珍珠囊》：甘。

(3)《纲目》：味微辛咸。

(4)《本经逢原》：苦辛，温，小毒。

【药物归经】

归膀胱经。

(1)《本草经疏》：入足太阳经。

(2)《本草求真》：专入膀胱，兼入肠、胃等经。

(3)《本草再新》：入肺、肾二经。

【药物功效】 祛风湿，通经络。

【文献论述】

（1）《海上集验方》：威灵仙，去众风，通十二经脉，疏宣五脏冷脓宿水变病，微利不渴。人服此，四肢轻健，手足温暖，并得清凉。

（2）《纲目》：威灵仙，气温，味微辛咸。辛泄气，咸泄水，故风湿痰饮之病，气壮者服之有捷效，其性大抵疏利，久服恐损真气，气弱者亦不可服之。

（3）《本草经疏》：威灵仙，主诸风，而为风药之宣导善走者也。腹内冷滞，多由于寒湿，心膈痰水，乃饮停于上、中二焦也，风能胜湿。湿病喜燥，故主之也。膀胱宿脓恶水，靡不由湿所成，腰膝冷疼，亦缘湿流下部侵筋致之，祛风除湿，病随去矣。其曰久积癥瘕、痃癖、气块及折伤。则病于血分者多，气分者少，而又未必皆由于湿，施之恐亦无当，取节焉可也。

（4）《药品化义》：灵仙，性猛急，盖走而不守，宣通十二经络。主治风、湿、痰、壅滞经络中，致成痛风走注，骨节疼痛，或肿，或麻木。风胜者，患在上，湿胜者，患在下，二者郁遏之久，化为血热，血热为本，而痰则为标矣，以此疏通经络，则血滞痰阻，无不立豁。若中风手足不遂，以此佐他药宣行气道。酒拌，治两臂痛。因其力猛，亦能软骨，以此同芎、归、龟甲、血余，治临产交骨不开，验如影响。

（5）《本草正义》：威灵仙，以走窜消克为能事，积湿停痰，血凝气滞，诸实宜之。味有微辛，故亦谓祛风，然惟风寒湿三气之留凝隧络，关节不利诸病，尚为合宜，而性颇锐利，命名之义，可想而知，乃唐人著《威灵仙传》竟谓治中风不语，手足不遂，口眼歪斜云云，则人有误会矣。

【临床应用】

1. 治胃病 治疗胃寒痛，方法：威灵仙 20～40g 煎服或加姜糖水服，另用威灵仙 30g 加生鸡蛋 2 个、红糖适量煎服，药后 30 分钟可见效。治疗呃逆，方法：威灵仙、蜂蜜各 30g 煎服，对胃酸少者加适量食醋；或威灵仙配人参、丁香、柿蒂、代赭石、钩藤、法半夏、白芍、甘草，3～5剂获愈。

2. 治疗骨质增生 北京王之术医师验方白芍木瓜汤：白芍 30～60g、木瓜 12g、鸡血藤 15g、威灵仙 15g、甘草 12g，随症加减治疗颈腰椎骨质增生有良效。

3. 治疗颈椎病 费伦桥用葛根 60～120g、桂枝 20g、赤芍 12g、白芍 20g、炙甘草 10g、当归 10g、川芎 10g、木瓜 12g、威灵仙 12g，痰重加细辛 3g，湿重加羌活、独活各 12g，有瘀加桃仁、红花各 12g，治疗颈椎病患者 30 例，结果显效 20 例，有效 7 例，无效 3 例。

4. 治疗慢性荨麻疹 杨磊等用威灵仙合剂治疗慢性荨麻疹，结果治愈率与有效率与息斯敏组接近，但治愈后的复发率却显著低于息斯敏组（$P<0.01$）。威灵仙合剂由威灵仙、小胡麻、石菖蒲、何首乌、防风、苦参、甘草等中药按制剂要求制成，每毫升含生药 1g。

【国医经验】本品具有较好的通络止痛作用，为治疗风湿痹痛的常用药，尤其是对于行痹更为适宜。本品祛风除湿之力甚强，凡辨证见风胜湿胜，刘尚义教授多用本品。

【跟师心得】《本草衍义》记载威灵仙“治肠风”，对各种大肠癌症因热客于肠胃或湿热蕴积肠胃，久而损伤阴络，致大便时出血，血色鲜红，肛门无肿痛者，刘尚义教授不仅使用地榆、槐花凉血止血，也使用威灵仙疏风治血。

【国医按语】噎膈病或骨鲠在喉，用冬凌草配合威灵仙对解除吞咽困难有效。胃痛欲呕，可安之。

【常用剂量】20g。

【服用方法】内服：煎汤，6～9g；浸酒或入丸、散。外用：捣敷。

【使用注意】

气虚血弱，无风寒湿邪者忌服。

（1）《海上集验方》：恶茶及面汤。

（2）《本草衍义》：性快，多服疏人五脏真气。

（3）《本草经疏》：凡病非风湿及阳盛火升，血虚有热，表虚有汗，痃疟口渴身热者，并忌用之。

（4）《本草汇言》：凡病血虚生风，或气虚生痰，脾虚不运，气留生湿、生痰、生饮者，咸宜禁之。

参考文献

何敏. 1995. 威灵仙临床新用与研究进展. 中国中医药信息杂志，2（6）：6

唐迎雪. 1999. 谈威灵仙的古今临床应用. 湖北中医学院学报，1（3）：47

郑建华. 1996. 白芍木瓜汤的临床运用. 山西中医，12（2）：43

费伦桥. 2002. 重用葛根治疗颈椎病30例. 安徽中医临床杂志，14（5）：401

杨磊，周淑华，邢红春，等. 1997. 威灵仙合剂治疗慢性荨麻疹的临床研究. 皮肤病与性病，19（3）：23

四十三、木　瓜

【品种来源】为蔷薇科植物贴梗海棠 *Chaenomeles speciosa*（Sweet）Nakai 的干燥成熟果实。又称宣木瓜。

【药物性味】

味酸，性温。

（1）《雷公炮炙论》：香，甘酸。

（2）《别录》：味酸，温，无毒。

（3）《千金食治》：味酸咸，温，涩，无毒。

（4）《药品化义》：味酸，性凉。

（5）《玉楸药解》：味辛，性涩，微寒。

【药物归经】

归肝、脾经。

（1）李杲：入手足太阴血分。

（2）《雷公炮制药性解》：入肺、脾、肝三经。

（3）《本草经疏》：入足太阴，阳明，兼入足厥阴经。

（4）《本草正》：入脾、肺、肝、肾四经。

【药物功效】舒筋活络，和胃化湿。

【文献论述】

(1) 李杲：木瓜，气脱能收，气滞能和。

(2)《纲目》：木瓜所主霍乱吐利转筋、脚气，皆脾胃病，非肝病也。肝虽主筋，而转筋则由湿热、寒湿之邪袭伤脾胃所致，故筋转必起于足腓，腓及宗筋皆属阳明。木瓜治转筋，非益筋也，理脾而伐肝也，土病则金衰而木盛，故用酸温以收脾胃之耗散，而借其走筋以平肝邪，乃土中泻木以助金也。木平则土得令而金受荫矣。《素问》云：酸走筋，筋病无多食酸。孟诜云：多食木瓜损齿及骨。皆伐肝之明验，而木瓜入手、足太阴，为脾胃药，非肝药，益可征矣。

(3)《本草正》：木瓜，用此者用其酸敛，酸能走筋，敛能固脱，得木味之正，故尤专入肝益筋走血。疗腰膝无力，脚气，引经所不可缺，气滞能和，气脱能固。以能平胃，故除呕逆、霍乱转筋，降痰，去湿，行水。以其酸收，故可敛肺禁痢，止烦满，止渴。

(4)《本草新编》：木瓜，但可臣、佐、使，而不可以为君，乃入肝益筋之品，养血卫脚之味，最宜与参、术同施，归、熟（地）并用。

(5)《得配本草》：血为热迫，筋转而痛，气为湿滞，筋缓而软，木瓜凉血收脱，故可并治。

(6)《本草求真》：木瓜，酸涩而温，止属收敛之品，何书备着其功曰理脾、舒筋、敛肺？缘暑湿伤人，挥霍撩乱，吐泻交作，未有不累脾胃而伤元气，损营卫而败筋骨。木瓜气味酸涩，既于湿热可疏，复于损耗可敛，故能于脾有补，于筋可舒，于肺可敛，岂真肺胃虚弱，可为常用之味哉？然使食之太过，则又损齿与骨及犯癃闭，以其收涩甚而伐肝极，奈人仅知理脚，而不审其虚实妄投，殊为可惜。陈者良。

(7)《本草思辨录》：考古方用木瓜之证，如脚气、脚痿、腹胁胀满，多与辛温药为伍，不外驱寒湿之邪，辑浮散之气，虽功在降抑，而终不离乎敛，故其治筋病于转戾为宜，拘挛则非其所长。独许叔微以木瓜治项强筋急，谓少阴之筋从足至项，为肝肾受邪所致。是病虽在上而因仍在下。其以乳香、没药为佐使，则其以伸筋任乳、没，不以责木瓜，亦可见矣。

(8)《雷公炮炙论》：调营卫，助谷气。

(9)《别录》：主湿痹邪气，霍乱大吐下，转筋不止。

(10)《食疗本草》：治呕畹风气，吐后转筋，煮汁饮之。

(11)《本草拾遗》：下冷气，强筋骨，消食，止水痢后渴不止，作饮服之。又脚气冲心，取一颗去子，煎服之，嫩者更佳。又止呕逆，心膈痰唾。

(12)《海药本草》：敛肺和胃，理脾伐肝，化食止渴。

(13)《日华子本草》：止吐泻奔豚及脚气水肿，冷热痢，心腹痛，疗渴。

(14) 王好古：去湿和胃，滋脾益肺。治腹胀善噫，心下烦痞。

(15)《日用本草》：治脚气上攻，腿膝疼痛，止渴消肿。

【临床应用】

1. 治吐泻转筋 ①木瓜一枚（大者，四破），陈仓米一合。上药，以水二大盏，煎至一盏半，去滓，时时温一合服之。②木瓜汁一盏，木香末一钱匕。上二味，以热酒调下，不拘时。③木瓜干一两，吴茱萸半两（汤七次），茴香一分，甘草（炙）一钱。上锉为散，每服四大钱，水一盏半，姜三片，紫苏十叶，煎七分，去滓，食前服。

2. 治泻不止　米豆子二两，木瓜、干姜、甘草各一两。为细末，每服二钱，米饮调，不以时。

3. 治风湿客搏，手足腰膝不能举动　木瓜一枚，青盐半两。上用木瓜去皮脐，开窍填吴茱萸一两，去枝，将线系定，蒸热细研，入青盐半两，研令匀，丸梧桐子大，每服四十丸，茶酒任下，以牛膝浸酒服之尤佳。

4. 治腰痛，补益壮筋骨　牛膝二两（温酒浸，切，焙），木瓜一枚（去顶、穰，入艾叶一两蒸熟），巴戟（去心）、茴香（炒）、木香各一两，桂心半两（去皮）。上为细末，入熟木瓜并艾叶同杵千下，如硬，更下蜜，丸如梧子大，每服二十丸，空心盐汤下。

5. 治脚膝筋急痛　煮木瓜令烂，研作浆粥样，用裹痛处，冷即易，一宿三五度，热裹便差。煮木瓜时，入一半酒同煮之。

6. 治筋急项强，不可转侧　宣州木瓜二个（取盖去穰），没药二两（研），乳香一两（研）。上二味纳木瓜中，用盖子合了，竹签定之，饭上蒸三四次，烂，研成膏子，每服三、五匙，地黄酒化下（生地黄汁半盏，无灰上酝二盏和之，用八分一盏，热暖化膏）。

7. 治一切脚气，腿膝疼痛　花木瓜一个（切下顶作盖，去穰），附子一只，炮去皮，晒，为细末。上将附子末安在木瓜内，再以熟艾实之，将顶盖之，用竹签签定，复以麻线缚之。用米醋不拘多少，于瓷器内煮烂，石器中烂研为膏，即用二三只碗，以匙摊于碗内，自看厚薄得所，连碗覆于焙笼上慢火焙，时时以手摸，如不沾手，以匙抄转依前摊开，勿令面上焦干，恐成块子，如此数次，看干湿得所，方可为丸，空心用温酒送下三五十丸。

8. 治干脚气，痛不可忍者　干木瓜一个，明矾一两，煎水，乘热熏洗。

9. 治湿脚气，上攻心胸，壅闷痰逆　木瓜一两（干者），陈橘皮一两（汤浸，去白瓤，焙），人参一两（去芦头），桂心半两，丁香半两，槟榔二两。上药，捣罗为末，炼蜜和捣三、二百杵，丸如梧桐子大，每服不计时候，以生姜汤下三十丸。

【国医经验】本品能舒筋活络，温化湿邪，尤其对筋脉挛急、关节不利者有效。本品酸能生津、和胃化湿，可用于治疗脾胃运化功能失常所致的吐泻、纳呆等。

【跟师心得】在临床实践中，刘尚义教授常将木瓜与益智仁配伍使用，取益智仁能温运脾阳之效和木瓜能和胃养阴之功，二者合用能提升脾胃的运化功能，而治疗脾胃运化失常诸证，临床疗效显著。刘尚义教授戏称“益智仁加木瓜为中医的胃动力合剂”，其效似可与吗丁啉相比。

【国医按语】本品可治痿躄，痿为肌肉关节痹痛、痿弱无力，躄为足不能行之证。

【常用剂量】10g。

【服用方法】内服：煎汤，6～9g；或入丸、散。外用：煎水熏洗。

【使用注意】

(1)《食疗本草》：不可多食，损齿及骨。

(2)《医学入门》：忌铅、铁。

(3)《本草经疏》：下部腰膝无力，由于精血虚，真阴不足者不宜用。伤食脾胃未虚，积滞多者，不宜用。

四十四、豨　莶　草

【品种来源】为菊科植物豨莶 *Siegesbeckia orientalis* L.、腺梗豨莶 *Siegesbeckia pubescens* Makino 或毛梗豨莶 *Siegesbeckia glabrescens* Makino 的干燥地上部分。

【药物性味】

味苦，性寒。

(1)《唐本草》：味苦，寒，有小毒。

(2)《本经逢原》：苦微辛，寒，有小毒。

【药物归经】

归肝、脾、肾经。

(1)《雷公炮制药性解》：入肝、肾二经。

(2)《本草汇言》：入手、足少阳经。

(3)《本草再新》：入心、脾二经。

【药物功效】祛风湿，利关节，解毒。

【文献论述】

(1)《纲目》：豨莶，生捣汁服则令人吐，故云有小毒；九蒸九暴则补人，去痹，故云无毒。生则性寒，熟则性温，云热者非也。

(2)《本草通玄》：豨莶，苦寒之品，且有毒，令人吐，以为生寒熟温，理或有之，以为生泻热补，未敢尽言，岂有苦寒搜风之剂，一经蒸煮，便有补益之功耶？世俗以慎微《本草》誉之太过，遂误认为风家至宝，余少时亦信之，及恪诚修亭，久用无功，始知方书未可尽凭也。古人所谓补者，盖以邪气去则正气昌，非谓其本性能补耳。

(3)《本草正》：豨莶，气味颇峻，兽逐风湿诸毒，用蜜酒层层和洒，九蒸九曝，蜜丸，空心酒吞，多寡随宜。善治中风口眼歪斜，除湿痹，腰脚痿痛麻木。生者酒煎逐破伤风危急，散撤麻疔，恶毒恶疮，浮肿，虎伤狗咬，蜘蛛虫毒，或捣烂封之，或煎汤，或散敷并良。其扫荡功力若此，似于元气虚者非利。

(4)《本草述》：有云，豨莶制如法，大益气血，四肢不遂，大有功。又曰，古方愈风汤、四白丹，药多辛散，恐非类中所宜。半身不遂病久，补气血、化痰药外，更常服豨莶丸佳。又云，口眼歪势缓者，豨莶尤佳。合而参之，则此味止宜于半身不遂，口眼歪斜证，似不能疗中藏奄忽之证也。盖中藏证是阴不能御阳，风火相煽，致阴已离阳，所谓升降息而气立孤危者也，至是以索益元气之剂，以求生于万一，毋亦后时而济于存亡之数乎，固不得责其效于兹药也。凡患四肢麻痹，骨间疼，腰膝无力，由于外因风湿者，生用，不宜熟；若内因属肝肾两虚，阴血不足者，九制用，不宜生。

(5)《本草新编》：豨莶入肾。然散人真气，最不宜服。不宜用而入之兹编者何也？盖肾经之药，药品中最少，肾犯风邪湿气，又最难治，姑存之以治肾中风湿之病。中风之症，必问其腰间素有水湿之癖否？有水湿之癖，又必问其肾囊之干湿若何。肾中有风，其人必然腰痛而重，肾中有湿，其人必然囊破而痒。即用豨莶，亦必与人参、白术大剂共用。至于湿痹腰脚酸疼之症，又必加入苡仁、茯苓、黄芪、芡实同施，始万全也。夫豨莶未尝无功，余虑人误认补味而常用之耳。风入肾者最难治，存豨莶而不删去者，正备妙用耳。不然，防己可祛肾内之风湿，存防己何必复取豨莶？正以豨莶功用胜于防己，其耗散精血亦逊于防己，所以存防己而仍存豨莶。盖防己治肾内之风湿，止可一用以出奇，不可再用以贻害，若豨莶则不妨一用而至于再用，但不可久用耳。

（6）《本草正义》：豨莶，生时气臭味涩，多服引吐，盖性本寒凉，而气猛烈，长于走窜开泄，故能治热烦痈毒而吐痰疟；及其九次蜜酒蒸晒，和蜜为丸，则气味已驯，而通利机关，和调血脉，尤为纯粹，凡风寒湿热诸痹，多服均获其效，洵是微贱药中之良品也。

【临床应用】

（1）治风、寒、湿三气着而成痹，以致血脉凝涩，肢体麻木，腰膝酸痛，二便燥结，无论痛风，痛痹，湿痰，风热，宜于久服，预防中风痿痹之病：豨莶草不拘多寡，去梗取叶，晒干，陈酒拌透，蒸过晒干，再拌再蒸，如法九次，晒燥，为细末，贮听用，蜜丸，早空心温酒吞服四、五钱。

（2）治感受风湿，或嗜饮冒风，内湿外邪，传于四肢脉络，壅塞不舒，以致两足软酸疼痛，不能步履，或两手牵绊，不能仰举，凡辛劳之人，常患此症，状似风瘫：地梧桐（花、叶、梗、子俱可，切碎晒干，炒，磨末子）一斤，豨莶草（炒，磨末子）八两。上二味，和匀，炼蜜丸，如桐子大。早晚以白滚汤送下四钱，或单用臭梧桐二两，煎汤饮，以酒过之，连服十剂，其痛即瘥，或煎汤洗手足亦可。忌食猪肝、羊血、番茄等物。

（3）治病风脚弱：豨莶草（五月取赤茎者，阴干，以净叶蜜酒九蒸九晒）一斤，当归、芍药、熟地各一两，川乌（黑豆制净）六钱，羌活、防风各一两。为末，蜜丸。每服二钱，空心温酒下。

（4）治中风口眼歪斜，手足不遂，语言蹇涩，口角流涎，筋骨挛强，腰脚无力等证：豨莶（酒蒸，晒九次）三斤，蕲蛇二条，人参、黄芪、枸杞子、川萆薢、白术、当归身各八两，苍耳子、川芎、威灵仙、半夏曲各四两（以上诸药，但用酒拌炒），沉香二两（不见火）。共十三味，俱为细末，炼蜜丸如梧桐子大。每早晚各服三钱，白汤送下。

（5）治痈疽肿毒，一切恶疮。豨莶草（端午采者）一两，乳香一两，白矾（烧）半两。为末。每服二钱，热酒调下，毒重者逐进三服，得汗妙。

【国医经验】本品具有祛风除湿，舒筋活络之功效，常与臭梧桐、威灵仙等配伍治疗关节疼痛、筋脉拘挛、肢体麻木之痹证。本品还有清热解毒之功效，常与蒲公英、野菊花配伍治疗红肿热痛之疮痈肿毒证。

【跟师心得】秦艽与豨莶草的功用比较：均具祛风除湿、舒筋活络之功效，同治疗风湿痹痛、半身不遂等。而秦艽又治感冒肢体疼痛，退虚热治骨蒸潮热等；豨莶草治疮痈肿毒、风疹湿疹等，还能平肝潜阳，治疗肝阳上亢之证（现代研究表明豨莶草具有降血压作用）。

【国医按语】古方长寿方中多有此物，年长者关节僵硬，用之治标也。

【常用剂量】20g。

【服用方法】内服：煎汤，9～12g，大剂量30～60g；捣汁或入丸、散。外用：适量，捣敷；或研末撒；或煎水熏洗。

【使用注意】

阴血不足者忌服。

（1）《唐本草》：多则令人吐。

（2）《本草经疏》：凡病人患四肢麻痹，骨间疼，腰膝无力，由于脾、肾两亏，阴血不足，不因风湿所中而得看，不宜服。

（3）《本草述》：忌铁。

四十五、海 桐 皮

【品种来源】为豆科植物刺桐 *Erythrina variegata* L. 的干燥树皮。又称刺桐皮、刺通、接骨药等。

【药物性味】

味辛、苦，性平。

（1）《海药本草》：味苦，温，无毒。

（2）《开宝本草》：味苦，平，无毒。

（3）《本草经疏》：味苦辛。

【药物归经】

归肝、脾经。

（1）《本草经疏》：入足太阴、阳明经。

（2）《本草求真》：专入肝。

【药物功效】祛风除湿，通络止痛，杀虫止痒。

【文献论述】

（1）《本草求真》：海桐皮，能入肝经血分，往风除湿，及行经络，以达病所。用者须审病自外至则可。若风自内成，未可妄用，须随症酌治可耳。

（2）《海药本草》：主腰脚不遂，顽痹腿膝疼痛，霍乱，赤白泻痢，血痢，疥癣。

（3）《日华子本草》：治血脉麻痹疼痛，及煎洗目赤。

（4）《开宝本草》：主霍乱中恶，赤白久痢，除首围、疥癣。牙齿虫痛，并煮服及含之。水浸洗目，除肤赤。

（5）《纲目》：能行经络，达病所，又入血分及去风杀虫。

（6）《岭南采药录》：生肌，止痛，散血，凉皮肤，敷跌打。

（7）《南宁市药物志》：消肿，散瘀，止痛。疗咳嗽，止产后瘀血作痛。

（8）《贵州草药》：解热祛风，解毒生肌。治乳痈，骨折。

【临床应用】

1. 治风湿两腿肿满疼重，百节拘挛痛 海桐皮一两，羚羊角屑、薏苡仁各二两，防风、羌活、筒桂（去皮）、赤茯苓（去皮）、熟地黄备一两，槟榔一两。上为散。每服三钱，水一盏，生姜五片，同煎至七分，去滓，温服。

2. 治腰膝痛不可忍 海桐皮二两，牛膝、草劳、羌活、地骨皮、五加皮各一两，甘草半两，薏苡仁二两，生地黄十两。八物净洗，焙干，细挫，生地黄以芦刀子切，用绵一两，都包裹，入无灰酒二斗浸，冬二七日，夏一七日，候熟。空心饮一盏，每日早、午、晚各一次，长令醄踞。合时不用添减。禁毒食。

3. 治脚挛不能伸举　海桐皮、当归（去芦，洗净，焙干）、牡丹皮（去心）、熟干地黄、牛膝（去芦，酒浸，焙干）各一两，山茱萸、补骨脂各半两。上为细末。每服一钱，水八分，入葱白二寸，煎至五分，去滓，温服。

4. 治大风疾　知母、贝母、乌梅肉、海桐皮、金毛狗脊（去毛），上等分，为细末，炼蜜丸，如梧桐子大。每日空腹、日中、临睡各服三十九；又每夜第一次睡觉（醒）时，急于头边取三十九便服，并用羊蹄根自然汁下。大忌酒及房事、一切发风之物，只吃淡粥一百日，皮肉自渐皆复。

5. 治伤折，辟外风，止疼痛　海桐皮一两（锉），防风二两（去芦头），黑豆一两（炒熟），附子一两（炮裂，去皮、脐）。上药捣细，罗为散。每服，以温酒下二钱，日三四服。

6. 治时行赤毒眼疾　海桐皮一两，切碎，盐水洗，微炒，用滚汤泡，待温洗眼。

【国医经验】刘尚义教授常用本品治疗风湿痹痛症见四肢拘挛等。

【跟师心得】海桐皮配伍蛇床子：海桐皮祛风杀虫止痒，蛇床子燥湿杀虫止痒。

【国医按语】本品辛能散风，苦能燥湿，能祛风湿，行经络，止疼痛，达病所，尤善治疗下肢关节痹痛。

【常用剂量】20g。

【服用方法】内服：煎汤，6～12g；或浸酒。外用：适量，煎水熏洗；或浸酒搽；或研末调敷。

【使用注意】

血虚者不宜服。

（1）《本草经疏》：腰痛非风湿者不宜用。

（2）《本草汇言》：痢疾、赤眼、痹躄诸证非关风湿者不宜用。

（3）《得配本草》：血少火炽者禁用。

四十六、苍　术

【品种来源】为菊科多年生草本植物茅苍术 *Atractylodes lancea*（Thunb.）DC. 或北苍术 *Atractylodes chinensis*（DC.）Koidz. 的干燥根茎。又称炒苍术、茅苍术、赤术、仙术。

【药物性味】

味辛、苦，性温。

（1）《本草衍义》：气味辛烈。

（2）《珍珠囊》：甘辛。

（3）《晶汇精要》：味苦甘，性温，无毒。

【药物归经】

归脾、胃经。

（1）《珍珠囊》：足阳明、太阴。

（2）《纲目》：入足太阴、阳明，手太阴、太阳之经。

（3）《本草新编》：入足阳明、太阳经。

（4）《本草再新》：入脾、肝二经。

【药物功效】 燥湿健脾，祛风散寒，明目。

【文献论述】

（1）《神农本草经》：主风寒湿痹，死肌痉疸。作煎饵久服，轻身延年不饥。

（2）《名医笔录》：主头痛，消痰水，逐皮间风水结肿，除心下急满及霍乱吐下不止，暖胃消谷嗜食。

（3）《本草纲目》：治湿痰留饮……脾湿下流，浊沥带下，滑泄肠风。

（4）《玉楸药解》：燥土利水，泄饮消痰，行瘀，开郁，去漏，化癖，除症，理吞酸去腐，辟山川瘴疠，回筋骨之痿软，清溲溺之混浊。

（5）《医学启源》：苍术，主治与白术同，若除上湿发汗，功最大，若补中焦除湿，力少。

（6）《仁斋直指方》：脾精不禁，小便漏浊淋不止，腰背酸痛，宜用苍术以敛脾精，精生于谷故也。

【临床应用】

1. 用于湿阻中焦、脾失健运 苍术苦温燥湿以祛湿浊，辛香健脾以和脾胃。用于湿阻中焦、脾失健运而致脘腹胀闷，呕恶食少，吐血乏力，舌苔白腻等症，最为适宜。常配厚朴、陈皮等药同用。

2. 用于风湿痹痛等 苍术辛散苦燥，长于祛湿，痹症湿胜者尤宜。可配薏苡仁、独活、木瓜等祛风湿药同用。

3. 用于风寒夹湿表证 本品辛香燥烈，能开肌腠而发汗，祛肌表之风寒表邪，又因其长于胜湿，故以风寒表证夹湿者最宜。

【国医经验】 刘尚义教授常用本品配川朴（《简要济众方》之平胃散）治疗湿滞脾胃证，症见：脘腹胀满，不思饮食，口淡无味，恶心呕吐，嗳气吞酸，肢体沉重，怠惰嗜卧，舌苔白腻而厚，脉缓。凡见苔白厚腻，刘尚义教授必用苍术、川朴。脾为太阴湿土，居中焦而主运化，其性喜燥恶湿，湿邪阻滞，则脾失健运，气机受阻，故见脘腹胀满，食少无味；胃失和降，上逆而为呕吐恶心，嗳气吞酸；湿为阴邪，其性重着黏腻，故肢体沉重、怠惰嗜卧；湿邪中阻，下注肠道则为泄泻。治当以燥湿健脾为主，兼以行气和胃，使气行湿化。刘尚义教授亦常用本品配黄柏（《丹溪心法》之二妙散），取本品燥湿、黄柏清热之义，治疗湿热下注之湿热痹痛、湿热带下、下部湿疮、湿疹等。

【跟师心得】 受刘尚义教授用药对的影响，在临床实践中见脾虚湿滞者，常苍术、白术同用，如“苍白术各10g”，取白术健脾之力强，苍术燥湿之功甚，治疗脾虚湿盛诸症，使用效果待观察、评估。

【国医按语】 苍术在表能发汗、除上湿，在里能和中、健脾，为散邪平胃之品。

【常用剂量】 10g。

【服用方法】 内服：煎汤，3～10g；或入丸、散服。

【使用注意】

阴虚内热，气虚多汗者忌服。

（1）《本草经集注》：防风、地榆为之使。

（2）《药性论》：忌桃、李、雀肉、菘菜、青鱼。

（3）《医学入门》：血虚怯弱及七情气闷者慎用。误服耗气血，燥津液，虚火动而痞闷愈甚。

（4）《本草正》：内热阴虚，表疏汗出者忌服。

四十七、藿　香

【品种来源】为唇形科植物广藿香 *Pogostemon cablin*（Blanco）Benth. 的干燥地上部分。又称广藿香、大叶薄荷等。

【药物性味】

味辛，性微温。

（1）《南方草木状》：味辛。

（2）《别录》：微温。

（3）《珍珠囊》：甘苦。

【药物归经】

归肺、脾、胃经。

（1）《汤液本草》：入手、足太阴经。

（2）《雷公炮制药性解》：入肺、脾、胃三经。

（3）《本草再新》：入心、肝、肺三经。

【药物功效】芳香化浊，发表解暑，开胃止呕。

【文献论述】

（1）《药品化义》：藿香，其气芳香，善行胃气，以此调中，治呕吐霍乱，以此快气，除秽恶痞闷。且香能和合五脏，若脾胃不和，用之助胃而进饮食，有醒脾开胃之功。辛能通利九窍，若岚瘴时疫用之，不使外邪内侵，有主持正气之力。凡诸气药，独此体轻性温，大能卫气，专养肺胃。但叶属阳，为发生之物，其性锐而香散，不宜多服。

（2）《本草正义》：藿香，清分微温，善理中州湿浊痰涎，为醒脾快胃，振动消阳妙品。《别录》治风水毒肿者，祛除湿浊，自能清理水道也。去恶气者，湿漫中宫之浊气业、霍乱心腹痛者，湿浊阻滞，伤及脾土清阳之气，则猝然撩乱，而吐泻绞痛，芳香能助中州清气，胜湿辟秽，故为暑湿时令要药。然性极和平，力量亦缓，止可以治霍乱轻症，而猝然大痛，吐泻并作，肢冷脉绝者，非大剂四逆中为功，断非此淡泊和平，所能独当大任。藿香芳香而不嫌其猛烈，温煦而不偏于燥热，能祛除阴霾湿邪，而助脾胃正气，为湿困脾阳，怠倦无力，饮食不甘，舌苔浊垢者最捷之药。亦辟秽恶，解时行疫气。盖病疫以气染人，无非湿浊秽腐之燙熬，感之者囱口鼻吸入，胃先受之，芳香得清气之正，而藿香气味和平，不嫌辛燥，故助脾胃而无流弊。但必以广产为佳，虽以气胜，而冲和可爱，今江浙间遍地产之，则味苦涩而气亦恶劣。石顽谓伐胃消食，且能耗气，而世俗以为能解暑气，瀹茶多次，未尽善也。仲醇谓阴虚火旺，胃弱欲呕及胃热作呕者弗用。按藿香虽不燥烈，然究是以气用事，惟舌有浊垢，而漾漾欲泛者最佳。若舌燥光滑，津液不布者，咸非所宜。凡芳香行气，醒脾胜湿诸芳草，皆有同情，不仅藿香、木香一类为然也。

（3）《别录》：疗风水毒肿，去恶气，疗霍乱、心痛。

（4）《本草图经》：治脾胃吐逆，为最要之药。

（5）《珍珠囊》：补卫气，益胃气，进饮食，又治吐逆霍乱。

（6）《汤液本草》：温中快气。肺虚有寒，上焦壅热，饮酒口臭，煎汤漱。

（7）《本草述》：散寒湿、暑湿、郁热、湿热。治外感寒邪，内伤饮食，或饮食伤冷湿滞，山风瘴气，不伏水土，寒热作疟等症。

【临床应用】

1. 用于湿阻中焦 本品气味芳香，为芳香化湿浊要药。又因其性微温，故多用于寒湿困脾所致的脘腹痞闷，少食作呕，神疲体倦等症，长与苍术、厚朴等同用。

2. 用于呕吐等症 因本品既能化湿，又能和中止呕。治湿浊中阻所致之呕吐，本品最为捷要。常与半夏、丁香等同用。

3. 用于暑湿或风温初起 苍术既能化湿，又可解暑，治暑月外感风寒，内伤生冷而致恶寒发热，头痛脘闷，呕恶吐泻暑湿证者，配紫苏、厚朴、半夏等同用。

【国医经验】本品气芳香而性微温，外能发表散寒，内能化湿祛浊，具有辛散而不峻烈，微温而不燥热之特点，所以刘尚义教授常用本品配苏叶（《和剂局方》之藿香正气散）治疗外感风寒、内伤湿滞而症见恶寒发热、头痛胸闷、呕恶吐泻者；本品气味芳香，为芳香化湿之要药，其性微温，可与川朴、苍术配伍（《和剂局方》之不换金正气散）治疗寒湿困脾所致的脘腹痞闷、少食作呕、神疲体倦等症；本品既芳香化湿醒脾，又和中除湿止呕，为治湿浊中阻之要药，单用有效，亦可随症配伍，如配法夏、丁香（《和剂局方》之藿香半夏汤）治寒湿困脾、胃失和降之呕吐。

【跟师心得】藿香与半夏，皆归脾胃经。藿香气味芳香，长于化湿醒脾，和胃止呕；半夏辛温燥烈，偏于燥湿和胃，降逆止呕。二者合用，一芳化，一温燥，有两调脾胃之功，并有较强的止呕之力。用于寒湿困中，脾胃不和之头目昏沉、胸脘痞闷、呕恶腹泻之症。

【国医按语】藿香气味芳香化湿辟秽而和脾胃，性味辛温，散表邪而除表证，兼能解除暑邪，为夏令要药，鲜者尤佳。又治鼻渊，颇有良效。而辛香而不过散，温熙而不燥烈，故为临床常用药也。紫苏与藿香皆有发表和中的作用，紫苏长于散寒解表，且能安胎、解鱼蟹毒；藿香长于化湿醒脾，且能解暑、治鼻渊。香薷与藿香皆为既能发表，又能解暑之药，而香薷散寒解表力佳，且能行水消肿；藿香则化湿醒脾力优，且能治鼻渊。

【常用剂量】5～10g。

【服用方法】内服：煎汤，6～10g；或入丸、散。外用：适量，煎水先；或研末搽。

【使用注意】

（1）《本草经疏》：阴虚火旺，胃弱欲呕及胃热作呕，中焦火盛热极，温病热病，阳明胃家邪实作呕作胀，法并禁用。

（2）《本经逢原》：其茎能耗气，用者审之。

四十八、厚　朴

【品种来源】为木兰科植物厚朴 *Magnolia officinalis* Rehd. et Wils. 凹叶厚朴 *Magnolia officinalis* Rehd. et Wils. var. *biloba* Rehd. et Wils. 的干皮、根皮及枝皮。又称川朴、油厚朴、姜厚朴、油朴等。

【药物性味】

味苦、辛，性温。

（1）《本经》：味苦，温。

（2）《别录》：大温，无毒。

（3）《药性论》：味苦辛，太热。

【药物归经】

归脾、胃、大肠经。

（1）《雷公炮制药性解》：入脾、胃二经。

（2）《本草经疏》：入足太阴、手足阳明经。

（3）《本草经解》：入足厥阴肝经、手少阴心经。

【药物功效】燥湿消痰，下气除满。

【文献论述】

（1）《汤液本草》：《本经》云厚朴治中风、伤寒头痛，温中益气，消痰下气，厚肠胃，去腹胀满。果泄气乎？果益气乎？若与枳实、大黄同用，则能泄实满，《本经》谓消痰下气者是也。若与橘皮、苍术同用，则能除湿满，《本经》谓温中益气者是也。与解利药同用，则治伤寒头痛。与治痢药同用，则厚肠胃。大抵苦温，用苦则泄，用温则补。

（2）《本草经疏》：厚朴，主中风、伤寒头痛、寒热，气血痹死肌者，盖以风寒外邪，伤于阳分，则为寒热头痛；风寒湿入腠理，则气血凝涩而成痹，甚则肌肉不仁，此药辛能散结，苦能燥湿，温热能祛风寒，故悉主之也。

（3）《本草汇言》：厚朴，宽中化滞，平胃气之药也，凡气滞于中，郁而不散，食积于胃，羁而不行，或湿郁积而不去，湿痰聚而不清，用厚朴之温可以燥湿，辛可以清痰，苦可以下气也。故前古主中风、伤寒头痛寒热，呕逆泻利，虫积痞积，或肺气胀满，痰涎喘嗽，或胃气壅滞，水谷不行，用此消食化痰，去湿散胀，平土、金二脏，以致于中和也。

（4）《本草经读》：厚朴，气味厚而主降，降则温而专于散，苦而专于泄，故所主皆为实症。中风有便溺阻隔症，伤寒有下之微喘症，有发汗后腹胀满症，大便鞕症，头痛有浊气上冲症，俱宜主以厚朴也。至于温能散寒，苦能泄热，能散能泄，则可以解气逆之惊悸。能散则气行，能泄则血行，故可以治气血痹及死肌也。宽胀下气，《经》无明文，仲景因其气味苦温而取用之，得《本经》言外之旨也。

（5）《医学衷中参西录》：厚朴，治胃气上逆，恶心呕哕，胃气郁结胀满疼痛，为温中下气之要药。为其性温味又兼辛，其力不但下行，又能上升外达，故《本经）谓其主中风善治小便因寒白浊。味之辛者，又能入肺以治外感咳逆；且能入肝，平肝之横恣，以愈胁下掀疼……兼入血分，甄权谓其破宿血，古方治月闭亦有单用之者。诸家多谓其误服能脱元气，独叶香岩谓多用则破气，少用则通阳，诚为确当之论。

【临床应用】

1. 治疗湿阻中焦，脘腹胀满等症 厚朴苦燥辛散，能燥湿，又下气除胀满，为消除胀满的要药。常与苍术、陈皮等同用。

2. 治疗食积气滞，腹胀便秘 苍术可下气宽中，消积导滞。常与大黄、枳实同用。若热结便秘，可配大黄、芒硝、枳实，以达峻下热结，消积导滞之效。

3. 治疗痰饮喘咳 苍术能燥湿消痰，下气平喘。痰饮阻肺，肺气不降，咳喘胸闷者。可与苏子、陈皮、半夏等同用。

【国医经验】本品辛能行气以消胀、苦温燥湿以除满、下气以导滞，为燥湿除满的常用药。刘尚义教授常用本品配苍术（《和剂局方》之平胃散）治疗脾胃诸滞：湿阻中焦、气滞腹胀、脘腹满闷、呕吐腹泻、腹痛食少等。本品味苦，能下气以平喘，配桂枝、杏仁（《伤寒论》之桂枝加厚朴杏子汤）治疗宿有喘病而复外感风寒者。

【跟师心得】厚朴与枳实的功用比较：均具有行气破积之功，治疗脾胃积滞，适当配伍寒热可用。厚朴辛、苦、温，长于温中燥湿除满、下气平喘，治疗寒湿积滞，胸腹胀满，又治喘病；而枳实苦寒，长于清热破气除痞，又能豁痰，治疗肠胃湿热积滞的便秘或泻痢，以及痰食停滞。

【国医按语】厚朴苦温，性燥味辛善散，能燥除脾家之湿浊，行散胸腹之气滞，无论有形、无形，凡属胀闷之症咸可用之，为燥湿行气、除满消胀之良药。复能下气平喘，以治痰湿咳喘之症，但内热津枯者忌用。苍术、厚朴苦辛而温，性均温燥，善治寒湿中阻之症，唯苍术燥性较烈，燥湿而健脾，且能祛风胜湿以治痹痛、发散以解表、明目而治夜盲之证；厚朴则燥湿以行气，除满消胀之力佳，且能下气平喘以治喘咳之疾。

【常用剂量】3～10g。

【服用方法】内服：煎汤，3～10g；或入丸、散。

【使用注意】

本品辛苦温燥，易耗气伤津，故气虚津亏者及孕妇慎用。

（1）《本草经集注》：干姜为之使。恶泽泻、寒水石、消石。

（2）《药性论》：忌豆，食之者动气。

（3）《品汇精要》：妊娠不可服。

四十九、豆　蔻

【品种来源】为姜科植物白豆蔻 *Amomum kravanh* Pierre ex Gagnep. 或爪哇白豆蔻 *Amomum compactum* Soland. ex Maton 的干燥成熟果实。又称白豆蔻、白蔻、蔻仁等。

【药物性味】

味辛，性温。

(1)《开宝本草》：味辛，大温，无毒。

(2)《医学启源》：气热，味大辛。

【药物归经】

归肺、脾经。

(1)《汤液本草》：入手太阴经。

(2)《雷公炮制药性解》：入肺、脾、胃三经。

(3)《本草再新》：入心、肝、脾三经。

【药物功效】化湿消痞，行气温中，开胃消食。

【文献论述】

(1)《本草经疏》：白豆蔻，主积冷气及伤冷吐逆，因寒反胃。暖能消物，故又主消谷；温能通行，故主下气。东垣用以散肺中滞气，宽膈进食，去白睛翳膜，散滞之功也。

(2)《本草通玄》：白豆蔻，其功全在芳香之气，一经火炒，便减功力；即入汤液，但当研细，待诸药煎好，乘沸点服尤妙。

(3)《玉楸药解》：白豆蔻，清降肺胃，最驱膈上郁浊，极疗恶心呕哕。嚼之辛凉，清肃肺腑，郁烦应时开爽。古方谓其大热，甚不然也。

(4)《医林纂要》：白豆蔻，辛热，温养命火，达中州而上浮膻中，泻肺散寒润澡。燥，清冷也……辛润能泻清燥之邪，故主治寒疟，破滞解酒，止吐逆，和膻中，兼能温脾胃，化食，去冷积。

(5)《本草求真》：白豆蔻，本与缩砂密一类，气味既同，功亦莫别，然此另有一种清爽妙气，上入肺经气分，而为肺家散气要药；其辛温香窜，流行三焦，温暖脾胃，而使寒湿膨胀、虚疟、吐逆、反胃、腹痛、并翳膜、目眦红筋等症悉除，不似缩砂密辛温香窜兼苦，功专和胃、醒脾、调中，而于肺、肾他部则止兼而及之也。

(6)《本草求原》：按白豆蔻能和寒热之气，故升阳剂中，降收剂中，与寒热互用之剂，皆可用之。佐入血药又能通润二肠，使气行血自润，不论血寒血热，俱可于寒热方中少佐之，以行其升降。故海藏谓其理脾胃元气，补肺气，收脱气。

【临床应用】

1. 治疗湿阻中焦及脾胃气滞证　豆蔻可化湿行气，常与藿香、陈皮同用；脾虚湿阻气滞之胸腹虚胀，食少无力者，常与黄芪、白术、人参等同用。

2. 治疗呕吐　豆蔻能行气宽中，温胃止呕，尤以胃寒湿阻气滞呕吐最为适宜。可单用为末服，或配藿香、半夏等药同用。

【国医经验】本品气香性温，善化湿浊，行滞气，暖脾胃。与藿香、砂仁同用治湿阻中焦；与木香、丁香同用治脾胃气滞、宿食不化；与干姜、小茴、川朴、苍术同用治寒湿偏盛、气机不畅之腹满胀痛；与杏仁、苡仁同用治湿温初起、湿邪偏重之胸闷不饥；与藿香、法夏同用治胃寒湿阻气滞之呕吐等。

【跟师心得】蔻仁与砂仁功用比较：均具有温中行气、化湿开胃之功效，同治脾虚脘胀食少。而蔻仁芳香化湿、温胃止呕力强，善治湿温苔腻及呕吐；砂仁长于温脾止泻，善治脾虚泄泻及妊娠恶阻。

【国医按语】白豆蔻辛温而不热，芳香而气清，入肺经宣滞宽胸，入脾胃化湿行气，温中而能止呕，为中上二焦寒湿气滞之要药。砂仁与白豆蔻，性味相同，皆入脾胃，均有化湿醒脾、行气宽中作用，唯砂仁芳香而气浊，能温中止泻，且入肾经，适用于中下二寒湿气滞，尚有安胎作用；白豆蔻芳香而气清，能温中止呕，且入肺经，适用于中上二焦寒湿气滞之症。

【常用剂量】 3～6g。

【服用方法】 内服：煎汤，3～6g，后下；或入丸、散。

【使用注意】

阴虚血燥而无寒湿者忌服。

（1）《本草经疏》：凡火升作呕，因热腹痛，法咸忌之。

（2）《本草汇言》：凡喘嗽呕吐，不因于寒而因于火者；疟疾不由于瘴邪，而因于阴阳两虚者；目中赤脉白翳，不因于暴病寒风，而因于久眼血虚血热者，皆不可犯。

（3）《本草备要》：肺胃火盛及气虚者禁用。

（4）《本经逢原》：忌见火。

五十、草 豆 蔻

【品种来源】 为姜科植物草豆蔻 *Alpinia katsumadai* Hayata 的干燥近成熟种子。又称草蔻仁。

【药物性味】

味辛，性温。

（1）《别录》：味辛，温，无毒。

（2）《千金食治》：味辛，温，涩，无毒。

（3）《医学启源》：气热，味大辛。

【药物归经】

归脾、胃经。

（1）《汤液本草》：入足太阴、阳明经。

（2）《本草再新》：入心、脾、肺三经。

【药物功效】 燥湿行气，温胃止呕。

【文献论述】

（1）朱震亨：草豆蔻，性温，能散滞气，消膈上痰。若明知身受寒邪，日食寒物，胃脘作疼，方可温散，用之如鼓应桴。或湿痰郁结成病者，亦效。若热郁者不可用，恐积温成热也，必用栀子之剂。

（2）《纲目》：豆蔻治病，取其辛热浮散，能入太阴、阳明，除寒燥湿，开郁化食之力而已。南地卑下，山岚烟瘴，饮啖酸咸，脾胃常多寒湿郁滞之病，故食料必用，与之相宜。然过多亦能助脾热，伤肺损目。

（3）《本草经疏》：豆蔻，辛能破滞，香能入脾，温热能祛寒燥湿，故主温中及寒客中焦、心腹痛、中寒呕吐也。脾开窍于口，脾家有积滞，则瘀而为热，故发口臭，醒脾导滞，则口气不臭矣。辛散温行，故下气。寒客中焦，饮食不消，气因闭滞则霍乱。又散一切冷气、消酒毒者，亦燥湿破滞、行气健脾开胃之功也。产闽之建宁者，气芳烈，类白豆蔻，善散冷气，疗胃脘痛，理中焦。产滇、贵、南粤者，气猛而浊，俗呼草果者是也，善破瘴疠，消谷食，及一切宿食停滞作胀闷及痛。

（4）《本草求真》：草豆蔻，辛热香散，功与肉蔻相似，但此辛热燥湿除寒，性兼有涩，不似肉蔻涩性居多，能止大肠滑脱不休也。又功与草果相同，但此止逐风寒客在胃口之上，症见当心疼痛，不似草果辛热浮散，专治瘴疠寒疟也。故凡湿郁成病，而见胃脘作疼，服之最为有效。若使郁热内成，及阴虚血燥者，服之为大忌耳。

【临床应用】

1. 治疗寒湿中阻证　草豆蔻芳香温燥，长于燥湿化浊，温中散寒，行气消胀。脾胃寒湿偏重，气机不畅者宜之。常与干姜、厚朴、陈皮等温中行气之品同用。

2. 治疗寒湿呕吐证　草豆蔻可温中散寒，降逆止呕。常与肉桂、高良姜、陈皮、等温中止呕之品同用。

3. 治疗腹痛泻痢　本品温燥之性，温脾燥湿，以除中焦之寒而止泻痢。用于寒湿内盛，清浊不分而腹痛泻痢者。与苍术、厚朴、木香同用。

【国医经验】用于治疗寒湿气滞之胃脘疼痛，呕吐泄泻等，以痞满食滞、痰饮积聚等。

【跟师心得】草豆蔻味辛性温，主归脾、胃二经，具有芳香燥湿化浊、温中散寒止呕的功效。常用于治疗寒湿阻滞脾胃导致的腹胀、呕吐等症。本品能温脾燥湿，故能治因脾胃寒湿而致的泻痢。临床上剂量不宜过大，且阴虚血燥者应当慎用。

【国医按语】古方书中称草豆蔻有截疟作用，能否杀灭疟疾虫未有定论，但截疟之寒热往来，用草豆蔻对症治疗是可行的。

【常用剂量】3～6g。

【服用方法】内服：煎汤，3～6g；或入丸、散，入散剂较佳，入汤宜后下。

【使用注意】

阴虚血少、津液不足、无寒湿者忌服。

（1）《本草经疏》：凡疟不由于瘴气；心痛胃脘痛由于火而不由于寒；湿热瘀滞，暑气外侵而成滞下赤白，里急后重，及泄泻暴注口渴，湿热侵脾，因作胀满，或小水不利，咸属暑气湿热，皆不当用。

（2）《本草备要》：忌铁。

（3）《本经逢原》：阴虚血燥者忌之。

五十一、茯　苓

【品种来源】为多孔菌科真菌茯苓 *Poria cocos*（Schw.）Wolf 的干燥菌核。多寄生于松科植物赤松或马尾松等树根上。又称白茯苓、云茯苓、云苓等。

【药物性味】

味甘、淡，性平。

（1）《本经》：味甘，平。

（2）《医学启源》：《主治秘诀》云，性温，味淡。

【药物归经】

归心、脾、肺经。

（1）《汤液本草》：入手太阴，足太阳、少阳经。

（2）《本草蒙筌》：入膀胱、肾、肺。

（3）《雷公炮制药性解》：入肺、脾、小肠三经。

（4）《本草经疏》：入手足少阴，手太阳，足太阴、阳明经。

【药物功效】利水渗湿，健脾宁心。

【文献论述】

（1）《本草衍义》：茯苓、茯神，行水之功多，益心脾不可阙也。

（2）《用药心法》：茯苓，淡能利窍，甘以助阳，除湿之圣药也。味甘平补阳，益脾逐水，生津导气。

（3）《汤液本草》：茯苓，伐肾邪，小便多能止之，小便涩能利之，与车前子相似，虽利小便而不走气。酒浸与光明朱砂同用，能秘真。

（4）《本草衍义补遗》：茯苓，仲景利小便多用之，此治暴新病之要药也，若阴虚者，恐未为宜。

（5）《本草正》：茯苓，能利窍去湿，利窍则开心益智，导浊生津；去湿则逐水燥脾，补中健胃；祛惊痫，厚肠藏，治痰之本，助药之降。以其味有微甘，故曰补阳。但补少利多，故多服最能损目，久弱极不相宜。若以人乳拌晒，乳粉既多，补阴亦妙。

（6）《药品化义》：白茯苓，味独甘淡，甘则能补，淡则能渗，甘淡属土，用补脾阴，土旺生金，兼益肺气。主治脾胃不和，泄泻腹胀，胸胁逆气，忧思烦满，胎气少安，魂魄惊跳，膈间痰气。盖甘补则脾脏受益，中气既和，则津液自生，口焦舌于烦渴亦解。又治下部湿热，淋沥水肿。便溺黄赤，腰脐不利，停蓄邪水。盖淡渗则膀胱得养，肾气既旺，则腰脐间血自利，津道流行，益肺于上源，补脾于中部，令脾肺之气从上顺下，通调水道，以输膀胱，故小便多而能止，涩而能利。

（7）《本草求真》：茯苓入四君，则佐参术以渗脾家之湿，入六味，则使泽泻以行肾邪之余，最为利水除湿要药。书曰健脾，即水去而脾自健之谓也……且水既去，则小便自开，安有癃闭之虑乎，水去则内湿已消，安有小便多见之谓乎。故水去则胸膈自宽而结痛烦满不作，水去则津液自生而口苦舌干悉去。

【临床应用】

1. 治疗水肿　茯苓味甘而淡，甘则能补，淡则能渗，药性平和，既可祛邪，又可扶正，利水而不伤正气，实为利水消肿之要药。可用治寒热虚实各种水肿。水湿内停所致之水肿、小便不利，常配泽泻、猪苓、白术、桂枝同用。脾肾阳虚水肿，配附子、生姜同用。水热互结，阴虚小便不利，与滑石、阿胶、泽泻同用。

2. 治疗眩晕心悸　茯苓善渗泄水湿，使湿无所聚，痰无所生，可治痰饮之目眩心悸，配以桂枝、甘草同用。

3. 治疗泄泻　茯苓能健脾渗湿而止泻，尤于脾虚渗湿泄泻，可与山药、白术、薏苡仁同用。

4. 治疗心悸、失眠等症　茯苓益心脾而宁心安神，常用治心脾两虚，气血不足之心悸、失眠、健忘，常与黄芪、当归、远志同用。

【国医经验】本品甘淡性平，甘能健脾补中，以增强运化水湿的功能，淡能渗湿利水，使水湿从小便排出。茯苓性质缓和，具有补而不助邪，利而不伤正的特点，不论寒热虚实证均可应用。刘尚义教授常用本品配猪苓、泽泻（《伤寒论》之五苓散）治水湿停滞、小便不利、水肿等；配大腹皮、桑白皮（《中藏经》之五皮饮）治小便不利、头面肢体水肿；配桂枝、法夏（《伤寒论》之苓桂术甘汤）治痰饮；配白术、苡仁（《和剂局方》之参苓白术散）治脾虚泄泻等。

【跟师心得】以上所言为一般常用之白茯苓此外尚有多种茯苓。茯苓皮：茯苓菌核的外皮，善利水消肿，治疗以水湿停留肌肤者较为适宜，中医学取象比类原理认为，茯苓皮善消皮肤之水湿。赤茯苓：削去外皮后的淡红色部分，善渗湿利热，而无补益作用，用于治疗湿热证之小便不利。茯神：白茯苓中心抱有细松根者，宁心安神的作用较强，主治心悸失眠等。朱茯苓：朱茯苓系朱砂与茯苓按 2∶100 的比例相配而成，以使茯苓的镇静安神作用得到增强，常用于治疗惊悸、烦躁、失眠等证。临床实践中刘尚义教授用朱茯苓配磁石、神曲，即《备急千金要方》之磁朱丸（又名神曲丸）是也。原方磁石、神曲、光明砂共末之炼蜜为丸，既遵循了原方，还发挥了茯苓的宁心安神之效，亦可作汤剂使用，主治心肾不交之耳鸣耳聋、心悸失眠、视物昏花。治疗癫痫，效果亦佳。

【国医按语】茯苓淡而能渗，甘而能补，能泻能补，两得其宜之药也。利水湿以治水肿小便不利，化痰饮以治咳嗽、痰湿入络之症，健脾胃而能止泻止带，宁心神治惊悸失眠。药性平和，无伤正气之弊，以其既能扶正，又能祛邪，故脾虚湿盛，正虚邪实之证尤为适宜。

【常用剂量】10g。

【服用方法】内服：煎汤，10～15g；或入丸散。宁心安神用朱砂拌。

【使用注意】阴虚而无湿热者、虚寒滑精者、气虚下陷者慎服。

五十二、薏　苡　仁

【品种来源】为禾本科植物薏苡 *Coix lacryma-jobi* L. var. *ma-yuen*（Roman.）Stapf 的干燥成熟种仁。又称苡仁、炒苡仁。

【药物性味】

味甘、淡，性凉。

（1）《本经》：味甘，微寒。

（2）《别录》：无毒。

（3）《食疗本草》：性平。

（4）《本草正》：味甘淡，气微凉。

【药物归经】

归脾、肺、肾经。

（1）《纲目》：阳明。

（2）《雷公炮制药性解》：入肺、脾、肝、胃、大肠。

（3）《本草新编》：入脾、肾二经。

【药物功效】健脾渗湿，除痹止泻，清热排脓。

【文献论述】

（1）《本草衍义》：薏苡仁，《本经》云，微寒，主筋急拘挛。拘挛有两等：《素问》注中，大筋受热，则缩而短，缩短故挛急不伸，此是因热而拘挛也，故可用薏苡仁；若《素问》言因寒即筋急者，不可更用此也。凡用之，须倍于他药。此物力势和缓，须倍加用即见效。盖受寒即能使人筋急，受热故使人筋挛，若但热而不曾受寒，亦能使人筋缓，受湿则又引长无力。

（2）《本草经疏》：薏苡仁，性燥能除湿，味甘能入脾补脾，兼淡能渗泄，故主筋急拘挛不可屈伸及风湿痹，除筋骨邪气不仁，利肠胃，消水肿，令人能食。总之，湿邪去则脾胃安，脾胃安则中焦治，中焦治则能荣养乎四肢，而通利乎血脉也。甘以益脾，燥以除湿，脾实则肿消，脾强则能食，如是，则已上诸疾不求其愈而自愈矣。

（3）《本草正》：薏苡仁，味甘淡，气微凉，性微降而渗，故能去湿利水，以其去湿，故能利关节，除脚气，治痿弱拘挛湿痹，消水肿疼痛，利小便热淋，亦杀蛔虫。以其微降，故亦治咳嗽唾脓，利隔开胃，以其性凉，故能清热，止烦渴、上气。但其功力甚缓，用为佐使宜倍。

（4）《药品化义》：薏米，味甘气和，清中浊品，能健脾阴，大益肠胃。主治脾虚泄泻，致成水肿，风湿筋缓，致成手足无力，不能屈伸。盖因湿胜则气败，土胜则气复，肿自消而力自生。取其入肺，滋养化源，用治上焦消渴，肺痈肠痈。又取其味厚沉下，培植下部，用治脚气肿痛，肠红崩漏。若咳血久而食少者，假以气和力缓，倍用无不效。

（5）《本草述》：薏苡仁，除湿而不如二术助燥，清热而不如芩、连辈损阴，益气而不如参、术辈犹滋湿热，诚为益中气要药。然其味淡，其力缓，如不合群以济，厚集以投，冀其奏的然之效也能乎哉？

【临床应用】

1. 治疗水肿，小便不利，脚气等证　薏苡仁淡渗甘补，既利水消肿，又健脾补中。常用于脾虚湿盛之水肿腹胀，小便不利，多与茯苓、白术、黄芪同用。治水肿喘急，与郁李仁汁煮饭服食。治脚气浮肿，与防己、木瓜、苍术同用。

2. 治疗泄泻　本品能渗湿除脾湿，健脾止泻，尤宜治脾虚渗湿之泄泻，常与人参、茯苓、白术同用。

3. 治疗湿痹拘挛　薏苡仁能渗湿除痹，舒经脉，缓和拘挛。常用治湿痹而筋脉挛急疼痛者，与独活、防风、苍术同用。

4. 治疗肺痈，肠痈等　本品清肺肠之热，排脓消痈。治疗肺痈胸痛，咳吐浓痰，常与苇茎、冬瓜仁、桃仁同用。

【国医经验】主治脾虚腹泻，肌肉酸重，关节疼痛，水肿脚气，白带过多，肺痈肠痈等。

【跟师心得】刘尚义教授常用本品配黄芪、百合治疗癌症病人或手术、或放疗、或化疗后，正气亏损、气阴两伤而夹痰湿阻滞者，取“薏仁最善利水，不至损耗真阴之气”（清代陈士铎著《本草新编》）之义，充分发挥了薏苡仁的功效。另据现代研究报道，薏苡仁具有较好的抗癌作用。

【国医按语】薏苡仁，甘淡微寒，入肺脾肾经，渗湿、健脾是其两大功能。利水渗湿以治小便不利，除湿利痹以治湿滞痹痛，且能健脾止泻，又有排脓消痈之效，性属平和，渗而不峻，补而不腻。乃清补淡渗之品，唯药力和缓，且质地较重，故用量须倍于他药。茯苓与薏苡仁，均为甘淡平和之药，渗湿健脾之品，唯茯苓兼入心经，具有宁心安神作用，又可用于化除痰饮；薏苡仁则具排脓消痈之效，又为治湿痹常用之药也。

【常用剂量】10～30g。

【服用方法】内服：煎汤，10～30g；或入丸、散，浸酒，煮粥，作羹。

【使用注意】

脾约便难及孕妇慎服。

（1）《本草经疏》：凡病大便燥，小水短少，因寒转筋，脾虚无湿者忌之。妊娠禁用。

（2）《本草通玄》：下利虚而下陷者，非其宜也。

五十三、冬 瓜 仁

【品种来源】为葫芦科植物冬瓜 *Benincasa hispida*（Thunb.）Cogn. 的干燥成熟种子，又称白瓜子、瓜子、东犀等。

【药物性味】

味甘，性凉。

（1）《本经》：味甘，平。

（2）《别录》：寒，无毒。

（3）《陆川本草》：甘，凉。

【药物归经】归肺、大肠经。《得配本草》：入足厥阴经。

【药物功效】清热利水，消痈排脓。

【文献论述】

（1）《本经》：益气。

（2）《别录》：主烦满不乐。

（3）《食经》：利水道，去淡水。

（4）《纲目》：治肠痈。

（5）《本草经疏》：能开胃醒脾。

（6）《本草述》：主治心经蕴热，小水淋痛，并鼻面酒渣如麻豆，疼痛，黄水出。

（7）《本草从新》：补肝明目。

（8）《本草述钩元》：主腹内结聚，破溃脓血，凡肠胃内壅，最为要药。

（9）陈念祖：能润肺化痰，兼益胃气。

【临床应用】

1. 治疗肺热咳嗽 本品入肺经，能清肺化痰止咳。治疗肺热咳嗽痰多，多与瓜蒌、浙贝母、枇杷叶等清肺化痰药同用。

2. 治疗肺痈，肠痈等 本品清肺肠之热，排脓消痈。治疗肺痈胸痛，咳吐浓痰，常与苇茎、冬瓜仁、桃仁同用。

3. 治疗带下，白浊 本品能清热利湿，故用于治疗湿热下注之带下白浊。

【国医经验】用本品配苇茎（芦根）、薏仁、桃仁等（《千金药方》之苇茎汤）治疗痰热互结、热毒壅肺而症见胸痛咳嗽、口吐腥浓痰等；用本品配生大黄、牡丹皮等（《金匮要略》之大黄牡丹汤）治疗湿热郁蒸、气血凝聚、脉络不通之腹部疼痛、肿块拒按等。

【跟师心得】刘尚义教授用本品治疗各种原因引起的胸水，效果甚好。

【国医按语】冬瓜仁清肺、开壅滞、利小便，为下胸水之要药。

【常用剂量】10～15g。

【服用方法】内服：煎汤，10～15g；或研末服。外用：适量，研膏涂敷。

【使用注意】《别录》：久服寒中。

五十四、车　前　子

【品种来源】为车前科植物车前 *Plantago asiatica* L. 或平车前 *Plantago depressa* Willd. 的干燥成熟种子。又称蛤蟆衣子、前仁。

【药物性味】

味甘，性寒。

（1）《本经》：味甘，寒。

（2）《别录》：咸，无毒。

（3）《药性论》：甘，平。

（4）《药品化义》：味淡，性平。

【药物归经】

归肾、膀胱经。

（1）《本草蒙筌》：入膀胱。

（2）《雷公炮制药性解》：入肝、膀胱、小肠三经。

（3）《本草经疏》：入肾、肝、膀胱三经。

【药物功效】清热利尿，渗湿通淋，明目，祛痰。

【文献论述】

（1）《本经》：主气癃、止痛，利水道小便，除湿痹。

（2）《本草经集注》：主虚劳。

（3）《别录》：男子伤中，女子淋沥，不欲食。养肺强阴益精。明目疗赤痛。

（4）《药性论》：能去风毒，肝中风热，毒风冲眼目，赤痛障翳，脑痛泪出，去心胸烦热。

（5）《日华子本草》：通小便淋涩，壮阳。治脱精，心烦。下气。

（6）《医学启源》：主小便不通；导小肠中热。

（7）《滇南本草》：消上焦火热，止水泻。

（8）《纲目》：止暑湿泻痢。

（9）《雷公炮制药性解》：主淋沥癃闭，阴茎肿痛，湿疮，泄泻，赤白带浊，血闭难产。

（10）《科学的民间药草》：镇咳，祛痰，利尿。

（11）《雷公炮制药性解》：车前子，利水宜入足太阳，行血宜入足厥阴，然逐水之剂，多损于目，《本草》云明目者，以清肝热，如釜底抽薪，非因泄水之功也。

（12）《本草经疏》：车前子，其主气癃、止痛，通肾气也。小便利则湿去，湿去则痹除。伤中者必内起烦热，甘寒而润下，则烦热解，故主伤中。女子淋漓不欲食，是脾肾交病也，湿去则脾健而思食，气通则淋漓自止，水利则无胃家湿热之气上熏，而肺得所养矣。男女阴中俱有二窍，一窍通精，一窍通水。二窍不并开，故水窍常开，则小便利而湿热外泄，不致鼓动真阳之火，则精窍常闭而无漏泄，久久则真火宁谧，而精用益固，精固则阴强，精盛则生子。肾气固即是水脏足，故明目及疗赤痛。肝肾膀胱三经之要药也。

（13）《本草汇言》：车前子，行肝疏肾，畅郁和阳，同补肾药用，令强阴有子；同和肝药用，治目赤目昏；同清热药用，止痢疾火郁；同舒筋药用，能利湿行气，健运足膝，有速应之验也。设情动过节，膀胱虚，气艰于化而津不行、溺不出者，单用车前疏泄，闭愈甚矣，必加参、苓、甘、麦，养气节欲，则津自行，溺乃出也。

（14）《药品化义》：车前子，子主下降，味淡入脾，渗热下行，主治痰泻、热泻，胸膈烦热，周身湿痹，盖水道利则清浊分，脾斯健矣。取其味淡性滑，滑可去暑，淡能渗热，用入肝经，又治暴赤眼痛，泪出脑疼，翳癃障目及尿管涩痛，遗精溺血，癃闭淋沥，下疳便毒，女人阴癃作痛、或发肿痒，凡此俱属肝热，导热下行，则浊自清矣。

（15）《医林纂要》：车前子，功用似泽泻，但彼专去肾之邪水，此则兼去脾之积湿；彼用根，专下部，此用子，兼润心肾。又甘能补，故古人谓其强阴益精。

【临床应用】

1. 治疗淋证，水肿　车前子甘寒而利，善通利水道，清膀胱热结。治疗湿热下注于膀胱而致小便淋漓涩痛者，常与木通、滑石、瞿麦等清热利湿药同用。

2. 治疗泄泻　本品能利水湿，分清浊而止泻，即利小便以实大便，尤宜于小便不利之水泻；脾虚渗湿泄泻，配白术；久病肾虚，腰重脚肿，配牛膝、熟地黄、猪苓等同用。

3. 治疗目赤肿痛，目暗昏花，翳障等　车前子善清肝热而明目，故治目赤涩痛，多与菊花、决明子等同用。

4. 治疗肺热咳嗽　本品入肺经，能清肺化痰止咳。治疗肺热咳嗽痰多，多与瓜蒌、浙贝母、枇杷叶等清肺化痰药同用。

【国医经验】本品能清热利尿通淋，刘尚义教授常用之配瞿麦、萹蓄等治热结膀胱所致的小便不利、淋沥涩痛等证；“诸子皆降”，刘尚义教授常用本品配杏仁、桔梗治肺气上逆之痰热咳嗽等证；还用之配龙胆草、决明子等治肝经风热所致之目赤肿痛等。

【跟师心得】车前草：为车前的全草，晒干生用，与车前子作用相似，能利尿祛湿、止咳化痰，治小便不利、热淋、泄泻（利小便以实大便）、咳嗽、痰多等。车前子、猪苓、泽泻的功用比较：均能利尿渗湿，同治小便不利、水肿热淋、湿热泄泻等。而车前子又能止咳祛痰，治肺热咳嗽痰多；猪苓又能清热利湿，治湿热下注之白带过多等；泽泻能泻相火，治疗阴虚相火妄动之遗精等。

【国医按语】 车前子主要是利水通淋，淋乃小便时有湿热，证见尿急、尿频。车前子利水不伤阴，古谓“车前子利水而补阴之不足”，养阴清热、消肿利尿是其所长。

【常用剂量】 5～15g。

【服用方法】 内服：煎汤，5～15g，包煎；或入丸、散。外用：适量，水煎洗或研末调敷。

【使用注意】

凡内伤劳倦、阳气下陷、肾虚精滑及内无湿热者慎服。

（1）《日华子本草》：常山为使。

（2）《本草经疏》：内伤劳倦、阳气下陷之病，皆不当用，肾气虚脱者，忌与淡渗药同用。

（3）《本草汇言》：肾虚寒者尤宜忌之。

五十五、冬　葵　子

【品种来源】 为锦葵科植物冬葵 *Malva verticillata* L. 的干燥成熟果实。又称冬葵果、葵菜子等。

【药物性味】

味甘，性寒。

（1）《药性论》：滑，平。

（2）《本草再新》：味甘苦，性微寒，无毒。

（3）《别录》：无毒。

【药物归经】

归大小肠、膀胱经。

（1）《雷公炮制药性解》：入小肠、膀胱二经。

（2）《得配本草》：入足太阴经气分。

（3）《本草求真》：入胃、大小肠。

【药物功效】 清热利湿，下乳消肿。

【文献论述】

（1）《食疗本草》：治难产，若生未得者，冬葵子一合，捣破，以水二升，煮取一升；已下，只可半升，去滓，顿服之。

（2）《本草衍义》：患痈疖毒热内攻，未出脓者，水吞三、五枚，遂作窍，脓出。

（3）《本草崇原集说》：葵性寒滑，似非孕妇所直，何以《金匮》治妊娠水气，用葵子茯苓散。修园曰，有病则病当之也。《千金》以参、术等味驾驭其间，愈觉平妥。

（4）《本草纲目》：葵，气味俱薄，淡滑为阳，故能利窍通乳，消肿滑胎也，其根叶与子，功用相同。通大便，消水气，滑胎，治痢。

（5）《肘后方》：治卒关格，大小便不通，支满欲死：葵子二升，水四升，煮取一升，顿服。内猪脂如鸡子一丸则弥佳。

（6）《圣惠方》：治大便不通十日至一月者，葵子末入乳汁等分，和服。

（7）《妇人良方》：治乳妇气脉壅塞，乳汁不行，及经络凝滞，奶房胀痛，留蓄作痈毒，葵菜子（炒香）、缩砂仁等分。为末，热酒服二钱。

（8）《金匮要略》：妊娠有水气，身重，小便不利，洒淅恶寒，起即头眩，葵子一斤，茯苓三两。上二味，杵为散，饮服方寸匕，日三服，小便利则愈。

【临床应用】

1. 用于淋病水肿 冬葵子可用治湿热淋病，小便不利，尿频，尿急，尿痛等证，类似于急性膀胱炎、急性尿道炎、急性肾盂肾炎等。常配伍茯苓、泽泻、滑石等利尿通淋药，如《冬葵子汤》。也用治石淋，类似于泌尿系统结石，常配伍滑石、郁金、地龙、海金沙、白火硝、琥珀等通淋排石药，如《冬葵子丸》。此外，也可用治水肿小便不利，多配伍茯苓、白术、车前子等，如《冬葵茯苓散》。

2. 用于乳汁不行 产后乳汁不行，乳房作胀、将成乳痈者。常配伍砂仁、陈皮、白芷、穿山甲、王不留行等，如《冬葵子散》。此外，古方单用治疗胎死腹中，配伍牛膝治疗产后胞衣不下，类似于胎盘滞留。

3. 用于关格不通 关格不通，腹胀满欲死者，类似于机械性肠梗阻，《肘后备急方》单用治便闭，配猪膏治关格。也入复方中用。

4. 用于便秘 冬葵子质润滑利，润肠而通便。用于肠燥便秘证，可与郁李仁、杏仁、桃仁等同用。

5. 用于腰腿痛 用自配药酒送服渗透药物的野冬葵子细末，每次 10～18g，每日 2 次，7 天为 1 疗程，对急慢性腰腿痛总有效率为 97.5%。

【国医经验】刘尚义教授常用此品治疗肾病之水肿等症，并与大黄同用，取其通利之性，以达利水消肿之效。临床处方常见“冬葵果 20g”之字样。对于一些淋证，例如石淋、血淋，刘老常常配伍金钱草以奏利尿排石通淋之功。

【跟师心得】冬葵子、通草、木通的功效比较：同具有利水通乳之功，治小便不利、水肿热淋、乳汁不通等。而冬葵子可用于乳痈初起；通草用于治湿温；木通降心火，治口舌生疮，活血，治血瘀经闭。刘尚义教授说他早年常用木通，现已很少使用，原因是：“木通，逐水气，利小便，亦佐使之药，不可不用而又不可多用，多用则泄人元气。”（清代陈士铎著《本草新编》）。现代研究也表明，木通有损坏肾脏并增加蛋白滤过率等毒副作用。

【国医按语】在脾肾阴虚证中出现水肿，多用冬葵子，取其利水消肿、活血之效。临床上用于肾系疾病，例如：多囊肾、肾衰竭、急慢性肾炎、肾结石等病，常有良效。

【常用剂量】6～15g。

【服用方法】内服：煎汤，6～15g；或入散剂。

【使用注意】

脾虚肠滑者忌服，孕妇慎服。

（1）《本草经集注》：黄芩为之使。

（2）《得配本草》：气虚下陷，脾虚肠滑，二者禁用。

参考文献

刘桂花，李建国. 2004. 冬葵子治疗腰腿痛 1221 例. 陕西中医杂志，23（12）：1070-1070

五十六、萆　　薢

【品种来源】 薯蓣科植物绵萆薢 *Dioscorea septemloba* Thunbt 和薯蓣科植物粉背薯蓣 *Dioscorea hypoglauca Palibin* 的干燥根茎。秋、冬二季采挖，除去须根，洗净，切片，晒干。别名百枝、竹木、赤节、粉萆薢、金刚、硬饭团、山田薯、土薯蓣、麻甲头。

【药物性味】

味苦，性平。

(1)《神农本草经》：苦，平。

(2)《别录》：甘，无毒。

(3)《滇南本草》：性微温，味微酸。

【药物归经】

归肝、胃、膀胱经。

(1)《滇南本草》：入肝、脾、膀胱经。

(2)《本草纲目》：入足阳明、厥阴经。

(3)《雷公炮制药性解》：入脾、肾、膀胱三经。

【药物功效】 利湿去浊，祛风除湿。

【文献论述】

(1)《本草通玄》：萆薢，胃与肝药也。搜风去湿，补肾强筋，主白浊茎中痛，阴痿失溺，恶疮。入肝搜风，故能理风与筋之病。入胃祛湿，故能理浊与疮之病。古人或称其摄溺之功，或称其逐水之效，何两说相悬耶？不知闭蛰封藏之本在肾，气强旺则收摄，而妄水亦无容藏之地，且善清胃家湿热，故能去浊分清也。杨氏萆薢分清饮，正合此意。

(2)《万全护命方》：凡人小便频数不计度数。便茎内痛不可忍者。此疾必先大腑秘热不通，水液只就小肠，大腑愈加乾竭，甚则浑身热，心躁思凉水，如此即重症也。此疾本因贪酒色，积有热毒，腐物瘀血之类，随虚水入于小肠，故便时作痛也。不饮酒者，必平生过食辛热荤腻之物，又因色伤而然，此乃小便频数而痛，与淋证涩而痛者不同也。宜用萆薢一两，水浸少时，以盐半两同炒，去盐为末，每服二钱，用水一盏，煎八分，和滓服之，使水道转入大肠，仍以葱汤频洗谷道，令气得通，则小便数及痛自减也。

(3)《药品化义》：萆薢，性味淡薄，长于渗湿，带苦亦能降下，主治风寒湿痹，男子白浊，茎中作痛，女人白带，病由胃中浊气下流所致，以此入胃驱湿，其症自愈。又治疮痒恶厉，湿郁肌腠，营卫不得宣行，致筋脉拘挛，手足不便，以此渗脾湿，能令血脉调和也。

(4)《本草正义》：萆薢，性能流通脉络而科筋骨，入药用根，则沉坠下降，故主治下焦。虽微苦能泄，而质轻气清，色味皆淡，则清热理湿，多入气分，少入血分。

(5)《本草纲目》：萆薢，足阳明、厥阴经药也。厥阴主筋属风，阳明主肉属湿，萆薢之功，长于去风湿，所以能治缓弱顽痹、遗浊、恶疮诸病之属风湿者。

(6)《医学衷中参西录》：味淡，性温。为其味淡而温，故能直趋膀胱温补下焦气化，治小儿夜睡遗尿，或大人小便频数，致大便干燥。其温补之性，兼能涩精秘气，患淋证者禁用。

（7）《本草经解》：萆薢气平，秉天秋降之金气，入手太阴肺经；味苦无毒，得地南方之火味，入手少阴心经。气味俱降，阴也。太阳寒水经，挟脊抵腰中，太阳有湿，则阳气不布，腰脊强而痛矣。太阳经行身表，附皮毛而为外卫者也，皮毛者，肺之合，萆薢气平入肺，味苦燥湿，肺之皮毛理，而太阳之湿亦逐，所以主腰脊强痛也。骨节者，节犍之处也，亦属太阳经，湿流孔窍，故风寒湿合而成痹，则周身麻木而骨节更甚也，其主之者，萆薢入肺，肺通调水道，下输膀胱，可以去大肠之湿而理痹也。恶疮热气，皆属心火，萆薢味苦清心，心火退则恶疮愈，而热气解矣。

【临床应用】

1. 治疗乳糜尿　用萆薢苍龙汤治疗乳糜尿 34 例，方药组成：萆薢 20g，苍术 20g，地龙 15g，龙骨 30g，滑石 20g，菖蒲 10g，苦参 24g，升麻 10g 等。气虚加党参、黄芪；湿盛加瞿麦、车前子；湿热重加盐黄柏、盐知母；阳虚加附子、肉桂；阴虚加熟地、山萸肉；有血尿加丹皮、白茅根，治疗效果优良。

2. 治疗细菌性前列腺炎　将 60 例慢性细菌性前列腺炎患者，随机分为治疗组 30 例，对照组 30 例。治疗组应用加味萆薢分清汤治疗，对照组使用常规抗生素治疗，发现加味萆薢分清汤可有效治疗慢性细菌性前列腺炎，并有较好的耐受性。

3. 治疗风湿性关节炎　将观察病例随机分为治疗组（60 例）和对照组（60 例），治疗组用中药萆薢化毒汤治疗，对照组用西药布洛芬治疗，发现运用萆薢化毒汤治疗风湿性关节炎疗效较好。

4. 治疗真元不足，下焦虚寒　小便白浊，频数无度，漩面如油，光彩不定，漩脚澄下，旋如膏糊；或小便频数，虽不白浊，亦能治疗：益智仁、川萆薢、石菖蒲、乌药各等分，为细末。每服三钱，水一盏半，入盐一捻，同煎至七分，温服，食前。

5. 治疗小肠气及腰痛　萆薢、杜仲（酥炒去丝）、葫芦巴（生脂麻炒）、破故纸（炒）、小茴香（盐水浸一宿）各一两，胡桃仁（汤去皮）二两。各为末，和丸如梧桐子大。每服三五十丸，空心盐酒送下，或盐汤亦可。

6. 治脚气肿痛，不能动履　不论寒热虚实，久病暴发皆可：萆薢五钱，黄柏、苍术、牛膝、木瓜、猪苓、泽泻、槟榔各两钱。水两大碗，煎一碗。每日食前服一剂。

【国医经验】刘尚义教授常用本品与六月雪相须为用，六月雪，苦、辛，凉，入肝、脾经，祛风利湿、清热解毒之力甚强，配伍常用剂量为 20g，小儿剂量减半，萆薢也常常用于治疗肾病，痹症，腰痛等病症。

【跟师心得】萆薢，足阳明、厥阴经药。厥阴主筋属风，阳明主肉属湿。萆薢之功长于去风湿，所以能治遗浊、恶疮；能除阳明之湿而固下焦，故能去浊分清，为治疗膏淋之要药。本品能祛风除湿、舒筋通络，常治腰膝痹痛、关节屈伸不利，因其性平，通过配伍可用于寒湿或湿热痹痛。

【国医按语】萆薢长于除湿，伍以六月雪清热除湿。慢性肾病，湿热贯穿在整个发病过程中，所以萆薢、六月雪常同用。痹症中的湿痹用之有效。

【常用剂量】10～15g。

【服用方法】内服：煎汤，10～15g，或入丸、散。

【使用注意】

（1）《本草经集注》：薏苡仁为之使。畏葵根、大黄、柴胡、牡蛎、前胡。

（2）《本草经疏》：下部无湿，阴虚火炽，以致溺有余沥，茎中痛，及肾虚腰痛，并不宜服。

（3）《本草备要》：忌茗、醋。

（4）《本经逢原》：阴虚精滑及元气下陷不能摄精，小便频数，大便引急者，误用病必转剧。

参考文献

陈秀菊 . 1994. 自拟萆薢苍龙汤治疗乳糜尿 34 例 . 山西中医，10（1）：29
彭仲祥 . 2015. 加味萆薢分清汤治疗慢性细菌性前列腺炎的临床研究 . 中医临床研究，7（17）：70-71
赵玉华 . 2006. 萆薢化毒汤治疗风湿性关节炎临床观察 . 中医药学刊，3（3）：527

五十七、地　肤　子

【品种来源】本品为藜科植物地肤 *Kochia scoparia*（L.）Schrad. 的干燥成熟果实。又名地葵、地麦、益明、落帚子、竹帚子、千头子、帚菜子、铁扫把子等。秋季果实成熟时采收植株，晒干，打下果实，除去杂质。

【药物性味】

味辛、苦，性寒。

（1）《神农本草经》：味苦，寒。

（2）《名医别录》：无毒。

（3）《本草纲目》：甘，寒。

【药物归经】

归膀胱、肾经。

（1）《要药分剂》：入肾、膀胱二经。

（2）卢复：入膀胱。

【药物功效】清热利湿，祛风止痒。

【文献论述】

（1）卢复：地肤之功，上治头而聪耳明目，下入膀胱而利水去疝，外去皮肤热气而令润泽。服之病去，必小水通长为外征也。

（2）《本草述》：地肤之味，始微甘而后纯苦，且其气寒，应属清热之剂。每见用之者或假酒力，或不须酒。愚谓清热则酒可不用，如用之起阴达阳，则宜以火酒浸一日夜，于饭上蒸透，晒干以去其寒性，乃为得之。

（3）《本草求原》：地肤子，清利膀胱邪热，补膀胱阴血，热去则小便利，中焦之阴气自受益，而耳目聪明矣。故有阴火而小便不禁，尿数或淋疝，客热丹毒并治，为末酒服治白带，同白蔹为丸治白浊。

（4）《本草正义》：地肤子，苦寒泄热，止有清导湿热，通泄小便之用。《本经》又谓其补中益精气，《别录》称其强阴者，乃湿热不扰而阴精自安之意，断不可拘泥字面，认为补益之品。

（5）《名医别录》：去皮肤中热气，散恶疮，疝瘕，强阴，使人润泽。

（6）《滇南本草》：利膀胱小便积热，洗皮肤之风，疗妇人诸经客热，清利胎热，湿热带下。

（7）《本草原始》：去皮肤中积热，除皮肤外湿痒。

【临床应用】

（1）治痈：地肤子、莱菔子各一两。文火煎水，趁热洗患处，每日二次，每次10～15分钟。（《中草药新医疗法资料选编》）

（2）治肢体疣目：地肤子、白矾等分。煎汤频洗。方中地肤子清热利湿。（《寿域神方》）

（3）妊娠患淋，小便数，去少，忽热痛酸索，手足疼烦：地肤子十二两，初以水四升，煎取二升半，分温三服。（《子母秘录》）

（4）治雀目：地肤子五两，决明子一升。上二味捣筛，米饮和丸。每食后，以饮服二十丸至三十丸。（《广济方》）

（5）治痔疾：地肤子不拘多少，新瓦上焙干，捣罗为散。每服三钱匕，用陈粟米饮调下，日三。（《圣济总录》）

（6）治跳跃举重，卒得阴颓：白术五分，地肤子十分，桂心三分。上三物，捣末。服一刀圭，日三。（《肘后方》）

（7）治阳虚气弱，小便不利：野台参四钱，威灵仙钱半，寸麦冬六钱（带心），地肤子一钱。煎服。（《医学衷中参西录》）

【国医经验】本品苦寒清热降泄，能清利湿热，通利水道，配瞿麦等可治膀胱湿热之小便不利，淋沥涩痛等。本品既清热除湿，又祛风止痒，为治疗皮肤病之常用药。刘尚义教授常用此品配白鲜皮，治疗湿热蕴结皮肤或风湿之邪所致的湿疹、湿疮，以及皮肤瘙痒等，若见血热血虚生风之候，还加地骨皮以清热息风从而止痒。

【跟师心得】刘老认为在内之膜如在外之肤，在外之肤如在内之膜，创造性地提出肤膜理论。运用地肤子等药物从膜论治疾病，用本品治疗膀胱癌也常收奇效。

【国医按语】地肤子为膜病理论中常用的药，如膀胱癌、咽喉痹痛、尿道热痛、皮肤病等皆可随症加入。

【常用剂量】6～15g。

【服用方法】内服：煎汤，6～15g；或入丸、散。外用：适量，煎水洗。

【使用注意】《本草备要》：恶螵蛸。

五十八、金　钱　草

【品种来源】本品为报春花科植物过路黄 *Lysimachia christinae* Hance 的干燥全草。别名神仙对坐草、地蜈蚣、蜈蚣草、铜钱草、遍地香、连钱草、野花生等。夏、秋二季采收，除去杂质，晒干。

【药物性味】

味辛、苦，性凉。

（1）《纲目拾遗》：味微甘，性微寒。

（2）《岭南采药录》：味涩，气香，性平。

（3）《现代实用中药》：苦，寒。

【药物归经】 归肝、胆、肾、膀胱经。《中华本草》：入肝、胆、肾、膀胱经。

【药物功效】 清热利湿，祛风止痒。

【文献论述】

（1）《本草正》：佛耳草味微酸，性温，大温肺气，止寒嗽，散痰气，散风寒寒热，亦止泄泻。铺艾卷作筒，用熏久嗽尤妙。

（2）《慈航活人书》：铜钱草，即遍地香。采叶捣烂，童便煎服，服后再饮好菜油二三碗令吐，如吐即不必服矣。再加生猪脑一个，同白粽子捣匀敷。

（3）《药镜》：佛耳草下痰作喘，能去肺胀，止哮发嗽，大救金寒，以之列入热部，岂以其气辛耶？

（4）《本草纲目拾遗》：一名遍地香，佛耳草。俗讹白耳草、乳香藤、九里香、半池莲、千年冷、遍地金钱。其叶对生，圆如钱，草叶形圆，二瓣对生，生郊野湿地。

（5）《滇南本草》：味酸。无毒。生山，滇中甚多。叶似虎掌草，花似栗花，软枝。三年生叶一台，分一椏，椏上生花。采服延年。

（6）《现代实用中药》：解热，镇咳，止渴，止血，利尿。治小儿痫热，疳病，瘰疬；研汁点暴赤眼；以盐揉贴肿毒并风癣。

【临床应用】

（1）治湿疹、脓疱疮、稻田皮炎，鲜连钱草、野菊花各半斤，加水煮沸，乘热反复擦洗患处（有脓疱者必须挑破脓疱），再用痱子粉或牙粉撒布溃破处，每天一次。如三次见效不显，可加木槿皮或叶半斤同煎洗。（《江苏省中草药新医疗法展览资料选编》）

（2）治黄疸、臌胀，连钱草七至八钱，白茅根、车前草各四至五钱，荷包草五钱。共煎服。（《浙江民间草药》）

（3）治伤风咳嗽，鲜连钱草五至八钱（干的三至五钱）（洗净），冰糖半两。酌加开水，炖一小时，日服二次。（《福建民间草药》）

（4）治白虎丹：鲜车前草、遍地香。洗净捣烂，少加白酒，绞取汁，鹅毛蘸搽患处。（《祝穆试效方》）

（5）治疟疾，疟发前用连钱草七叶为丸塞鼻中。（《质问本草》）

【国医经验】 本品性味凉，清热以清泄肝胆之热，甘淡渗湿以除湿利胆退黄。刘尚义教授常用本品配田基黄治疗湿热郁结肝胆诸症。现代研究表明：金钱草利胆作用可以降低胆汁黏度、促进胆汁流动，有利于结石从胆囊中被冲出，故不但可预防胆结石的形成，还可治肝胆经不和之各类急慢性肝炎。本品功善清热利水，通淋排石，为治疗石淋、热淋之要药。与海金沙、鸡内金等配伍以通淋排石，与瞿麦、车前子配伍以清热利尿。对恶疮、肿毒、虫蛇咬伤等证，可以鲜品捣汁内服，捣渣外敷。

【跟师心得】 民间有该草能“化石”，比“金钱”还贵之传说。又因此草的叶子为圆形，像似金钱，故谓“金钱草”。本品刘老常常用本品 20g 治疗肝胆系疾病，用以保肝利胆。

【国医按语】金钱草首载于《本草纲目拾遗》，原用于治疗疮疡一类疾病。以后民间用于治疗结石，现已成为治疗肝胆结石、尿路结石等疾病的主要中药。

【常用剂量】15～60g，鲜品加倍。

【服用方法】内服：煎汤，15～60g；或浸酒，捣汁。外用：捣敷或绞汁涂。

【使用注意】《福建民间草药》：凡阴疽诸毒，脾虚泄泻者，忌捣汁生服。

五十九、茵　陈

【品种来源】本品为菊科植物滨蒿 *Artemisia scoparia* Waldst. et Kit. 或茵陈蒿 *Artemisia capillaris* Thunb. 的干燥地上部分。春季幼苗高6～10cm时采收或秋季花蕾长成时采割，除去杂质及老茎，晒干。春季采收的习称“绵茵陈”，秋季采割的称“茵陈蒿”。

【药物性味】

味甘、苦，性微寒。

(1)《本经》：味苦，平。

(2)《别录》：微寒，无毒。

(3)《药性论》：味苦辛，有小毒。

(4)《珍珠囊》：苦甘。

【药物归经】

归大小肠、膀胱经。

(1) 张元素：入足太阳经。

(2)《本草经疏》：足阳明、太阴、太阳三经。

(3)《本草再新》：入肝、肾二经。

【药物功效】清利湿热，利胆退黄。

【文献论述】

(1)《本草经疏》：茵陈，其主风湿寒热，邪气热结，黄疸，通身发黄，小便不利及头热，皆湿热在阳明、太阴所生病也。苦寒能燥湿除热，湿热去，则诸症自退矣。除湿散热结之要药也。

(2)《本草述钩元》：茵陈，发陈致新，与他味之逐湿热者殊，而渗利为功者，尤难相匹。黄证湿气胜，则如熏黄而晦，热气胜，则如橘黄而明。湿固蒸热，热亦聚湿，皆从中土之湿毒以为本，所以茵陈皆宜。海藏谓随阳黄阴黄皆用之。

(3)《本草图解》：发黄有阴阳两种，茵陈同栀子、黄柏以治阳黄，同附子、干姜以治阴黄。总之，茵陈为君，随佐使之寒热而理黄证之阴阳也。

(4)《别录》：茵陈生太山及丘陵坡岸上，五月及立秋采，阴干。治通身发黄，小便不利，除头热，去伏瘕。

(5)《汤液本草》：仲景茵陈栀子大黄汤，治湿热也；栀子檗皮汤，治燥热也；湿则泻之，燥则润之可也。此二药治阳黄也。韩祗和、李思训治阴黄用茵陈附子汤，大抵以茵陈为君主，佐以大黄、附子各随其寒热也。

(6)《本草正义》：茵陈，味淡利水，乃治脾、胃二家湿热之专药。湿疸、酒疸，身黄溲赤如酱，皆胃土蕴湿积热之证，古今皆以此物为主，其效甚速。荡涤肠胃，外达皮毛，非此不可。盖行水最捷，故凡下焦湿热瘙痒，及足胫跗肿，湿疮流水，并皆治之。

【临床应用】

（1）治疗急性黄疸型肝炎40例，在采用保肝药物治疗的基础上以茵陈蒿汤加金钱草、柴胡、赤芍等煎服，对照组28例仅予常规治疗。结果经治疗20天后，治疗组治愈32例，好转8例，对照组治愈17例，好转11例。治疗组各项症状、体征、肝功能指标明显优于对照组。

（2）治疗病毒性肝炎高胆红素血症，对照组30例西医常规治疗，治疗组38例在对照组治疗基础上口服茵陈蒿汤加黄芩、金银花、丹皮等煎剂，同时联合思美泰注射液静脉滴注。结果治疗2周、4周后，两组总胆红素与治疗前比较均显下降，治疗组总胆红素下降幅度均大于对照组。

【国医经验】本品味苦性寒，长于清热利胆退黄，为治疗黄疸之要药，配栀子、大黄（《伤寒论》之茵陈蒿汤）治阳黄；配附子、干姜（《卫生宝鉴》之茵陈四物汤）治阴黄；若黄疸湿重热少，症见小便不利者，则配茯苓、泽泻等（《金匮要略》之茵陈五苓散）。临床上凡见肝胆湿热，刘尚义教授多用本品，如《本草正》所言："茵陈，用此者用其利湿逐热，故能通关节，解热滞，疗天行时疾，狂热头痛，利水。"

【跟师心得】茵陈和青蒿的比较：二者为同一植物，由于采集的时间不同而成为功效相差甚远的两味药，人们常言："三月茵陈四月蒿，五月六月当柴烧。"茵陈为利湿退黄药，主治湿热黄疸；青蒿为清退虚热药，主治骨蒸潮热。

【国医按语】本品善清脾胃肝胆湿热，使之从小便而出，既可以治疗身目发黄，小便短赤之阳黄，又可治脾胃寒湿，阳气不得运之阴黄，为治黄疸之要药。

【常用剂量】10～15g。

【服用方法】内服：煎汤，10～15g；或入丸、散。外用：适量，煎水洗。

【使用注意】

非湿热引起的发黄忌服。

（1）《本草经疏》：蓄血发黄者，禁用。

（2）《得配本草》：热甚发黄，无湿气，二者禁用。

参考文献

辛平年，贺小玉.2009. 加味茵陈蒿汤治疗急性黄疸型肝炎40例. 现代中医药，(4)：31-32

甘礼明，李平.2009. 加味茵陈蒿汤联合思美泰注射液治疗病毒性肝炎高胆红素血症临床观察. 新中医，41（8）：20-21

六十、虎　　杖

【品种来源】为蓼科植物虎杖 *Polygonum cuspidatum* Sieb. et Zucc. 的干燥根茎和根。春、秋二季采挖，除去须根，洗净，趁鲜切短段或厚片，晒干。又名花斑竹、酸筒杆、酸汤梗、川筋龙等。

【药物性味】

味微苦，性微寒。

(1)《药性论》：味甘，平，无毒。

(2)《滇南本草》：苦微涩，微寒。

(3)《医林纂要》：甘、苦、辛，温。

【药物归经】归肝、胆、肺经。《中华本草》：入肝、胆。

【药物功效】活血散瘀，祛风通络，清热利湿，解毒。

【文献论述】

(1)《本草述》：虎杖之主治，其行血似与天名精类，其疗风似与王不留行类，第前哲多谓其最解暑毒，是则从血所生化之原以除结热，故手厥阴之血脏与足厥阴之风脏，其治如鼓应桴也。方书用以疗痉病者，同于诸清热之味，以其功用为切耳，然于他证用之亦鲜，何哉？方书用以治淋，即丹溪疗老人气血受伤之淋，亦以为要药，于补剂中用之矣。谓虚人服之有损者，与补剂并行，其庶几乎。

(2)《药性论》：虎杖，暑月和甘草煎，色如琥珀，可爱堪看，尝之甘美，瓶置井中，令冷澈如冰，白瓷器及银器中盛，似茶吸之，时人呼为冷饮子，又且尊于茗。

(3)《本事方》：苦杖根俗呼为杜牛膝，多取净洗，碎之，以一合，用水五盏，煎一盏，去滓。用麝香、乳香少许，研调下，治妇人诸般淋。鄞县武尉耿梦得，其内人患砂石淋者十三年矣。每漩痛楚不可忍。溺器中小便下砂石，剥剥有声，百方不效，偶得此方啜之，一夕而愈，目所见也。

(4)《滇南本草》：攻诸肿毒，止咽喉疼痛，利小便，走经络。治五淋白浊，痔漏，疮痈，妇人赤白带下。

(5)《日华子本草》：治产后恶血不下，心腹胀满。排脓，主疮疖痈毒，妇人血晕，扑损瘀血，破风毒结气。

(6)《医林纂要》：坚肾，强阳益精，壮筋骨，增气力。敷跌伤折损处，可续筋接骨。

【临床应用】

(1) 治红白痢，酸汤秆三钱，何首乌三钱，红茶花三钱，天青地白二钱。煎水兑红糖吃。(《贵阳民间药草》)

(2) 治腹内积聚，虚胀雷鸣，四肢沉重，月经不通，亦治丈夫病：高地虎杖根细切二斛，以水二石五斗，煮取一大斗半，去滓，澄滤令净，取好淳酒五升和煎，令如饧。每服一合，消息为度，不知，则加之。(《千金方》)

(3) 治五淋，苦杖不计多少，为末。每服二钱，用饭饮下，不拘时候。(《姚僧坦集验方》)

(4) 治产后瘀血血痛，及坠扑昏闷：虎杖根，研末，酒服。(《本草纲目》)

(5) 治筋骨痰火，手足麻木，战摇，痿软：斑庄根一两，川牛膝五钱，川茄皮五钱，防风五钱，桂枝五钱，木瓜三钱。烧酒三斤泡服。(《滇南本草》)

(6) 治肠痔下血，虎杖根，洗去皴皮，锉焙，捣筛，蜜丸如赤豆，陈米饮下。(《本草图经》)

(7) 治疗慢性盆腔炎。复方虎杖汤保留灌肠，再配以抗生素及红外光治疗96例慢性盆腔炎患者，结果痊愈71例，显效20例，治愈率达73.96%，有效率达100%。

（8）治疗高脂血症。比较虎杖片与辛伐他汀治疗高脂血症的疗效，结果虎杖片和辛伐他汀治疗高脂血症的总有效率分别为91.7%和95%，差异无显著性，虎杖片降脂疗效与辛伐他汀相近，适用于各种类型的高胆固醇血症，无明显毒副作用。

【国医经验】刘尚义教授常用此品20g，治疗肝胆疾病，或热毒蕴结等症。本品有清热利湿退黄的作用，配茵陈等可治疗肝胆湿热之黄疸以及湿热淋病、带下、阴痒等。本品既能清热解毒，又能活血止痛，配金银花、蒲公英等可治疗大热烦渴、疮疡肿毒等。外用治水火烫伤，虫蛇咬伤等。本品既清肺热，又化痰止咳、配黄芩、瓜蒌可治肺热咳嗽。本品入血分，既活血祛瘀、通经消癥，又活血消肿、利痹止痛，配当归、川芎、赤白芍等可治血瘀经闭；配三棱、莪术等可治癥瘕积聚；配乳香、没药、泽兰等治跌打损伤、瘀肿疼痛。

【跟师心得】四川民间称作“花斑竹”、“雄黄连”，前者言其植物形态，似竹而有花斑；后者是因为其有清热泻火作用。广东则名之为“大叶蛇总管”，意即可用于蛇咬伤。本品具有活血散瘀之功效，孕妇禁用。

【国医按语】本品可以散瘀，祛风。《本草纲目》记载虎杖治大热烦躁，止渴利小便，压一切热毒，对于一些热性疾病，如烦闷不寐，牙龈出血，红斑狼疮，用之使其热毒由小便排出，治疗亦有良效。

【常用剂量】10~30g。

【服用方法】10~30g。外用适量，制成煎液或油膏涂敷。

【使用注意】《药性论》：有孕人勿服。

参考文献

郭亚丽.2003. 中西医结合治疗慢性盆腔炎96例. 四川中医，21（10）：63
陈晓莉.2001. 虎杖片与辛伐他汀治疗高脂血症的比较. 医药导报，21（1）：25

六十一、熟　附　子

【品种来源】本品为毛茛科植物乌头 *Aconitum carmichaeli* Debx. 的子根的加工品。6月下旬至8月上旬采挖，除去母根、须根及泥沙，习称“泥附子”，经盐渍、水漂、煮、炒等法炮制后降低毒性，又称“制附子”。

【药物性味】

味辛、甘，性热，有毒。

（1）《神农本草经》：味辛，温。

（2）《名医别录》：甘，大热，有大毒。

（3）《本草正》：腌者大咸，性大热，有毒。

【药物归经】

归心、脾、肾经。

（1）《汤液本草》：入三焦、命门。

（2）《本草经疏》：入手厥阴、命门、手少阳，兼入足少阴、太阴经，亦可入足太阳。

（3）《本草经解》：入足厥阴肝经、足少阴肾经、手太阴肺经。

（4）《本草再新》：入心、肝、肾三经。

【药物功效】 回阳救逆，补火助阳，散寒除湿。

【文献论述】

（1）张元素：附子以白术为佐，乃除寒湿之圣药，湿药少加之引经。益火之原，以消阴翳，则便溺有节，乌、附是也。

（2）《汤液本草》：附子，入手少阳三焦、命门之剂，浮中沉，无所不至，味辛太热，为阳中之阳，故行而不止，非若干姜止而不行也。非身表凉而四肢厥者不可僭用，如用之者以其治逆也。

（3）《伤寒蕴要》：附子，乃阴证要药，凡伤寒传变三阴及中寒夹阴，虽身大热而脉沉者必用之，或厥冷腹痛，脉沉细，甚则唇青囊缩者，急须用之，有退阴回阳之力，起死回生之功。近世阴证伤寒，往往疑似不敢用附子，直待阴极阳竭而用之已迟矣。且夹阴伤寒，内外皆阴，阳气顿衰，必须急用人参健脉以益其原，佐以附子，温经散寒，舍此不用，将何以救之。

（4）《本草蒙筌》：天雄，其气亲上，补上焦阳虚；附子，其气亲下，补下焦阳虚；乌头，守而不移，居乎中者也；侧子，其气轻扬，宜其发四肢、充皮毛，为治风疹之神妙也；乌喙，共气锋锐，宜共通经络、利关节，寻蹊达径，而直抵病所也。

（5）《本草正》：附子，因其善走诸经，故曰与酒同功，能除表里沉寒，厥逆寒噤，温中强阴，暖五脏，回阳气，格阳喉痹，阳虚二便不通及妇人经寒不调，小儿慢惊等证。大能引火归源，制伏虚热，善助参、芪成功，尤赞术、地建效，无论表证里证，但脉细无神，气虚无热者所当急用。

（6）《本草汇言》：附子，回阳气，散阴寒，逐冷痰，通关节之猛药也。诸病真阳不足，虚火上升，咽喉不利，饮食不入，服寒药愈甚者，附子乃命门主药，能入其窟穴而招之，引火归原，则浮游之火自熄矣。凡属阳虚阴极之候，肺肾无热证者，服之有起死之殊功。

（7）《本草正义》：附子，本是辛温大热，其性善走，故为通行十二经纯阳之要药，外则达皮毛而除表寒，里则达下元而温痼冷，彻内彻外，凡三焦经络，诸脏诸腑，果有真寒，无不可治。但生者尤烈，如其群阴用事，汩没真阳，地加于天；仓猝暴症之肢冷肤清，脉微欲绝，或上吐下泻，澄澈不臭者，非生用不为功。

【临床应用】

（1）治伤寒阴盛格阳，其人必躁热而不欲饮水者：大附子一枚烧为灰，存性，为末；蜜水调服。（《传家秘宝方》）

（2）治阴毒伤寒，面青，四肢厥逆，腹痛身冷，一切冷气：大附子三枚（炮裂，去皮脐）为末。每服三钱，姜汁半盏，冷酒半盏，调服。良久脐下如火暖为度。（《济生方》）

（3）治伤寒已经转下，又曾发汗，内外俱虚，邪气未解，表证不见，身无大热，昼日烦躁，不得眠睡，夜即安静，不呕不渴，脉候沉微者，宜服之。又治暴中风冷，久积痰水，心腹冷痛，霍乱转筋，一切虚寒，并皆治之：干姜（研粗末）一两，附子（生，去皮脐，细切）一枚。上合匀。每服三钱，水一盏半，煎至一盏，去滓温服，食

前。(《局方》)

(4) 治一切厥心痛，小肠膀胱痛，不可止者：附子一两（炮），郁金、橘红各一两。上为末，醋面糊为丸，如酸枣大，以朱砂为衣。每服一丸，男子酒下，妇人醋汤下。(《宣明论方》)

(5) 治休息痢及赤白痢：附子（炮裂，去皮脐）半两，鸡子二枚（去黄取白）。上二味，先将附子捣罗为末，以鸡子白和为丸，如梧桐子大。一时倾入沸汤内，煮数沸滤出，分作两眼，米饮下，空心、日午各一服。(《圣济总录》)

(6) 治风寒流注，偏正头痛，年久不愈：大附子一个，生切四片，以姜汁一盏，浸炙，再浸再炙，汁尽乃止；高良姜，等分，为末。每服一钱，腊茶清调下，忌热物少时。(《三因方》)

【国医经验】 刘尚义教授临证擅长养阴，但从不偏废温补，临床上多用熟附片。本品辛温燥烈，能壮心肾之阳，作用迅速而猛烈，配干姜、炙甘草（《伤寒论》之四逆汤）可治心肾阳衰寒厥证，症见：四肢厥冷、恶寒蜷卧、神衰欲寐、面色苍白、腹痛不利、呕吐不渴、苔白滑、脉细微等。本品能峻补肾阳以益火之源，又温脾阳以散寒，能温阳利水，配白术、茯苓（《伤寒论》之真武汤）可治阳虚水泛证，症见：畏寒肢冷、小便不利、四肢沉痛、浮肿腰以下为甚、舌淡胖、苔白滑、脉沉细等。本品辛热，能散寒除湿，温经止痛，配桂枝、生姜（《金匮要略》之桂枝附子汤）可治风寒湿痹，寒湿偏重者。

【跟师心得】 附片、肉桂、干姜的功用比较：三者同可温中散寒，治脾胃虚寒证。附片、肉桂又同具补火回阳之功，可治肾阳虚，具散寒止痛之功，可治寒痹。而附片可助阳行水，治阳虚水泛，肉桂温经散寒，治疝痛、经痛等；附片、干姜均能回阳救逆，治阳虚欲脱，而干姜能温肺化饮，治肺寒咳嗽。

【国医按语】 本品能上助心阳，中温脾阳，下补肾阳，为“回阳救逆第一药”。其特点为“附子无干姜不热”，一说干姜助附子回阳，再曰其降附子之毒。本品有毒，宜先煎，至口尝无麻辣感为度，用量应严格按照药典用量。

【常用剂量】 3～9g。

【服用方法】 内服：煎汤，3～9g，先煎0.5～1小时；或入丸、散。外用：适量，研末调敷，或切成薄片盖在患处或穴位上，用艾炷灸之。外用多用生品。

【使用注意】 阴虚阳盛、真热假寒及孕妇均禁服。不宜与半夏、瓜蒌、天花粉、贝母、白蔹、白及同用。《本草汇言》：若病阴虚内热或阳极似阴亡之证，误用之，祸不旋踵。

六十二、吴 茱 萸

【品种来源】 本品为芸香科植物吴茱萸 *Evodia rutaecarpa* (Juss.) Benth.、石虎 *Evodia rutaecarpa* (Juss.) Benth. var. *officinalis* (Dode) Huang 或疏毛吴茱萸 *Evodia rutaecarpa* (Juss.) Benth. var. *bodinieri* (Dode) Huang 的干燥近成熟果实。又称吴萸、茶辣、辣子、臭辣子、吴椒、臭泡子等。

【药物性味】

味辛、苦，性温，有毒。

(1)《本经》：味辛，温。

(2)《别录》：大热，有小毒。

(3)《药性论》：味苦辛，大热，有毒。

【药物归经】

归肝、胃经。

(1)《汤液本草》：入足太阴、少阴、厥阴经。

(2)《雷公炮制药性解》：入肝、脾、胃、大肠、肾经。

【药物功效】散寒止痛，降逆止呕，助阳止泻。

【文献论述】

(1)《本草衍义》：吴茱萸下气最速，肠虚人服之愈甚。

(2)《医学启源》：《主治秘诀》云，(吴茱萸) 气浮而味降，其用有四：去胸中寒一也；止心痛二也；感寒腹痛三也；消宿酒，为白豆蔻之佐四也。

(3) 王好古：冲脉为病，逆气里急，宜以 (吴茱萸) 主之。故仲景吴茱萸汤、当归四逆汤方治厥阴病温脾胃，皆用此也。

(4)《本草纲目》：茱萸，辛热能散能温，苦热能燥能坚，故所治之证，皆取其散寒温中，燥湿解郁之功而已。咽喉口舌生疮者，以茱萸末醋调，贴两足心，移夜便愈。其性虽热，而能引热下行，盖亦从治之义，而谓茱萸之性上行不下行者，似不然也。有人治小儿痘疮口噤者，啮茱萸一、二粒抹之即开，亦取其辛散耳。

(5)《本草经疏》：凡脾胃之气，喜温而恶寒，寒则中气不能运化，或为冷实不消，或为腹内绞痛，或寒痰停积，以致气逆发咳，五脏不利。吴茱萸，辛温暖脾胃而散寒邪，则中自温、气自下，而诸证悉除。其主除湿血痹、逐风邪者，盖以风寒湿之邪，多从脾胃而入，脾胃主肌肉，为邪所侵，则腠理闭密，而寒热诸痹所从来矣，辛温走散开发，故能使风寒湿之邪，从腠理而出。中恶腹痛，亦邪恶之气干犯脾胃所致，入脾散邪，则腹痛自止矣。

(6)《本草汇言》：吴茱萸，开郁化滞，逐冷降气之药也。方龙潭曰，凡患小腹、少腹阴寒之病，或呕逆恶心而吞酸吐酸，或关格痰聚而隔食隔气，或脾胃停寒而泄泻自利，或肝脾郁结而胀满逆食，或疝瘕弦气而攻引小腹，或脚气冲心而呕哕酸苦，是皆肝脾肾经之证也，吴茱萸皆可治之。

(7)《本经逢原》：茱萸善上，故服茱萸者，有冲膈冲眼、脱发咽痛、动火发疮之害。其治暴注下重、呕逆吞酸、肝脾火逆之证，必兼苦寒以降之，如左金丸治肝火痰运嘈杂最效。

(8)《本草便读》：吴茱萸，辛苦而温，芳香而燥，本为肝之主药，而兼入脾胃者，以脾喜香燥，胃喜降下也。其性下气最速，极能宣散郁结，故治肝气郁滞，寒浊下踞，以致腹痛疝瘕等疾，或病邪下行极而上，乃为呕吐吞酸胸满诸病，均可治之。即其辛苦香燥之性，概可想见其功。然则治肝治胃以及中下寒湿滞浊，无不相宜耳。

【临床应用】

1. 用于高血压病 将吴茱萸研末，每次取0.6~1两，用醋调敷两足心（最好睡前敷，用布包裹)。一般敷12~24小时后血压即开始下降，自觉症状减轻。轻症敷1次，重症2~3次即显示降压效果。

2. 用于消化不良 取吴萸粉2.5~3g，用食醋5~6ml调成糊状，加温至40℃左右，摊于2层方纱布上（约0.5厘米厚），将4周折起；贴于脐部，用胶布固定。12小时更换1次。经治20例，痊愈18例，好转1例，无效1例。初步观察，该法有调节胃肠功能、温里去寒、止痛及帮助消化等作用。对胃肠功能紊乱所致的腹泻效果较好，对细菌感染所致的腹泻配合应用抗生素可产生协同作用。

3. 用于湿疹、神经性皮炎 吴茱萸研末，用凡士林调成30%（甲种）和20%（乙种）两种软膏；再取30%吴茱萸软膏和等量氧化锌软膏调匀，配成复方吴茱萸软膏(丙种)。对亚急性和一般慢性湿疹，及阴囊湿疹在亚急性期或早期者，采用乙种软膏；对多年慢性阴囊湿疹则采用甲种软膏；婴儿湿疹采用丙种软膏。局部搽药，每日2次。对神经性皮炎先搽甲种软膏，再配合热电吹风，每日1次，每次20分钟，然后用比皮损略大的胶布块贴牢。据82例湿疹和神经性皮炎的观察，对湿疹初期及亚急性湿疹疗效较好，治愈时间最短者3天；对一般慢性湿疹，治愈时间最短者10天；对多年呈苔藓样变的慢性湿疹无效；婴儿湿疹11例，除两例无效外，余均在7~15天内临床治愈；阴囊湿疹初期效果明显，患病多年近于苔藓样变者无效；神经性皮炎19例，均为轻型及局限性患者，配合热电吹风比单纯涂药者疗效显著。又有用10%吴茱萸糊膏局部涂抹后，再以艾熏20分钟，治疗局限性神经性皮炎14例；结果治愈4例，显著进步7例，好转3例。治愈病例一般治疗4~6次。此法止痒效果显著。

4. 用于黄水疮 将吴茱萸研粉用凡士林调制成10%软膏，局部涂擦，每日1~2次。擦药前先用温水洗净患处。治疗12例，一般4~6次即愈。

5. 用于口腔溃疡 将吴茱萸捣碎，过筛，取细末加适量好醋调成糊状，涂在纱布上，敷于双侧涌泉穴，24小时后取下。用量：1岁以下用0.5~2钱，1~5岁用2~3钱，6~15岁用3~4钱，15岁以上用4~5钱。治疗256例，有247例治愈。一般敷药1次即有效。

【国医经验】 该品辛温，善温散肝胃之寒，又有明显的止痛作用，适用于里寒所致的脘腹冷痛、寒疝疼痛、虚寒痛经以及脾胃阳虚五更泻等。本品苦能降，疏肝暖脾，适当配伍治各种呕吐（胃寒呕吐、脾胃不和呕吐、肝火犯胃呕吐、寒湿呕吐等)。

【跟师心得】 吴萸、小茴香功用比较：均具有散寒止痛之功，治胃寒腹痛、寒疝腹痛、小腹寒痛等。而吴萸又治虚寒痛经、脚气痛、五更泻、各种呕吐等。小茴香能理气健胃，治胃寒气滞之呕逆食少等。

【国医按语】 吴茱萸辛燥之性，祛寒除湿，温通行滞，治一切心腹胸首寒痛，及寒凝血痹之肌肉关节诸类疼痛。

【常用剂量】 6~15g。

【服用方法】 内服：煎汤，6~15g；或入丸、散。外用：蒸热熨，研末调敷或煎水洗。

【使用注意】

阴虚火旺者忌服。

(1)《本草经集注》：蓼实为之使。恶丹参、消石、白垩，畏紫石英。

（2）《本草蒙筌》：肠虚泄者尤忌。

（3）《纲目》：走气，动火，昏目，发疮。

（4）《本草经疏》：呕吐吞酸属胃火者不宜用；咳逆上气，非风寒外邪及冷痰宿水所致者不宜用；腹痛属血虚有火者不宜用；赤白下痢，因暑邪入于肠胃，而非酒食生冷、停滞积垢者不宜用；小肠疝气，非骤感寒邪及初发一、二次者不宜用；霍乱转筋，由于脾胃虚弱冒暑所致，而非寒湿生冷干犯肠胃者不宜用；一切阴虚之证及五脏六腑有热无寒之人，法所咸忌。

六十三、高　良　姜

【品种来源】本品为姜科植物高良姜 *Alpinia officinarum* Hance 的干燥根茎。又称风姜、小良姜等。

【药物性味】

味辛，性温。

（1）《别录》：大温。

（2）《本草拾遗》：味辛，温。

【药物归经】

归脾，胃经。

（1）《雷公炮制药性解》：入脾、胃二经。

（2）《本草新编》：入心与膻中、脾、胃四经。

【药物功效】温胃散寒，消食止痛。

【文献论述】

（1）杨士瀛：噫逆胃寒者，高良姜为要药人参、茯苓佐之，为其温胃，解散胃中风邪也。

（2）《本草汇言》：高良姜，祛寒湿、温脾胃之药也。若老人脾肾虚寒，泄泻自利，妇人心胃暴痛，因气怒、因寒痰者，此药辛热纯阳，除一切沉寒痼冷，功与桂、附同等。苟非客寒犯胃，胃冷呕逆，及伤生冷饮食，致成霍乱吐泻者，不可轻用。叶正华曰：古方治心脾疼，多用良姜。寒者，与木香肉桂、砂仁同用至三钱。热者，与黑山栀川黄连、白芍药同用五六分，于清火药中，取其辛温下气、止痛。若治脾胃虚寒之证，须与参、耆、半、术同行尤善，单用多用，辛热走散，必耗冲和之气也。

（3）《本草新编》：良姜，止心中之痛，然亦必与苍术同用为妙，否则有愈有不愈，以良姜不能去湿故耳。

（4）《本经逢原》：良姜。寒疝小腹掣痛，须同茴香用之：产后下焦虚寒，瘀血不行，小腹结痛者加用之。

（5）《本草求真》：良姜，同姜、附则能入胃散寒；同香附则能除寒祛郁。若伤暑泄泻，实热腹痛切忌。此虽与干姜性同，但干姜经炮经制，则能以去内寒，此则辛散之极，故能以辟外寒之气也。

（6）《本草正义》：良姜大辛大温，洁古谓辛热纯阳，故专主中宫真寒重症。

（7）《别录》：主暴冷、胃中冷逆、霍乱腹痛。

(8)《药性论》：治腹内久冷，胃气逆、呕吐。治风，破气，腹冷气痛；去风冷痹弱，疗下气冷逆冲心，腹痛、吐泻。

【临床应用】

(1) 治卒心腹绞痛如刺，两胁支满，烦闷不可忍：高良姜五两，厚朴二两，当归、桂心各三两。上四味，以水八升，煮取一升八合，分三服，日二。若一服痛止，便停，不须再服，若强人为二服，劣人分三服。(《千金方》)

(2) 养脾温胃，去冷消痰，大治心脾疼痛，宽胸下气，进美饮食，疗一切冷物所伤：良姜（去芦）、干姜（炮）等分。上为细末，面糊为丸，如梧桐子大。每服十五丸至二十丸，食后橘皮汤下。妊娠妇人忌服。(《局方》)

(3) 治霍乱呕吐不止：高良姜（生锉）一味，粗捣筛。每服三钱匕，水一盏，枣一枚（去核），煎至五分，去滓，用水沉冷，顿服。(《圣济总录》)

(4) 治诸寒疟疾：良姜、白姜各等分。二味火上煅，留性，为末。每服三钱，雄猪胆一个，水一盏，温和胆汁调下。(《续本事方》)

(5) 治风牙疼痛，不拘新久，亦治腮颊肿痛，良姜一块（约二寸），全蝎一枚（瓦上焙干）。上为末。以手指点药，如齿药用，须擦令热彻，须臾吐出少涎，以盐汤漱口。(《是斋百一选方》)

(6) 治心口一点痛，乃胃脘有滞或有虫，多因恼怒及受寒而起，遂致终身不瘥：高良姜（酒洗七次，焙，研）、香附子（醋洗七次，焙，研）。上二味，须要各焙、各研、各贮。如病因寒而得者，用高良姜二钱，香附末一钱；如病因怒而得者，用高良姜一钱，香附末二钱，如因寒怒兼有者，用高良姜一钱五分，香附末一钱五分，以米饮汤加入婪汁一匙，盐一撮，为丸服之。(《良方集腋》)

【国医经验】 刘尚义教授常用本品配香附（《良方集腋》良附丸）以行气疏肝、散寒止痛，治疗肝胃气滞寒凝证，症见：胃脘疼痛、胸胁胀满、畏寒喜温、苔白脉弦，以及妇人痛经等。

【跟师心得】 红豆蔻，是高良姜的果实，辛、温、无毒。功能温中散寒、行气止痛，醒脾解酒。但脾、肺素有伏火的人，不宜用该品。又红豆蔻最能动火伤目，使人流泪。可用于老人脾肾虚寒，泄泻自利，妇人心胃暴痛，因气怒、因寒痰者。此药辛热纯阳，除一切陈寒痼冷，功与桂、附同等。苟非客寒犯胃，胃冷呕逆，及伤生冷饮食，致成霍乱吐泻者，不可轻用。

【国医按语】 味辛气温芳香之物，类取其阴中通阳，用其根，取其从土向外透达之意。良姜又于临开花之前采集，取去骤来之病之意，甚是奇妙。

【常用剂量】 3～6g。

【服用方法】 内服：煎汤，0.5～1.5钱；或入丸、散。

【使用注意】 阴虚有热者忌服。《本草经疏》：胃火作呕，伤暑霍乱，火热注泻，心虚作痛，法咸忌之。

六十四、香　　附

【品种来源】 为莎草科植物莎草 *Cyperus rotundus* L. 的干燥根茎。

【药物性味】

味辛、微苦、甘，性平。

（1）《别录》：味甘，微寒，无毒。

（2）《本草衍义》：味苦。

（3）《滇南本草》：性微温，味辛。

（4）《纲目》：气平，味辛微苦微甘。

【药物归经】

归肝、三焦经。

（1）《纲目》：手足厥阴、手少阳，兼行十二经、八脉气分。

（2）《雷公炮制药性解》：入肺、肝、脾、胃四经。

（3）《本草新编》：入肝、胆经。

【药物功效】疏肝理气，调经止痛。

【文献论述】

（1）《别录》：主除胸中热，充皮毛，久服利人，益气，长须眉。

（2）《唐本草》：大下气，除胸腹中热。

（3）《本草经疏》：莎草根，治妇人崩漏、带下、月经不调者，皆降气、调气、散结、理滞之所致也，盖血不自行，随气而行，气逆而郁，则血亦凝涩，气顺则血亦从之而和畅，此女人崩漏带下，月事不调之病所以咸须之耳。然须辅之以益血凉血之药，气虚者兼入补气药乃可奏功也。

（4）《本草求真》：香附，专属开郁散气，与木香行气，貌同实异，木香气味苦劣，故通气甚捷，此则苦而不甚，故解郁居多，且性和于木香，故可加减出入，以为行气通剂，否则宜此而不宜彼耳。

（5）《本草正义》：香附，辛味甚烈，香气颇浓，皆以气用事，故专治气结为病。……又凡辛温气药，飚举有余，最易耗散元气，引动肝肾之阳，且多燥烈，则又伤阴。惟此物虽含温和流动作用，而物质既坚，则虽善走而亦能守，不燥不散，皆其特异之性，故可频用而无流弊。未尝不外达皮毛，而与风药之解表绝异。未尝不疏泄解结，又非上行之辛散可比。好古谓《本草》不言治崩漏，而能治崩漏，是益气而止血也。颐谓虽不可直认为益气，而确有举陷之力，丹溪谓须用童便浸过，盖嫌其辛味太浓，以下行为监制之义。颐意调肝肾者，此法最宜。或有以醋炒、以青盐炒者，其理盖亦如此。……气结诸症，固肝胆横逆肆虐为多，此药最能调气，故濒湖谓之专人足厥阴。其实胸胁痹结，腹笥膜胀，少腹结痛，以及诸疝，无非肝络不疏。所谓三焦气分者，合上中下而一以贯之，固无论其何经何络也。

【临床应用】

1. 用于肝郁气滞诸痛证　本品辛散，又主入肝经，有疏肝解郁、理气止痛之效，故肝郁气滞者均可配伍运用。如肝郁气滞而胁肋胀痛者，可配伍柴胡、佛手、郁金等疏肝行气之品，《景岳全书》的柴胡疏肝散则表其意。如肝郁犯胃兼寒凝气滞症见胃脘疼痛者，常配伍干姜、高良姜等温中止痛之品。治疝气疼痛者，可与小茴香、吴茱萸、乌药等同用，以增强温中散寒，行气止痛之功。如气滞夹瘀而胁下疼痛者，可与延胡索、桃仁、红花等行气活血之品合用。又因其“合上中下而一以贯之”，故三焦气滞之痛者亦可选用。

2. 用于月经不调，痛经，乳房胀痛 肝主疏泄，与女子月事有关，本品性平，辛散，入肝经可通过疏肝理气之效而达调经止痛之功，为妇科调经止痛之要药。治肝郁气滞症见月经延后，下腹胀痛者，常与当归、川芎等活血调经之品配伍，如香附芎归汤。治宫寒月事不调者，可配伍温经散寒调经之品，如艾叶、肉桂、吴茱萸等品。治气滞血瘀而见月事腹痛者，可与当归、川芎、白芍、延胡索等行气活血调经之品合用。治肝郁气滞之乳房胀痛或结块，可与柴胡、木香、青皮等疏肝行气之品合用，以增其效。

3. 用于抑郁 香附醇提物乙酸乙酯萃取部位和正丁醇萃取部位对“行为绝望”动物模型有较明显的抗抑郁作用，其作用机制可能与调节脑内单胺类神经递质5-羟色胺和多巴胺的含量有关。此与香附入肝经，疏肝解郁，调理气机不谋而合。

【国医经验】香附辛而走散，入肝经，可疏肝解郁、理气止痛、活血调经，故刘尚义教授常用此品治疗肝郁气滞诸痛证，如胁痛、肝气横逆犯胃之胃痛、疝气疼痛、乳房疼痛等，同时还用其治疗气滞血瘀之月经不调、痛经；肝郁气滞之癥瘕、结块等。临床上，刘老用此品的剂量为10g，临床上可与其他行气活血调经之品，如延胡索、郁金、柴胡等配伍运用，治疗肝经气滞诸证，尤其是妇科调经止痛，临床皆收其效。

【跟师心得】香附善入肝经，又因其性平，故肝郁气滞诸证，无论寒热虚实皆可配伍使用，如气滞较甚，则配伍使用柴胡、枳壳、木香、佛手等；如血瘀较甚者，可与延胡索、川芎、蒲黄等合用，以增强以活血行气之功。同时香附通过疏肝行气而调经止痛，是妇科调经止痛要药，临床上可与四物汤等合用以达活血调经之功。

【国医按语】香附乃气病之总司，女科之主帅也。然香附能推陈致新，故诸书皆云益气，而俗有耗气之说、宜于女人不宜于男子者非矣。盖妇人以血用事，气行则无疾；老人精枯血闭，唯气是资；小儿气日充则形乃日固，大凡病则气滞而馁，故香附于气分为主药，世所罕知。辅以参、芪，佐以甘草，治虚怯甚速也。从书中得其之意，临床不可拘泥，当辨证用药也。

【常用剂量】10g。

【服用方法】内服：煎汤，6～10g。

【使用注意】

本品辛香微苦，能耗气伤阴，故气虚无滞；阴虚、血热者慎服。

（1）《本草经疏》：凡月事先期者，血热也，法当凉血，禁用此药。

（2）《本草汇言》：独用、多用、久用，耗气损血。

参考文献

周中流，刘永辉. 2012. 香附提取物的抗抑郁活性及其作用机制研究. 中国实验方剂学杂志，07：191-193

六十五、佛　　手

【品种来源】为芸香科植物佛手 *Citrus medica* L. var. *sarcodactylis* Swingle 的干燥果

实。又称佛手柑、九爪木、五指橘。

【药物性味】

味辛、苦，性温。

(1)《滇南本草》：性温，味甘微辛。

(2)《纲目》：辛酸，无毒。

(3)《本经逢原》：辛苦甘，温，无毒。

【药物归经】

归肝、脾、胃、肺经。

(1)《滇南本草》：入肝、胃二经。

(2)《本草再新》：入肝、脾、胃三经。

(3)《本草撮要》：入手、足太阴经。

【药物功效】疏肝解郁，行气和中，燥湿化痰。

【文献论述】

(1)《滇南本草》：补肝暖胃，止呕吐，消胃寒痰，治胃气疼痛。止面寒疼，和中行气。

(2)《纲目》：煮酒饮，治痰气咳嗽。煎汤，治心下气痛。

(3)《本经逢原》：专破滞气。治痢下后重，取陈年者用之。

(4)《本草再新》：治气舒肝，和胃化痰，破积，治噎膈反胃，消癥瘕瘰疬。

(5)《随息居饮食谱》：醒胃豁痰，辟恶，解酲，消食止痛。

【临床应用】

1. 用于肝郁气滞诸证　本品辛散温通，又主入肝经，有疏肝解郁，行气止痛之效，故可适用于肝郁气滞诸证，如两胁胀痛，乳房胀痛，肝气犯胃之胃痛等。如肝郁气滞连及两胁，可与柴胡、青皮、郁金等疏肝理气之品合用。如气滞血瘀者，可与延胡索、香附等行气活血之品合用。治肝胃不和而胃脘不适者，常配伍柴胡、木香、枳壳等疏肝和胃之品。

2. 脾胃气滞证　佛手入脾、胃经，其可行气和中止痛，可用于治疗脾胃气滞证，如胃脘疼痛、呕恶食少、食后腹胀等，常配伍橘皮、枳壳、木香等理气和胃之品。如《随息居饮食谱》曰其："醒胃豁痰，辟恶，解酲，消食止痛。"李婷等根据佛手的药性特点以及现代胃痛病的主要特征，在治疗胃痛的方剂中常将其作为重点臣药使用。根据李婷经验，可以将其剂量提高到20～30g。剂量提高后，疗效会有比较明显的增强，而且是比较安全的剂量，一般没有明显的不良反应。

3. 痰湿壅肺证　本品性味辛、苦、温，辛能燥湿、温药化痰，故佛手即可燥湿化痰，又行气宽胸，可用于治疗痰湿壅肺之咳嗽、咳痰、胸闷、胸痛、气急等症。可与瓜蒌、陈皮、半夏等行气化痰之品合用，以增其效。

【国医经验】佛手具有很高的药用价值，其根、茎、叶、花、果均可入药。佛手入肝、脾、胃、肺经。故其上可燥湿化痰，中可理气和胃，下可疏肝解郁。临床处方常见其与郁金同用，以增强疏肝解郁之功，可治肝郁气滞诸证。

【跟师心得】佛手入肝、脾、胃、肺经。入肝经可治疗肝郁气滞诸证，如两胁胀痛、乳房胀痛等，可与柴胡、郁金同用；入脾、胃经，可行气和中，治疗脾胃气滞证，如脘腹胀痛、呕吐食少，可与枳壳、木香等同用；入肺经，燥湿化痰治疗痰湿壅肺者之咳嗽痰多，胸闷气急等，可与半夏、瓜蒌等合用。

【国医按语】 取佛手成熟果实，用蒸馏法取得的汁液可制成佛手露，《纲目拾遗》谓之“味淡”，其具有行气解郁之效，主治胸膈郁闷不舒。《金氏药帖》：“专治气膈，解郁，大能宽胸。”《中国医学大辞典》：“悦脾，舒肝，宽胸，解郁，疏气，开胃进食。治气膈，烦热骨蒸。”刘老常读经典，经常从经典中悟出其妙。

【常用剂量】 10g。

【服用方法】 内服：煎汤，3～10g。

【使用注意】 本品辛温苦燥，故阴虚有火及无气滞症状者慎服，以免伤阴耗气。《本经逢原》：痢久气虚，非其所宜。

参考文献

李婷，陈晓东．2015．佛手作为重点臣药治疗胃痛的临床运用．内蒙古中医药，08：109-110

六十六、香　橼

【品种来源】 为芸香科柑橘属植物枸橼 *Citrus medica* L. 或香圆 *Citrus wilsonii* Tanaka 的干燥成熟果实。又称香橼片、陈香橼、香圆。

【药物性味】

味辛、苦、酸，性温。

(1) 陶弘景：温。

(2)《本草拾遗》：味辛酸，性温。

(3)《饮膳正要》：味酸甘，平，无毒。

(4)《本草通玄》：苦酸辛，温。

【药物归经】

归肝、肺、脾经。

(1)《玉楸药解》：入手太阴肺经。

(2)《本草从新》：入肺、脾二经。

(3)《本草再新》：入肝、脾、肺三经。

【药物功效】 疏肝理气，宽胸化痰，除湿和中。

【文献论述】

(1)《本草拾遗》：去气，除心头痰水。

(2)《饮膳正要》：下气，开胸膈。

(3)《本草通玄》：理上焦之气，止呕逆，进食，健脾。

(4)《本经逢原》：治咳嗽气壅。

(5)《医林纂要》：治胃脘痛，宽中顺气，开郁。

(6)《本草再新》：平肝舒郁，理肺气，通经利水，治腰脚气。

(7)《本草求原》：除久哮。

(8)《本草通玄》：香橼性中和，单用多用亦损正气，与参、术同行则无弊也。

（9）《本经逢原》：柑橼乃佛手、香橼两种，性味相类，故《纲目》混论不分。盖柑者佛手也，橼者香橼也，兼破痰水，近世治咳嗽气壅，亦取陈者。除去瓤核用之，庶无酸收之患。

（10）《本草便读》：香圆皮，下气消痰，宽中快膈。虽无橘皮之温，而究属香燥之品，阴虚血燥之人仍当禁用耳。

【临床应用】

1. 用于肝郁气滞诸证 本品辛散温通，又主入肝经，有疏肝解郁，行气止痛之效，故可适用于肝郁气滞诸证，如两胁胀痛、乳房胀痛、肝气犯胃之胃痛等。如肝郁气滞连及两胁，可与佛手、柴胡、青皮、郁金等疏肝理气之品。如气滞血瘀者，可与延胡索、香附等行气活血之品合用。治肝胃不和而胃脘不适者，常配伍佛手、柴胡、木香、枳壳等疏肝和胃之品。如《本经逢原》记载其治鼓胀，鼓胀的发生与肝脏密切相关，乃气、血、水郁积于腹内，故用陈香橼、大核桃肉、缩砂仁配伍，以疏肝行气，活血利湿。

2. 用于脾胃气滞证 香橼入中焦脾经，其可行气和中止痛，用于治疗脾胃气滞证，如胃脘疼痛、呕恶食少、呃逆、食后腹胀等，常配伍橘皮、枳壳、木香等理气和胃之品。如《梅氏验方新编》中所载香橼丸，治气逆不进饮食或呕哕，用香橼、川贝、当归、白通草、陈西瓜皮、桔梗以理中止呃。

3. 用于痰湿壅肺证 本品性味辛、苦、温，辛能燥湿、温药化痰、酸能收涩，故香橼即可燥湿化痰，又行气宽胸，可用于治疗痰湿壅肺之咳嗽、咳痰、胸闷、胸痛、气急等症。常与瓜蒌、陈皮、半夏等行气化痰之品配伍。如《分类草药性》曰："治风痰咳嗽，理气和血。"《养病漫笔》中记载，用香橼（去核）薄切作细片，以时酒同入砂瓶内，煮令熟烂，自昏至五更为度，用蜜拌匀。当睡中唤起，用匙挑服，以此治嗽，颇有效果。

【国医经验】刘尚义教授常用此品治疗肝胃气滞证、脾胃气滞证、痰湿咳嗽证。香橼亦常与佛手配伍相须为用。两者均入肝、脾、肺经，均具有疏肝、和中、化痰之效，故刘老临床常相须为用，以增强其疏肝解郁、理气和中、化痰止咳之效。凡肝郁气滞致胸胁胀痛、乳房胀痛者，可与佛手、郁金、柴胡等配伍，以行气开郁。凡中焦气滞湿阻，致脘痞腹胀，嗳气呕吐者，可与木香、枳实等配伍，以行气健脾、和中降逆。

【跟师心得】香橼味辛、苦、酸，性温；归肝、肺、脾经。其气香行散，可升可降，如此可理上焦之气，以利肺化痰；宽中焦之气，以行气健脾；疏下焦之气，以疏肝解郁。如是三焦通调，气机通畅也。

【国医按语】除香橼的果实入药外，香橼叶、香橼根均有理气、化痰之效。曾看书中有记载香橼浆，制法为，用鲜香橼与麦芽糖同时隔水蒸数小时，至香橼稀烂。香橼浆具有理气宽胸、养心安神之效，故可用于胸中气滞、心神不宁诸症。

【常用剂量】10g。

【服用方法】内服：煎汤，3～10g。

【使用注意】阴虚血燥及孕妇气虚者慎服。《本草便读》："香圆皮，下气消痰，宽中快膈。虽无橘皮之温，而究属香燥之晶，阴虚血燥之人仍当禁用耳。"

六十七、甘　松

【品种来源】 为败酱科植物甘松 *Nardostachys chinensis* Batal. 或匙叶甘松 *Nardostachys jatamansi DC.* 的干燥根及根茎。又称甘松香。

【药物性味】

味辛、甘，性温。

(1)《开宝本草》：甘，温，无毒。

(2)《汤液本草》：气平。

(3)《本草从新》：辛甘，温。

【药物归经】

归脾、胃经。

(1)《纲目》：入脾、胃经。

(2)《本草汇言》：入足太阴、阳明经。

(3)《本草再新》：入心、脾二经。

【药物功效】 行气止痛，醒脾健胃。

【文献论述】

(1)《纲目》：甘松，芳香能开脾郁，少加入脾胃药中，甚醒脾气。治脚气膝浮，煎汤淋洗。

(2)《本草汇言》：甘松，醒脾畅胃之药也。

(3)《开宝方》：主心腹卒痛，散满下气，皆取温香行散之意。其气芳香，入脾胃药中，大有扶脾顺气、开胃消食之功。入八珍散、三合粉中，治老人脾虚不食，久泻虚脱，温而不热，香而不燥，甘而不滞，至和至美，脾之阳分用药也，与山柰合用更善。

(4)《本草求真》：甘松，虽有类山柰，但山柰气多辛窜，此则甘多于辛，故书载能入脾开郁也。

(5)《本草正义》：甘松，近东瀛医家谓此药善通经络，专治转筋，为霍乱转筋必需之药。颐自定霍乱药酒方，用伊打和酒精，浸取浓汁，合姜、附、萸、连诸味，治真寒霍乱、转筋入腹危急重症，极有捷效，知此物温运，活络通经，无出其右。此固向来治药物学者之所未知者也。

(6)《日华子本草》：治心腹胀，下气。

(7)《开宝本草》：主恶气，卒心腹痛满。

(8)《现代实用中药》：适用于头痛、腹痛及精神忧郁等证，并能驱蛔，凡因蛔虫而发惊痫者，用此有效。

【临床应用】

1. 用于脾虚寒凝气滞证　本品性味辛、甘、温，辛能走散，温能散寒，甘能补益，故本品可用于脾虚寒凝气滞之胃脘疼痛，胀满，痞闷等。如《日华子本草》："治心腹胀，下气。"《开宝本草》："主恶气，卒心腹痛满。"临床可与干姜、吴茱萸等温中散寒之品合用。此证可见于西医的胃炎、胃溃疡等病，研究显示甘松水提浸膏高剂量组、甘松水提浸膏高剂量加挥发油高剂量组、甘松水提浸膏高剂量与挥发油低剂量组、甘松水提浸膏低剂量与挥发油低剂量组在减少胃炎发生方面优于生理盐水组及西咪替丁对照组（$P<0.01$），证明甘松不同提取成分组合给药对预防急性胃炎及抑制胃溃疡有明显的作用。

2. 用于脚湿气、瘙痒症 本品具有收湿拔毒之效，故可煎汤洗足。《纲目》："治脚气膝浮，煎汤淋洗。"如《普济方》中记载，将甘松、荷叶心、藁本组成甘松汤。

3. 用于痰眩证 脾虚生湿，湿酿成痰，痰浊上犯则成眩。本品辛能生风燥湿，痰当温药化之，可与其他化痰燥湿之品合用。如《鸡峰普济方》之松香丸，甘松与半夏曲、天南星、陈橘皮、生姜合用以治痰眩。

4. 用于心悸 症见心中惴惴不安，类似于心律失常之象。甘松抗心律失常主要机制在于其能阻止多种膜离子通道如钠通道、钙通道、延迟整流钾电流、瞬时外向钾电流等，对这些通道的阻滞作用很可能通过改变动作电位时间从而发挥抗心律失常作用。

【国医经验】 甘松入脾、胃经，性温，味辛、甘，具行气止痛，醒脾健胃之效，故对中焦气机不调、中焦有寒皆有效果。刘老临床常用本品治疗各种寒凝气滞、脘腹胀满、脾虚气滞、纳呆腹胀之症，脾胃虚寒之饮食无味。且本品能用于治疗头痛、腹痛及精神忧郁等症，并能驱蛔虫。刘尚义教授常用本品治疗口腔异味、口臭等。因甘松芳香伐气，故虚者忌之。

【跟师心得】 甘松专入中焦脾、胃之经，性温，味辛、甘。辛味芳香走散，温能散寒，甘能滋养补益，故甘松能行能养，有温中散寒，理气止痛，醒脾开胃的功效。主治脘腹冷痛胀满，不思饮食，胸痛，牙痛，跌仆伤痛，脚气浮肿，霍乱转筋等。

【国医按语】 早前阅读文献，甘松不但做药疗，既可作食疗，《药粥疗法》中记载甘松粥，用甘松 5g，加粳米 30～60g，先煎甘松取汁，去滓，再用粳米煮粥，待粥将成时，加入甘松药汁，稍煮 1～2 沸即可。每天 2 次，空腹温热食用。3～5 天为 1 疗程。服之可行气止痛、补脾健胃，以治气闷胸痛，腔腹胀痛，食欲不振，胃寒呕吐。

【常用剂量】 4g。

【服用方法】 内服：煎汤，3～6g。

【使用注意】

气虚血热者忌服。

（1）《本草拾遗》：得白芷、附子良。

（2）《本草从新》：辛香伐气，挟虚者忌之。

参考文献

何跃，杨松涛，胡晓梅，等. 2011. 甘松不同提取成分组合给药预防大鼠急性胃炎的实验研究. 实用医院临床杂志，01：27-29

杨涛，胡朗吉，葛郁芝. 2008. 中药甘松抗心律失常作用及其电生理机制研究. 现代诊断与治疗，05：276-278

六十八、薤　　白

【品种来源】 为百合科植物小根蒜 *Allium macrostemon* Bge. 或薤 *Allium chinense*

G. Don 的干燥鳞茎。又称小根蒜、藠头、团葱等。

【药物性味】

味辛、苦，性温。

(1)《本经》：味辛，温。

(2)《别录》：苦，温，无毒。

(3)《千金食治》：味苦辛，温，滑，无毒。

【药物归经】

归心、胃、大肠经。

(1)《汤液本草》：入手阳明经。

(2)《本草经解》：入足厥阴肝经、手太阴肺经、手少阴心经。

(3)《长沙药解》：入手太阴肺、手阳明大肠经。

【药物功效】温阳散结，行气导滞。

【文献论述】

(1)《纲目》：治少阴病厥逆泄痢及胸痹刺痛，下气散血，安胎。温补助阳道。

(2)《本草图经》：凡用葱、薤，皆去青留白，云白冷而青热也，故断赤下方取薤白同黄柏煮服之，言其性冷而解毒也。

(3)《本草衍义》：《千金》治肺气喘急用薤白，亦取其滑泄也。

(4)《汤液本草》：下重者，气滞也，四逆散加此（薤白），以泄气滞。

(5)《本经逢原》：薤白，《本经》治金疮疮败，亦取辛以泄气，温以长肉也。

(6)《长沙药解》：肺病则逆，浊气不降，故胸膈痹塞；肠病则陷，清气不升，故肛门重坠。薤白，辛温通畅，善散壅滞，故痹者下达而变冲和，重者上达而化轻清。其诸主治：断泄痢，除带下，安胎妊，散疮疡，疗金疮，下骨鲠，止气痛，消咽肿，缘其条达凝郁故也。

(7)《本草求真》：薤，味辛则散，散则能使在上寒滞立消；味苦则降，降则能使在下寒滞立下；气温则散，散则能使在中寒滞立除；体滑则通，通则能使久痼寒滞立解。是以下痢可除，瘀血可散，喘急可止，水肿可敷，胸痹刺痛可愈，胎产可治，汤火及中恶卒死可救，实通气、滑窍、助阳佳品也。功用有类于韭，但韭则入血行气及补肾阳，此则专通寒滞及兼滑窍之为异耳。

(8)《岭南采药录》：和生盐捣烂敷疮；被铁针伤，留铁锈于肌肉，敷之可以吸出。能发散解表，健胃，开膈。

【临床应用】

1. 用于胸痹疼痛　薤白辛散温通，入心经，通心阳，乃治胸痹疼痛之要药。常与瓜蒌、半夏、桂枝、枳实等化痰通阳之品合用，如《金匮要略》所载之瓜蒌薤白白酒汤、瓜蒌薤白半夏汤、枳实薤白桂枝汤，以达行气宽胸、化痰散结、温通心阳之效，尤宜于痰浊闭阻、胸阳不振之胸闷、胸痛等症。如治痰浊夹瘀之胸痹疼痛，亦可与活血通络之品联合应用，如川芎、当归、延胡索、丹参等，以达化痰散瘀通络之效。此症常见于心绞痛、心肌梗死、心肌缺血等属痰浊闭阻之证者，且常与瓜蒌合用。

2. 用于脘腹胀痛　薤白亦入胃经，有行气温阳之功，故对于中焦寒凝气滞之脘腹胀痛有效，常与高良姜、砂仁、木香、吴茱萸等温中散寒行气之品合用。

3. 用于泻痢厚重 本品入大肠经，能行气导滞，故可治泻痢厚重，此乃“行气则厚重自除”也。因薤白性温，故对于虚寒者尤宜，与柴胡、枳实、木香、槟榔等行气导滞之品连用，如《伤寒论》之四逆散加薤白方。证属湿热内蕴者，亦可与黄连、黄柏、白头翁、秦皮、木香等合用，以达清热燥湿、行气导滞之效。

【国医经验】 本品性味辛、苦、温，主入心经，可调达凝滞，还能除后重，善止滑泄，可除带下，安胎妊，下骨鲠，消咽肿等，刘老临床常用其配伍治疗胸痹，尤其是痰浊闭阻、胸阳不振之胸痹。胸痹的病机为胸膈痹塞，“薤白辛温通畅，善散壅滞，故痹者下达而变冲和，重者上达而化轻清”（《长沙药解》），通阳散结以止痹痛。临床上可用瓜蒌薤白半夏汤、瓜蒌薤白白酒汤、枳实薤白桂枝汤加减，通阳宣痹之效显著。

【跟师心得】 薤白入心经，辛散温通，故既散阴寒之凝滞，又行胸阳之壅闭，乃通阳宣痹之要药，临床常配伍治疗各种胸痹疼痛，常配伍瓜蒌、桂枝、半夏、枳实等，以增强其行气宽胸、化痰散结、温通心阳之效。刘老吸取前人之方，辨证组方，效果显著。薤白亦入胃、大肠经，有行气导滞之功，故可用于治疗胃寒气滞之脘腹胀满疼痛，或大肠泻下里急后重。

【国医按语】 薤白治胸痹运用颇广，然治泻痢厚重者少见。《本草思辨录》记之：“药之辛温而滑泽者，唯薤白为然。最能通胸中之阳与散大肠之结。故仲圣治胸痹用薤白，治泄利下重亦用薤白。但胸痹为阳微，痢则有冷有热，第借以疏利壅滞，故外台于冷痢热痢，皆有治以薤白者。”刘老阅读书籍之多之广，令吾佩服，以此为则，常勉吾学。

【常用剂量】 10g。

【服用方法】 内服：煎汤，5～10g。

【使用注意】

气虚者慎用。

（1）《食疗本草》：发热病人不宜多食。

（2）《本草汇言》：阴虚发热病不宜食。

（3）《本草从新》：滑利之品，无滞勿用。

六十九、柿　蒂

【品种来源】 为柿科植物柿 *Diospyros kaki* Thunb. 的干燥成熟果蒂。

【药物性味】

味苦、涩，性平。

（1）《纲目》：涩，平，无毒。

（2）《本草汇言》：味苦涩，气温，无毒。

（3）《中华本草》：苦，涩，性平。

【药物归经】

归胃经。

（1）《本草汇言》：入手太阴肺经。

（2）《本草求真》：入肺、胃。

（3）《中华本草》：入胃经。

【药物功效】降逆下气，止呃逆、呕哕。

【文献论述】

（1）朱震亨：人之阴气，依胃为养。土伤则木挟相火，直冲清道而上作咳逆，古人以为胃寒，既用丁香、柿蒂，不知其孰为补虚、孰为降火，不能清气利痰，惟有助火而已。

（2）《纲目》：咳逆者，气自脐下冲脉直上至咽膈，作呃忒、蹇逆之声也。朱肱《南阳书》以哕为咳逆，王履《溯洄集》以咳嗽为咳逆，皆误矣。哕者，干呕有声也。咳逆，有伤寒吐下后，及久病、产后、老人、虚人阴气大亏，阳气暴逆，自下焦逆至上焦，而不能出者；有伤寒失下，及平人痰气抑遏而然者。当视其虚实阴阳，或温或补，或泄热，或降气，或吐或下可也。古方单用柿蒂煮汁饮之，取其苦温能降逆气也。《济生》柿蒂散加以丁香、生姜之辛热，以开痰散郁，盖从治之法，而昔人亦常用之收效矣。至易水张氏，又益以人参，治病后虚人咳逆，亦有功绩。丹溪朱氏但执以寒治热之理，而不及从治之法，矫枉之过矣。若陈氏《三因》，又加以良姜之类，是真以为胃寒而助其邪火者也。

（3）《本草汇言》：沈则施曰，撩丹溪翁谓人之阴气，依胃为养。土伤则木挟相火，直冲渭道而作咳逆，宜竹茹黄连柿蒂汤主之，此言热呃也。《济生》论谓阳竭于下，孤阴独存，阴气亦将旋脱，故逆上面作呃，宜丁附人参柿蒂汤主之，此言寒呃也。又按《准绳》论呃逆之证，有伤寒吐下后、久病、产后阴血大亏，阳气暴逆，自下逆上而作呃者，非大温中补中之剂不能治。又有平人饮食痰气抑遏，而气自脐下冲脉直上咽膈，而作呃忒蹇逆之声，用平胃二陈汤，加柿蒂数枚煎服，亦可止也。观于柿蒂之苦涩，但可以散逆气，而因寒、因热、固虚、因滞者，则佐以丁、黄、茹、连、参、术、平胃、二陈辈，当仔细斟酌，毋轻视也。

（4）《本草求真》：柿蒂，虽与丁香同为止呃之味，然一辛热而一营平，合用深得寒热兼济之妙。如系有寒无热，则丁香在所必用，不得固执从治，必当佐以柿蒂。有热无寒，则柿蒂在所必需，不得泥以兼济之必杂以丁香。是以古人用药，有合数味而见效者，有单用一味而见效者，要使药与病对，不致悖谬而枉施耳。

（5）《滇南本草》：治气隔反胃。

【临床应用】

用于呃逆证。本品善降胃气，凡胃气上逆之呃逆，无论寒热虚实皆宜。治胃寒呃逆者，可与温中降逆之品合用；胃热呃逆者，可与清胃降逆之品合用；如湿热壅滞之呃逆者，与燥湿化痰降逆之品合用。故临床将柿蒂与它药相配，可治诸呃逆证。西医各种症见呃逆病者，均可随症施治，如：

（1）慢性胃炎症见呃逆者。慢性胃炎常与肝脾不调，脾胃升降失司有关。用丁香柿蒂汤配伍四君子汤培补脾土，能增强脾胃功能以治疗慢性胃炎。二方合用健脾温中，降逆和胃。

（2）反流性食管炎症见呃逆。其病机为胃失和降、浊气上逆，对其治疗分别采用疏肝理气、和胃降逆、温中健脾、养阴护胃等个性化治疗。可用丁香柿蒂散合生姜泻心汤加减辛开苦降、散寒清热、降逆止呕。

（3）重症肝炎症见呃逆者。重症肝炎患者常见湿热或寒湿阻滞气机升降而致胃气上逆动膈成呃逆，少数危重病人可见肾阳衰竭、胃气不降所致呃逆。无论湿热或寒湿所致呃逆，总以气滞中焦，气失和降，胃气上逆为总病机。丁香辛温降逆，其气芬芳，最能理气，柿蒂苦平降气，与丁香虽同为降逆止呃要药，然一辛热一苦平，合用深得寒热兼济之妙。

（4）中风症见呃逆。重症脑卒中急性期的病人可发生顽固性呃逆，常见于脑出血病人。临床根据证型，以丁香柿蒂汤为主，如胃中寒冷，可加吴茱萸、肉桂；气机郁滞加木香、枳壳、香附、柴胡；脾肾阳虚加附子、肉桂、熟地黄、巴戟天等；气阴两虚加太子参、沙参、麦冬、生地黄等。

（5）癌症放化疗后症见呃逆。如血液系统恶性肿瘤化疗后致呃逆，乃重病久病之后出现顽固性呃逆，此乃人体正气受损，中焦虚寒，升降失职，胃失和降，胃气上逆动膈所致，故治疗以和胃降气平呃为主。

【国医经验】柿蒂主入胃经，善降胃气，凡胃气上逆之呃逆、嗳气，无论寒热虚实皆可配伍运用。刘尚义教授常配伍丁香治疗胃气上逆等诸呃逆之证。丁香辛温芳香，暖脾胃而行气滞；柿蒂味苦降泄，专入胃经，善降胃气而止呃逆。《本草求真》云："柿蒂，虽与丁香同为止呃之味，然一辛热而一苦平，合用深得寒热兼济之妙。如系有寒无热，则丁香在所必用，不得固执从治，必当佐以柿蒂。有热无寒，则柿蒂在所必需，不得泥以兼济之必杂以丁香。"故两药相用降逆止呃之功尤甚，临床随症加减。

【跟师心得】柿蒂善降胃气，热呃、寒呃、虚呃、滞呃皆可用柿蒂佐以其他药以治之。如治胃寒呃逆者，可配伍散寒降逆之品；如为脾胃虚寒者，加温中降逆之品；如为胃热呃逆者，加清胃降逆之品；如痰浊壅盛甚者，加化痰降逆之品。总之，临床根据患者寒热虚实，随症加减。

【国医按语】柿蒂乃柿的干燥成熟果蒂，有降逆之功。而柿的根或根皮另有其效。柿根涩、平，有清热解毒、凉血止血之效。如《纲目》："治血崩，血痢，下血。"《民间常用草药汇编》："清热凉血。治吐血，痔疮。"《重庆草药》记载，用柿子根、红斑鸠窝煎服治血痢、红崩。中药不同部位有不同功效，此乃中医之奇特也。

【常用剂量】10g。

【服用方法】内服：煎汤，6～10g。

【使用注意】

（1）糖尿病患者、脾胃泄泻、便溏、体弱多病、产后、外感风寒者忌食。

（2）空腹慎吃生柿子或食柿后忌饮白酒、热汤，以防患胃柿石症。

（3）有胃肠疾患者不宜食柿子。

参考文献

蒋全龙，吴培俊. 2014. 四君子汤合丁香柿蒂汤治疗慢性胃炎的疗效分析. 中国中医药科技，04：469

周芝友，何中良. 2010. 生姜泻心汤合丁香柿蒂散治疗反流性食管炎的疗效观察. 湖北中医杂志，10：37-38

董根华，陈群伟. 2004. 丁香柿蒂汤治疗重型肝炎顽固性呃逆护理. 浙江中西医结合杂志，05：57

梁占虎. 2011. 加味丁香柿蒂汤治疗中风后呃逆60例. 光明中医，06：1134-1135

顾春燕，沈一平，吴迪炯，等 . 2010. 丁香柿蒂汤治疗血液系统肿瘤化疗后顽固性呃逆 . 湖北中医杂志，09：58

七十、炒　麦　芽

【品种来源】 为禾本科植物大麦 *Hordeum vulgare* L. 的成熟果实经发芽干燥而得。生用或炒用。又称炒麦芽、焦麦芽。

【药物性味】

味甘，性微温。

（1）《药性论》：味甘，无毒。

（2）《汤液本草》：气温，味甘咸，无毒。

（3）《本草再新》：味甘，性平，无毒。

【药物归经】

归脾、胃经。

（1）《雷公炮制药性解》：入脾、胃二经。

（2）《本草汇言》：入足太阴、阳明，手阳明经。

（3）《中华药典》：归脾、胃经。

【药物功效】 消食健胃，回乳消胀。

【文献论述】

（1）《千金食治》：消食和中。熬末令赤黑，捣作麨，止泄利，和清酢浆服之，日三夜一服。

（2）《滇南本草》：宽中，下气，止呕吐，消宿食，止吞酸吐酸，止泻，消胃宽膈，并治妇人奶乳不收，乳汁不止。

（3）《本草纲目》：麦芽、谷芽、粟芽，皆能消导米面诸果食积。观造饧者用之，可以类推。但有积者能消化，无积而久服，则消人元气也，不可不知。若久服者，须同白术诸药兼用，则无害。

（4）《本草汇言》：大麦芽，和中消食之药也。补而能利，利而又能补，如腹之胀满，膈之郁结，或饮食之不纳，中气之不利，以此发生之物而开关格之气，则效非常比也。

（5）《药品化义》：大麦芽，炒香开胃，以除烦闷。生用力猛，主消麦面食积，癥瘕气结，胸膈胀满，郁结痰涎，小儿伤乳，又能行上焦滞血。若女人气血壮盛，或产后无儿饮乳，乳房胀痛，丹溪用此二两，炒香捣去皮为末，分作四服立消，其性气之锐，散血行气，迅速如此，勿轻视之。

（6）《本草述》：谷、麦二芽俱能开发胃气，宣五谷味。第（麦芽）微咸能行上焦滞血，使营和而卫益畅，更能腐化水谷，且脾主湿，血和而湿行，湿行而脾运，尤非谷芽所可及也。

（7）《本草求原》：凡麦、谷、大豆浸之发芽，皆得生升之气，达肝以制化脾土，故能消导。凡怫郁致成膨膈等症，（麦芽）用之甚妙，人知其消谷而不知其疏肝也。

（8）《医学衷中参西录》：大麦芽，能入脾胃，消化一切饮食积聚，为补助脾胃之辅佐品，若与参、术、芪并用，能运化其补益之力，不至作胀满，为其性善消化，兼能通利二便，虽为脾胃之药，而实善舒肝气。夫肝主疏泄，为肾行气，为其力能舒肝，善助肝木疏泄以行肾气，故又善于催生。至妇人乳汁为血所化，因其善于消化，微兼破血之性，故又善回乳。入丸散剂可炒用，入汤剂皆宜生用。

【临床应用】

1. 用于饮食积滞证　本品有消食健胃之功，对于饮食停胃引起的胃脘胀满疼痛，饱而不欲食等有治疗作用，尤擅长于消米、面、薯等淀粉性食物积滞，可与山楂、神曲、鸡内金等消食健胃之品合用。如治脾虚食滞，可与白术、薏苡仁、黄芪等健脾之品合用。治小儿乳食停滞，可与陈皮、谷芽、莱菔子相配。

2. 回乳　本品有回乳之功，可减少乳汁分泌，故可用于治疗妇女断乳，或乳汁郁积而乳房胀痛者。有研究观察生、炒麦芽联用治疗产后回乳的临床疗效。将100例产后妇女随机分为3组，治疗A组33例给予生麦芽每日120g，治疗B组33例给予炒麦芽每日120g，治疗C组34例给予生麦芽每日60g、炒麦芽每日60g，服药期间停用其他药物。结果证明生、炒麦芽均有回乳通胀的作用，且联合运用较单用一种效果更著。

【国医经验】麦芽有不同的炮制品，有生麦芽、炒麦芽、焦麦芽，不同炮制麦芽品各有其效，而炒麦芽专于消食化积，故刘尚义教授常用此品治疗饮食停滞证，如食后腹胀、纳差等消化不良症。而刘老临床处方中常见其与炒谷芽同用，各20g，炒谷芽有消食和中、健脾开胃之效，两药和用，既消食，又健脾、开胃，故对于脾虚夹食纳差者尤为适宜。

【跟师心得】麦芽不同炮制方法的功效差异：生麦芽：健脾和胃，疏肝行气，通乳。治疗脾虚食少，乳汁郁积，妇女断乳，肝胃不和。炒麦芽：取麦芽置锅内微炒至黄色，取出放凉。可行气消食回乳。治疗食积不消，妇女断乳。焦麦芽：同上法炒至焦黄色后，喷洒清水，取出晒干。消食化滞，治疗食积不消、脘腹胀痛。故临床根据情况选择合适的炮制麦芽品。

【国医按语】早年阅读《本草纲目》时，看到麦芽糕一物，将麦芽与橘皮、白术、神曲、米粉、白糖研末和匀，制成糕点，具有健脾消食，和中开胃之效。尤宜于治疗小儿饮食停滞、纳差之症。小儿恶饮药，做成糕点，小儿喜之。

【常用剂量】20g。

【服用方法】内服：煎汤，10～15g，大剂量30～120g。

【使用注意】

（1）《食性本草》：久食消肾，不可多食。

（2）《汤液本草》：豆蔻、缩砂、木瓜、芍药、五味子、乌梅为之使。

（3）《本草经疏》：无积滞，脾胃虚者不宜用。

（4）《本草正》：妇有胎妊者不宜多服。

（5）《药品化义》：凡痰火哮喘及孕妇，切不可用。

参考文献

吴楚良，孔志伟，邓少嫦．2012．生炒麦芽联合治疗产后回乳34例．中医研究，07：18-19

七十一、神　　曲

【品种来源】 为面粉和药物（杏仁泥、赤小豆粉、鲜青蒿、鲜苍耳、鲜辣蓼等）等混合后经发酵而成的加工品。生用或炒用。炒用可称焦神曲。

【药物性味】

味甘、辛，性温。

(1)《珍珠囊》：辛。

(2)《汤液本草》：气暖，味甘。

(3)《滇南本草》：性平，味甘。

(4)《纲目》：甘辛，温，无毒。

【药物归经】

归脾、胃经。

(1)《汤液本草》：入足阳明经。

(2)《雷公炮制药性解》：入脾、胃二经。

(3)《本草经解》：入足厥阴肝经，足阳明胃经。

【药物功效】 健脾和胃，消食调中。

【文献论述】

(1)《纲目》：《原机启微》云：神曲治目病，生用能发其生气，热用能敛其暴气也。

(2)《本草经疏》：古人用曲，即造酒之曲，其气味甘温，性专消导，行脾胃滞气，散脏腑风冷。神曲乃后人专造，以供药用，力倍于酒曲。

(3)《本草正》：神曲，味甘气平，炒黄入药，善助中焦土脏，健脾暖胃，消食下气，化滞调中，逐痰积，破癥瘕，运化水谷，除霍乱胀满呕吐。其气腐，故能除湿热，其性涩，故又止泻痢。疗女人胎动因滞，治小儿腹坚因积。

(4)《药品化义》：神曲，味甘，炒香，香能醒脾，甘能洽胃，以此平胃气，理中焦，用治脾虚难运，霍乱吐逆，寒湿泄泻，妇人胎动抢心，下血不止。若生用力胜，主消米谷食积，痰滞癥结，胸满痞痞，小儿腹坚，皆能奏绩。

(5)《本经逢原》：神曲，其功专于消化谷麦酒积，陈久者良。但有积者能消化，无积而久服，则消人元气。

(6)《本草求真》：神曲，辛甘气温，其物本于白面、杏仁、赤小豆、青蒿、苍耳、红蓼六味，作饼蒸郁而成，其性六味为一，故能散气调中，温胃化痰，逐水消滞，小儿补脾，医多用此以为调治，盖取辛不甚散，甘不甚壅，温不见燥也。然必合以补脾等药，并施则佳。

(7)《国药的药理学》：神曲，是借其发酵作用以促进消化机能，但是在胃酸过多、发酵异常的患者，当绝对避免使用。

【临床应用】

1. 用于饮食积滞证　本品消食开胃，《本草经疏》有载“行脾胃气滞”，故对饮食积滞证尤宜。可单用，或与山楂、麦芽、木香等行气消食之品合用。若见脾虚食滞者，可加黄芪、白术、炙甘草等健脾之品。

2. 止泻　本品炒焦后具有止泻之效，故对于食积腹泻尤为适宜。常与焦山楂、焦麦芽同用，称为“焦三仙”。

【国医经验】神曲甘辛而温，可消食开胃，“行脾胃滞气”（《本草经疏》），故对饮食积滞证颇为常用，主治饮食停滞，脘腹胀满，呕吐泻痢等。炒黄入药，善助中焦土脏。其气味甘温，性专消导，行脾胃滞气，专化谷麦酒积，陈久者良。除此之外刘尚义教授常用本品配磁石、朱茯苓（《备急千金要方》之磁珠丸）。神曲辛温甘，化脾胃中宿食为佳，因“胃不和则卧不安”，故可治疗失眠、多梦、耳鸣等。

【跟师心得】神曲乃发酵加工品，可消食化积，治疗饮食积滞证，尤善于消米、面积滞，可单用，也可与其他健脾、开胃、消食之品合用。刘老临床上常与炒二芽、鸡内金合用，以增强其效。且神曲辛散，故对于外感兼食积者，可配解表退热之品，尤为适宜。炒焦后又具止泻之功。

【国医按语】神曲借神木所司之谷曰麦，谓木即生阳之首兆；麦即五气之先机，佐以七神司生之物，郁之成罨，伸之畅之，鼓中黄之生阳，安五脏之七神。正所以成其始，即所以成其终，其所以成其始，即所以成其终者。以一神而会七神，一藏而叶五藏，乃得成其始，复得成其终，否则偏废而离败矣。诸家陈列功力，即藉中黄生阳之气，敷布化育，宣五谷味，开发上焦，成阳出阴入之为体为用耳。

【常用剂量】10g。

【服用方法】研末炖服，6～15g。止泻宜炒焦用。

【使用注意】本品易感染黄曲霉素，加工储存时应注意。神曲水煎剂易黏锅，并使煎液浑浊，故不宜入煎剂。《本草经疏》：脾阴虚，胃火盛者不宜用；能落胎，孕妇宜少食。

七十二、大　蓟

【品种来源】为菊科草本植物蓟 *Cirsium japonicum* DC. 的干燥或新鲜根。生用或炒炭用。

【药物性味】

味甘、苦，性凉。

（1）《别录》：根，味甘，温。

（2）《药性论》：味苦，平。

（3）《日华子本草》：叶，凉。

（4）《本草汇言》：味甘微苦，气寒，无毒。

【药物归经】

归心、肝经。

（1）《滇南本草》：入肝、脾、肾三经。

（2）《本草新编》：入肺、脾二经。

（3）《中华本草》：归心、肝经

【药物功效】凉血止血，解毒消痈。

【文献论述】

(1)《唐本草》：根，疗痈肿。大、小蓟皆能破血，但大蓟兼疗痈肿，而小蓟专主血，不能消痈肿也。

(2)《本草经疏》：大蓟根，陶云有毒，误也。女子赤白沃，血热所致也，胎因热则不安，血热妄行，溢出上窍则吐衄。大蓟根最能凉血，血热解，则诸证自愈矣。其性凉而能行，行而带补，补血凉血，则荣气和，荣气和故令肥健也。

(3)《本草述》：大、小蓟类以为血药，固然。第如桃仁、红花，皆言其行血破滞，而此味则曰止吐血、鼻衄，并女子崩中血下，似乎功在止血也。夫小蓟退热固以止血，而大蓟下气更是止血妙理，盖气之不下者，多由于阴之不降，以致阳亢而不下也，气下则血归经矣，此非气为血先之义欤。夫凉血者多滞，而此乃能行之，又不以降火为行，是从下气以为行也。即小蓟根，在《食疗本草》亦谓其养气，但力劣于大蓟耳。以故行血者无补，而此乃能保之，特大蓟健养之力胜于保血者耳，是所谓不就血以为止者也。

(4)《本草求真》：大、小蓟，虽书载属甘温，可以养精保血，然究其精之养，血之保，则又赖于血荣一身，周流无滞。若使血瘀不消，而致见有吐衄唾咯崩漏之证，与血积不行，而致见有痈疼肿痛之病，则精血先？不治，安有保养之说乎。用此气味温和，温不致燥，行不过散，瘀滞得温则消，瘀块得行斯活。恶露既净，自有生新之能，痈肿潜消，自有固益之妙，保养之说，义由此起，岂真具有补益之力哉。

(5)《本草正义》：二蓟主治，皆以下行导瘀为主。

【临床应用】

1. 用于血热出血证 本品性凉入血分，能凉血止血，故可用于治疗血热妄行所致的各种出血证。《滇南本草》："消瘀血，生新血，止吐血、鼻血。治小儿尿血，妇人红崩下血，生补诸经之血。"可单用或与其他凉血止血药同用，如《十药神书》所载十灰散，以之与小蓟、侧柏叶等品合用，以增凉血止血之效。

2. 用于热毒疮疡 本品能清热解毒，兼能散瘀消痈，故可用于治疗热毒疮疡初起肿痛之证。可单用鲜品捣碎敷于患处，也可配伍其他清热解毒之品。

3. 用于高血压病 大蓟有降压作用，故可用于治疗高血压病。

【国医经验】大蓟性凉入血分，可凉血止血，用于血热所致的多种出血证，如衄血、吐血、尿血、便血、崩漏下血、外伤出血等。大蓟亦有解毒消痈之功，可直接捣烂敷于患处，亦可与其他清热解毒消痈之品合用。刘尚义教授常大、小蓟同用并配石韦，用以治疗血淋，疗效甚佳。炒后止血效果更佳。

【跟师心得】大、小蓟之区别：小蓟为菊科多年生草本植物刺儿菜（小蓟）的干燥地上部分，两者均可凉血止血，解毒消痈。然大蓟解毒消痈之功为优，小蓟利尿通淋之功为佳，故治尿血、血淋用之更多。然论生新破血，大蓟强而小蓟微，如《滇南本草》曰："消瘀血，生新血。"

【国医按语】大蓟止血之效显著，《本草汇言》载治崩漏下血，曰大蓟一握。捣，绞取汁，服半升。其凉血止血，有见其用于血热胎动不安者，如《别录》以大蓟根止吐血鼻衄者，正以下行为顺，而上行之吐衄可止。又谓安胎，则破瘀导滞之性适得其反，恐不可从。甄权谓主下血，亦殊未允。

【常用剂量】20g。

【服用方法】内服：煎汤，10～15g，鲜品可用30～60g。外用：适量，捣敷患处。

【使用注意】

脾胃虚寒而无瘀滞者忌服。

(1)《品汇精要》：忌犯铁器。

(2)《本草经疏》：不利于胃弱泄泻及血虚极、脾胃弱、不思食之证。

七十三、地　　榆

【品种来源】为蔷薇科植物地榆 *Sanguisorba officinalis* L. 或长叶地榆 *Sanguisorba officinalis* L. var. *longifolia*（Bert.）Yü et Li 的干燥根。亦可炒炭用。

【药物性味】

味苦、酸、涩，性微寒。

(1)《本经》：味苦，微寒。

(2)《别录》：甘酸，无毒。

(3)《滇南本草》：苦涩，温。

【药物归经】

归肝、大肠经。

(1)《雷公炮制药性解》：入大肠、肝二经。

(2)《本草经疏》：入足厥阴，少阴，手、足阳明经。

(3)《本草再新》：入肺，肾二经。

【药物功效】凉血止血，解毒敛疮。

【文献论述】

(1)《纲目》：地榆，除下焦热，治大小便血证。止血，取上截切片炒用，其梢则能行血，不可不知。杨士瀛云：诸疮痛者加地榆，痒者加黄芩。

(2)《本草求真》：地榆，诸书皆言因其苦寒，则能入于下焦血分除热，俾热悉从下解。又言性沉而涩，凡人症患吐衄崩中肠风血痢等症，得此则能涩血不解。按此不无两歧，讵知其热不除，则血不止，其热既清，则血自安，且其性主收敛，既能清降，又能收涩，则清不虑其过泄，涩亦不虑其或滞，实为解热止血药也。

(3)《本经续疏》：地榆者不治别因之带下，并不治七伤带下病之不痛者，惟能称七伤带下病止痛，又可见矣。何况血去气散，风乘虚入而为恶肉，风乘营卫之相遭而鼓荡为汗，金疮被风而痛不可瘳，不皆为地榆所属耶？《别录》之止脓血、诸瘘、恶疮、热疮，产后内塞作金疮膏，皆于《本经》推类言之。惟消酒、除消渴、补绝伤。则其义若别有在者，然气盛而鼓风入血，何异血虚而风乘以入，风入而更耗其血，何异风入而大耗其津液，风横梗于气血之间，何异气血之不相续，则仍是血虚气违为根本，风气搅扰于其间乃为病，而治之以化风气为生气，致气血使调和得巽而相入矣。

(4)《本草选旨》：地榆，以之止血，取上截炒用。以之行血、取下截生用。以之敛血，则同归、芍。以之清热，则同归、连。以之治湿，则同归、芩。以之治血中之痛，则同归、萸。以之温经而益血，则同归、姜。大抵酸敛寒收之剂，得补则守，得寒则凝，得温暖而益血归经，在善用者自得之而已。

（5）《本草正义》：地榆苦寒，为凉血之专剂。妇人乳痛带下，多由于肝经郁火不疏，苦寒以清泄之，则肝气疏达，斯痛可已而带可止；然气滞痰凝之乳痛，及气虚不摄之带下，非其治也。止痛除恶肉，皆以外疡言之，血热火盛，则痛而多恶肉，地榆清热凉血，故止疡患作痛，而能除恶肉。

【临床应用】

1. 用于血热出血证 地榆性苦寒入血分，可凉血止血，又酸涩收敛，故适宜于血热出血诸证。因其性沉降，故对于便血、尿血、崩漏等下部出血尤宜。可与其他凉血止血之品合用。如治热甚而便血者，可予之与生地黄同用，乃《景岳全书》中所记载约营煎也。如治痔疮出血，可与槐花、防风同用，如《和剂局方》槐角丸也。血热崩漏者，可与生地黄、黄芩、丹皮等同用以清热止血，《女科辑要》治崩证极验方即为此意。地榆与甘草同用，乃《圣济总录》地榆汤也，用于治疗血痢不止者。

2. 用于烫伤、湿疹、疮疡痈肿 地榆可清热解毒敛疮，乃治水火烫伤要药，可单用，亦可与其他清热解毒敛疮之品合用。用时可浓煎外洗，亦可用纱布浸湿外敷，也可与它药研磨外擦。

3. 生血 地榆有促进骨髓造血的功能，故可用于治疗粒细胞减少症、血小板减少症、放化疗后骨髓抑制等。

【国医经验】地榆可用于治疗多种血热出血之证，能止吐血、衄血等。又因其性沉降，故尤宜于下焦血热之便血、痔血、崩漏等。刘尚义教授常用本品配槐花（《丹溪心法》之槐角丸）治疗肠风脏毒下血（肠癌便血）。或用两者的炭炒之品，以增强其止血之效。在临床上，对于血小板减少者，用此药对颇有效果，既可止血，又有生血小板之意。

【跟师心得】地榆性寒而降，即清且涩，故能止吐血、衄血，治肠风血痢、痔漏及妇人崩漏下血、月经不止，尤宜于治下焦血热之各种出血，可与其他清热止血之品同用。地榆亦有解毒敛疮之功，为治水火烫伤之要药，可与其他清热解毒消痈之品，如黄连、石膏、冰片等合用，外敷于患处即可。

【国医按语】早年读古书经典，看到古人用地榆、甘草组成地榆甘草汤治疗结阴下血。如《古方选注》曰："结阴者，阴气自结，不和于阳也，结则下瘀血，若瘀血去尽而再结再下，三结三下，断续不绝，亦危证也。地榆身能止血，稍能行血；甘草生用能行肝胃二经污浊之血，炙之入阴而温散血中之结；煎时另入缩砂仁，香而能窜，内醒脏气，引领二味，止血开结。此之征乎内者，从里解也。"甚获其意。

【常用剂量】20g。

【服用方法】内服：煎汤，10～15g；大剂量可用至30g，或入丸、散。外用适量。

【使用注意】

虚寒者忌服。

（1）《本草衍义》：虚寒人及水泻、白痢，即未可轻使。

（2）《医学入门》：虚寒冷痢禁用。热痢初起亦不可用，恐涩早也。

（3）《本草汇言》：痈疮久病无火，并阳衰血证，并禁用之。

七十四、三　七

【品种来源】 为五加科植物三七 *Panax notoginseng*（Burk.）F. H. Chen 的干燥根。秋季花开前采挖，洗净，分开主根、支根及茎基，干燥。支根习称“筋条”，茎基习称“剪口”。又称田七、参三七、三七粉等。有“金不换”、“南国神草”之美誉。

【药物性味】

味甘、微苦，性温。

(1)《纲目》：甘微苦，温，无毒。

(2)《本草汇言》：味甘微苦，性平，无毒。

(3)《医学衷中参西录》：三七，诸家多言性温，然单服其末数钱，未有觉温者。

【药物归经】

归肝、胃经。

(1)《本草汇言》：入阳明、厥阴经。

(2)《本草求真》：入肝、胃，兼入心、大肠。

(3)《本草再新》：入肺、肾二经。

【药物功效】 散瘀止血，消肿止痛。

【文献论述】

(1)《纲目》：三七，近时始出，南人军中用为金疮要药，云有奇功。又云凡杖扑伤损，瘀血淋漓者，随即嚼烂罨之即止，青肿者即消散。

(2)《本草新编》：三七根，止血之神药也。无论上、中、下之血，凡有外越者，一味独用亦效，加入于补血补气药中则更神。盖此药得补而无沸腾之患，补药得此而有安静之休也。

(3)《本草求真》：三七，世人仅知功能止血止痛，殊不知痛因血瘀则疼作，血因敷散则血止。三七气味苦温，能于血分化其血瘀。

(4)《玉楸药解》：和营止血，通脉行瘀，行瘀血而敛新血。凡产后、经期、跌打、痈肿，一切瘀血皆破；凡吐衄、崩漏、刀伤、箭射，一切新血皆止。

(5)《医学衷中参西录》：三七，善化瘀血，又善止血妄行，为吐衄要药，病愈后不至瘀血留于经络，证变虚劳（凡用药强止其血者，恒至血瘀经络成血痹虚劳）。兼治二便下血，女子血崩，痢疾下血鲜红久不愈（宜与鸦胆子并用），肠中腐烂，浸成溃疡，所下之痢色紫腥臭，杂以脂膜，此乃肠烂欲穿（三七能化腐生新，是以治之）。为其善化瘀血，故又善治女子癥瘕，月事不通，化瘀血而不伤新血，允为理血妙品。外用善治金疮，以其末敷伤口，立能血止疼愈。若跌打损伤，内连脏腑经络作疼痛者，外敷内服，奏效尤捷。疮疡初起肿痛者，敷之可消（当与大黄末等分，醋调敷）。凡疮之毒在于骨者，皆可用三七托之外出也。

【临床应用】

1. 用于冠心病心绞痛的治疗　中医认为该病为心气不足，无力推动血行，从而导致气滞瘀血，心脉痹阻，冠状动脉发生粥样硬化而导致管腔狭窄或闭塞。临床上常辅以黄芪、党参、川芎、蒲黄、桂枝、薤白等益气、化瘀、宣痹之品治疗该病，取得了满意的疗效。

2. 用于上消化道溃疡的治疗 该病临床常见胃脘疼痛、嘈杂吞酸、呃逆、腹胀等症状。中医认为肝郁气滞，致气机不畅，气滞则血瘀；或脾胃虚弱，络脉失养，致脉络拘急，“不荣则痛”。临床上常配以白及、花蕊石、血余炭、香附、黄芪等益气理气、化瘀止血之品治疗该病，取得了较好的疗效。

3. 用于高脂血症的治疗 中医认为该病乃素体脾虚，痰湿内盛；或胃火素旺，恣食肥甘，化为脂浊。临床上常辅以陈皮、半夏、茯苓、昆布、山楂、当归、丹参等化湿除痰、活血化瘀之品治疗该病，亦取得了较好的疗效。

4. 用于慢性乙型肝炎和肝硬化的治疗 中医认为该病乃湿热毒邪内侵，结于胁下，耗伤肝气，致肝气郁结，气滞则血瘀，或“久病及肾”，最终导致正虚邪实或气血两虚。临床常配以利水渗湿，扶正解毒之猪苓、茯苓、白术、泽泻、黄芪、菟丝子、半枝莲、白花蛇舌草等治疗该病，亦取得较好疗效。

【国医经验】刘教授常用本品治疗内外科常见的各种出血并伴有瘀血肿痛者，常嘱咐患者用三七研末吞服。因本品有较好的散瘀止血、消肿止痛之功，临床上刘教授还常用于一些跌扑肿痛患者，疗效奇特。本品善入肝、胃经脉，兼入心、大肠经，故刘老还常把三七研末吞服用于冠心病等各种心脑血管疾病防治，临床屡试屡验。

【跟师心得】三七号称“金疮要药”，是外科、伤科的常用药物。其不但有活血散瘀之功，还有较好的止血、消肿定痛作用。对咯血，吐血，衄血，便血，崩漏，外伤出血，胸腹刺痛，跌扑肿痛均有较好功用。三七叶之性用与根大同，凡折伤跌扑出血，敷之即止，亦散青肿。

【国医按语】刘老从医五十多年，对临床上多种瘀血出血症有较深的理解掌握。刘尚义教授常嘱患者三七研末吞服，治疗内外科各种出血而并有瘀血肿痛者。三七研末吞服可以用于防治冠心病等各种心脑血管疾病。本品行瘀血而敛新血，能破一切瘀血、止一切新血，乃止血之良药也。

【常用剂量】10g。

【服用方法】多用研末吞服。

【使用注意】

孕妇忌服。

（1）《得配本草》：血虚吐衄，血热妄行者禁用。

（2）《本草从新》：能损新血，无瘀者勿用。

参考文献

刘静 . 2003. 三七的临床应用 . 医药导报，S1：75

刘运生 . 2012. 三七的临床应用 . 现代中药研究与实践，02：88

七十五、茜　草

【品种来源】为茜草科植物茜草 *Rubia cordifolia* L. 的干燥根及根茎。春、秋二季采挖，除去泥沙后，洗净，干燥。俗名血见愁、小活血、活血草，又称茜草根、茜草炭等。

【药物性味】

味甘、微苦，性温。

(1)《药性论》：味甘，主六极伤心肺。

(2)《日华子本草》：味酸止鼻洪。

(3)《纲目》：茜草，气温行滞，味酸入肝。

(4)《本经》：茜草寒凉。

【药物归经】

归肝、心、肾、脾、胃、心包经。

(1)《药义明辨》：茜草，入肝与心包经，二经滞血为病宜此。

(2)《纲目》：茜草，气温行滞，味酸入肝，而咸走血。

【药物功效】祛瘀通经，凉血止血。

【文献论述】

(1)《纲目》：专于行血活血。俗方治女子经水不通，以一两煎酒服之，一日即通，甚效。

(2)《药鉴》：茜草，疗中多蛊毒，治跌扑损伤。吐下血如烂肝，凝积血成瘀块，虚热崩漏不止，劳伤吐衄时来，室女经滞不行，妇人产后血晕，治之皆愈。大都皆血家药也，故血滞者能行之，血死者能活之。痘家红紫干枯者，用之于活血药中甚妙。外症疮疖痈肿者，用之于排脓药中立效。其曰除乳结为痈者何？盖乳者血之所为也，用此剂以行之，则血行而痈自散矣。

(3)《医林纂要探源·药性》：茜草，色赤入血分，泻肝则血藏不瘀，补心则血用而能行，收散则用而不费；故能剂血气之平，止妄行之血而祛瘀通经，兼治痔瘘疮疡扑损。

(4)《药义明辨》：茜草，入肝与心包经，二经滞血为病宜此。方书用以疗吐血、衄血及尿血、泻血、诸热证，意主于从治而导瘀耳，非谓其性凉能止动血也。

(5)《日华子本草》：味酸止鼻洪，带下，产后血晕，乳结，月经不止，肠风痔瘘，排脓，治疮疖，泄精，尿血，扑损瘀血，皆取其凉血行血，苦寒泄热之功耳。

(6)《本草经疏》：茜草，行血凉血之要药也。非苦不足以泄热，非甘不足以活血，非咸不足以入血软坚，非温少阳之气不足以通行，故主痹及疸，疸有五，此其为治，盖指蓄血发黄，而不专于湿热者也。痹者血病。行血软坚则痹自愈。甘能益血而补中，病去血和，补中可知矣。苦寒能下泄热气，故止内崩及下血。除热，故益膀胱。踒跌则瘀血，血行则踒跌自安。凉无病之血，行已伤之血，故治蛊毒。

【临床应用】

茜草临床应用广泛，尤其对临床常见的多种血症，如血热咯血、吐血、衄血、尿血等证，轻者单用，重者可配小蓟、白茅根、山栀子等，以增强凉血止血之功，方如《十药神书》十灰散，均有良效。而对多种原因引起的湿热瘀毒亦有明显效果。

1. 治大肠蕴热之肠风便血　常配黄芩、地榆、槐角之品，以清肠凉血止血。

2. 治血热崩漏　常配生地、生蒲黄、侧柏叶等药，以凉血止崩；若气虚不摄，冲任虚损，漏下不止者，再配炙黄芪、山萸肉、乌贼骨等药，以补气摄血，收涩固脱。

3. 用于瘀血经闭，产后瘀阻腹痛，跌打损伤肿痛 兼热者尤宜，因茜草有活血祛瘀之功且能凉血。治瘀血经闭，可单用，或配丹参、赤芍、当归等药同用，则可增强活血通经作用；若为血枯兼瘀之经闭，又当配制首乌、熟地黄、川芎等，以养血活血通经。

4. 治产后瘀阻腹痛 属热者，常配败酱草、红藤、赤芍等药，以清热化瘀止痛；属寒滞者，常配当归、川芎、炮姜等药，以散寒暖宫、化瘀止痛；兼气虚血亏者，常配炙黄芪、人参、当归等药，以补虚化瘀。

5. 治跌打损伤瘀肿 常配红花、川断、骨碎补等药，以活血消肿疗伤。

6. 用于风湿痹痛 茜草活血通经，故亦治风湿痹痛，若属热痹者，常配忍冬藤、络石藤、秦艽等药，以清热通络止痛；属风寒湿痹者，又当与川乌、独活、海风藤等同用，以祛风除湿、散寒通痹。

7. 用于黄疸 茜草凉血清瘀热而退黄，用治湿热黄疸，可配茵陈、山栀、大黄等药，以清热凉血，利湿退黄。

8. 用于疮痈，痔肿 茜草能凉血化瘀以消散疮痈，治热毒疮疡或乳痈，常配蒲公英、银花、地丁等药；治痔疮肿痛，常配大黄、虎杖、地榆等药。

【国医经验】 刘尚义教授常用此品治疗劳伤吐衄，虚热崩漏，乳痈等证。本品同三七一样既能止血，又能活血，止血而无留瘀之弊，但本品尚具有清热之功。所以刘尚义教授常用本品治疗血热夹瘀的各种出血证，处方中常与石韦、大小蓟等配伍（《十药神书》之十灰散）。因本品善入肝、心、肾、脾、胃、心包经。用于治疗肾炎、肾病综合征、黄疸、风湿痹痛效果良好，临床屡试屡验。

【跟师心得】 本品通经脉瘀塞，行瘀血敛鲜血，与三七有类似功效。然其寒凉之性对多种血热证有较好作用。刘尚义教授常用本品治疗肾炎、肾病综合征等疾病，并配伍莪术、川芎、刘寄奴等活血化瘀药，效果显著。

【国医按语】 刘尚义教授早年跟从多位名家学习，学艺高深，医学造诣颇有影响力。在多年的临床实践中掌握了大量临床经验，对药物的运用更是高人一筹。刘老认为本品为血中要药，能行滞血、止动血，去诸死血。凡诸血热血瘀，俱见奇功。本品用于肾系疾病也有较好的疗效。

【常用剂量】 10g。

【服用方法】 内服：煎汤，10～15g；或入丸、散；或浸酒。

【使用注意】

脾胃虚寒及无瘀滞者慎服。

（1）《本草经疏》：见血症，若加泄泻、饮食不进者，勿服。

（2）《本草正》：虚不摄血及脾寒者勿用。

七十六、花 蕊 石

【品种来源】 本品为质岩类岩石蛇纹大理岩的石块。采挖后，敲去杂石，选取有淡黄色或黄绿色彩晕的小块。富含碳酸钙及含水硅酸镁。又称花乳石、白云石。

【药物性味】

味酸、涩，性平。

（1）《本草纲目》：酸涩，平，无毒。

（2）《本草经疏》：酸辛，平。

（3）《中华本草》：酸；涩；平；无毒。

【药物归经】

归肝经。

（1）《本草纲目》：厥阴经血分。

（2）《中华本草》：归肝经。

【药物功效】活血化瘀，收敛止血。

【文献论述】

（1）《嘉祐本草》：主金疮止血，又疗产妇血晕、恶血。

（2）《本草纲目》：治一切失血伤损，内漏，目翳。

（3）《玉楸药解》：功专止血。治吐衄崩漏胎产，刀杖一切诸血。

（4）《医林纂要探源》：泻肝行瘀血，敛肺生皮肉。

（5）《本草纲目》：花蕊石，其功专于止血，能使血化为水，酸以收之也。而又能下死胎，落胞衣，去恶血，恶血化则胎与胞无阻滞之患矣。

（6）《本草经疏》：花乳石，其功专于止血，能使血化为水。妇人血晕，恶血上薄也，消化恶血，则晕自止矣。以酸敛之气，复能化瘀血，故敷金疮即合，仍不作脓也。

（7）《和剂局方》：治诸血及损伤金疮胎产，有花蕊石散，皆会能化血为水，则此石之功，善非寻常草术之比也。

（8）《本草述》：花蕊石，其于血证，似以能化瘀为止。缪仲淳氏所云，吐血诸证，多因于火炎迫血以上行，如斯药性非宜，亦是确论也。然有血证不尽因于阴虚者，则此味又为中的之剂矣。

【临床应用】

1. 用于重症咯血 因花蕊石性味酸、涩。具有止血迅捷而不留瘀之妙。临床常用于多种咯血症。如葛可久的花蕊石散（花蕊石、硫黄），是治疗咯血的著名方剂，为历代名医所推崇。

2. 治疗崩漏 结合现代药理研究发现，花蕊石中含有大量矿物质如 $CaCO_3$ 等，均有较好的止血作用。

3. 治疗血肿机化 血肿机化是由于暴力造成的机体组织损伤，导致机体血流凝滞不畅或血溢脉外，造成损伤部位局部组织出血，血肿或皮下瘀斑，日久则血瘀凝滞，机化形成血块。花蕊石有活血化瘀之功，可与其他药物配伍组方治疗血肿机化症。

4. 治疗氟骨症 蛇纹石为花蕊石中的重要组成部分该药治疗氟骨症，在止痛、增加关节活动度、促进功能恢复方面有较好的疗效。

【国医经验】刘尚义教授常用此品治疗吐血、衄血、便血、崩漏、产妇血晕、死胎、胞衣不下、金疮出血等证。在刘教授的处方中本品常用到20g。刘老通读经典，对古籍中经典内容的理解更是有自己的独到之处。如《本草纲目》云："花蕊石，其功能专于止血，能使血化为水，酸以收之。"临床上，刘尚义教授常用本品治疗肺癌咯血、肠癌便血等，均有较好的效果。

【跟师心得】花蕊石酸、涩、平、无毒。其酸涩之性有较好的收敛止血之功。然其为矿物类药材，主含钙、镁的碳酸盐，并混有少量铁盐、铝盐，及锌、铜、钴、镍、铬、镉、铅等元素，多服不宜。如《本草经疏》：“无瘀血停留者不宜内服。不由内伤血凝胸膈板痛，而因火炎血溢以致吐血者，忌之。”

【国医按语】刘教授早岁就跟随名师学医，通读经典，对古籍中经典内容的理解更是有自己的独到之处。如《本草纲目》云：“花蕊石，其功能专于止血，能使血化为水，酸以收之。”《本草经疏》：“无瘀血停留者不宜内服。不由内伤血凝胸膈板痛，而因火炎血溢以致吐血者，忌之。”刘老结合自己对古籍的理解，用花蕊石治疗诸多瘀血性出血，如肺癌咳血、肠癌便血等，均有奇效。

【常用剂量】20g。

【服用方法】内服：入散剂，4.5～9g。外用：研末撒。

【使用注意】凡无瘀滞及孕妇忌服。《本草求真》：“花蕊石原属劫药，下血止后，须以独参汤救补，则得之矣。若使过服，则于肌血有损，不可不谨。”

七十七、蒲　黄

【品种来源】为香蒲科植物水烛香蒲 *Typha angustifolia* L.、东方香蒲 *Typha orientalis* Presl 或同属植物的干燥花粉。夏季采收蒲棒上部的黄色雄花序，晒干后碾轧，筛取花粉。又称生蒲黄、蒲黄炭。

【药物性味】

味甘、辛，性凉。

(1)《本经》：味甘，平。

(2)《本草正》：味微甘，性微寒。

(3)《本草汇言》：性凉，炒味涩。

(4)《要药分剂》：味甘辛，性平，无毒。

【药物归经】

归肝、心经。

(1)《纲目》：手、足厥阴血分。

(2)《本草经疏》：入手少阴、太阳、太阴，足阳明、厥阴。

(3)《药品化义》：入脾经。

【药物功效】活血化瘀，收敛止血，通淋。

【文献论述】

(1)《纲目》：《本事方》云，有士人妻舌忽胀满口，不能出声，以蒲黄频掺，比晓乃愈。

(2)《本草汇言》：蒲黄，性凉而利洁膀胱之原，清小肠之气，故小便不通，前人所必用也。至于治血之方，血之上者可清，血之下者可利，血之滞者可行，血之行者可止。凡生用则性凉，行血而兼消；炒用则味涩，调血而且止也。

(3)《本经逢原》：蒲黄，与五灵脂同用，胃气虚者，入口必吐，下咽则利。舌根胀痛，亦有属虚火旺者，误用前法（指同干姜末干掺），转伤津液，每致燥湿愈甚，不可不审。

(4)《本草正义》：蒲黄，专人血分，以治香之气，兼行气分，故能导瘀结而治气血凝滞之病。东壁李氏员谓其凉血、活血，亦以水产之品，故以为凉。颐谓蒲本清香，亦有宰味。蒲黄又为蒲之精华所聚，既能逐痰，则辛散之力可知。况心腹结滞之痛，新产瘀露之凝，失笑一投，捷于影响，虽曰灵脂导浊，是其专职，然蒲黄果是寒凉，必非新产有痰可用。若舌疮口疮，皮肤湿痒诸病，敷以生蒲黄细粉可愈，则以细腻黏凝，自有生肌之力，非仅取其清凉也。

(5)《本经》：主心腹膀胱寒热，利小便，止血，消瘀血。

(6)《药性论》：通经脉，止女子崩中不佳，主痢血，止尿血，利水道。

(7)《日华子本草》：治（颠倒）扑血闷，排脓，疮疔，妇人带下，月经不匀，血气心腹痛，妊孕人下血坠胎，血运血耀，儿枕急痛，小便不通，肠风泻血，游风肿毒，鼻洪吐血，下乳，止泄精，血痢。破血消肿生使，补血止血炒用。

(8)《纲目》：凉血，活血，止心腹诸痛……盖舌乃心之外候，而手厥阴相火乃心之臣使，得干姜是阴阳能相济也。

(9)《本草经疏》：治癌结，五劳七伤，停积瘀血，胸前痛即发吐颐。

(10)《芝隐方》：宋度宗，一夜忽舌肿满口，用蒲黄、干姜末等分，干涤而愈。

【临床应用】

1. 用于原发性高血压、高脂血症等　因其有活血化瘀之功，临床上常常用生蒲黄配伍赤芍、丹皮、红花、牛膝、地龙、代赭石、牡蛎组成复方蒲黄汤治疗原发性高血压，获得满意疗效。

2. 用于治疗冠心病、心绞痛等　有学者用蒲黄浸膏烘干研末，制成每粒含生药0.3g的胶囊，治疗气滞血瘀型冠心病心绞痛患者取得较好的效果。

3. 治疗妇科疾病　姚石安用生蒲黄醋制丸和蒲索四物分别治疗恶露不绝，治疗后发现其临床症状、恶露控制量、血液流变指标和微循环积分值明显改善。

4. 治疗脑萎缩　有学者用荣脑汤（生蒲黄配紫河车、龙眼肉、桑葚、赤白芍、太子参、茯苓、石菖蒲、丹参、郁金、熟地、炙甘草）治疗脑萎缩，疗效甚佳。

5. 治疗胃脘痛　有学者用蒲黄、当归、北沙参、麦冬、五灵脂、法半夏、黄连、玉竹、山楂、花粉、谷芽、元胡、枸杞子、吴茱萸等配伍治疗胃脘痛取得满意疗效。

【国医经验】因本品长于收敛止血，并有活血化瘀，止血而不留瘀的功用。刘尚义教授常用此品治疗各类出血证。刘尚义教授常用本品配伍五灵脂（《和剂局方》之失笑散），治疗一切心腹之痛，以及妇人痛经，产后瘀痛等。因本品善入足太阳膀胱经，手少阴、太阳、太阴，足阳明、厥阴等经络，故有利尿通淋之功，用于血淋证，症见小便涩痛等。临床屡试屡验。

【跟师心得】三七、蒲黄、茜草的功用比较：均具有止血化瘀之功，治疗各种内科出血证。三七止血力强，又有消肿之功，治疗瘀血阻滞肿痛、胸腹疼痛等；蒲黄收敛止血，又能利尿通淋，常用以治疗血尿；茜草凉血止血，用于血热瘀滞的各种出血证，尤善治过敏性紫癜。

【国医按语】刘尚义教授早年跟从多位名家学习医学知识，学有所成，医学造诣颇深。在多年的临床实践中掌握了大量临床经验，对药物的运用更是高人一等，深受患者的信任爱戴。刘老认为本品置于治血之方，血之上者可清，血之下者可利，血之滞者可行，血之行者可止。凡生用则性凉，行血而兼消；炒用则味涩，调血而且止也。故临床应用不拘一节，当辨证用药。

【常用剂量】 10g。

【服用方法】 内服：煎汤，5～9g；或入丸、散。外用：研末撒或调敷。

【使用注意】

孕妇慎服。

(1)《本草衍义》：不可多食，令人自利，不益极虚人。

(2)《品汇精要》：妊娠不可生用。

(3)《本草经疏》：一切劳伤发热，阴虚内热，无瘀血者禁用。

参考文献

王其飞 . 1994. 蒲黄治疗冠心病心绞痛 . 中医杂志，35（9）：517

姚石安 . 1994. 蒲黄治疗淤血性恶露不绝 . 中医杂志，35（9）：517-518

李滋栋 . 1992. 荣脑汤治疗脑萎缩 25 例 . 陕西中医，13（9）：392

刘康平 . 1992. 养胃消痛方治疗胃脘痛 117 例疗效观察 . 黑龙江中医，(3)：22

七十八、白　　及

【品种来源】 为兰科植物白及 *Bletilla striata*（Thunb.）Reichb. f. 的干燥块茎。夏、秋二季采挖，除去须根，洗净，置沸水中煮或蒸至无白心，晒至半干，除去外皮，晒干。又称白及粉。

【药物性味】

味甘、涩、苦，性微寒。

(1)《本经》：味苦，平。

(2)《吴普本草》：神农、黄帝：辛。李氏：大寒。雷公：辛，无毒。

(3)《别录》：辛，微寒，无毒。

(4) 李杲：苦甘，微寒，性涩。

【药物归经】

归肺、胃、肝经。

(1)《纲目》：入肺。

(2)《本草再新》：入肺、肾二经。

(3)《中华本草》：归肺、胃、肝经。

【药物功效】 收敛止血，消肿生肌。

【文献论述】

(1)《纲目》：白及，性涩而收，故能入肺止血，生肌治疮也。

(2)《本草经疏》：白及，苦能泄热，辛能散结，痈疽皆由荣气不从，逆于肉里所生；败疽伤阴死肌，皆热壅血瘀所致，故悉主之也。胃中邪气者，即邪热也；贼风痱缓不收，皆血分有热，湿热伤阴之所生也，入血分以泄热，散结逐腐，则诸证靡不瘳矣。

（3）《本草汇言》：白及，敛气，渗痰，止血，消痈之药也。此药质极黏腻，性极收涩，味苦气寒，善入肺经。凡肺叶破损，因热壅血瘀而成疾者，以此研末日服，能坚敛肺藏，封填破损，痈肿可消，溃败可托，死肌可去，脓血可洁，有托旧生新之妙用也。

（4）《本草经百种录》：白及，气味冲淡和平，而体质滑润，又极黏腻，入于筋骨之中，能和柔滋养，与正气相调，则微邪自退也。

（5）《本草求真》：白及，方书既载功能入肺止血，又载能治跌扑折骨，汤火灼伤，恶疮痈肿，败疽死肌，得非似收不收，似涩不涩，似止不止乎？不知书言功能止血者，是因性涩之谓也；书言能治痈疽损伤者，是因味辛能散之谓也。此药涩中有散，补中有破，故书又载去腐、逐瘀、生新。

（6）《重庆堂随笔》：白及最黏，大能补肺，可为上损善后之药。如火热未清者，不可早用，以其性涩，恐留邪也。惟味太苦，宜用甘味为佐，甘则能恋膈。

（7）《本草便读》：白及，必虚而有热者，乃为相宜耳。虽禀收敛之性，而仍具苦泄辛散之意，与白蔹相近，故每相须而用。

（8）《本经》：主痈肿恶疮败疽，伤阴死肌，胃中邪气，贼风痱缓不收。

（9）《药性论》：治结热不消，主阴下痿，治面上皯疱，令人肌滑。

（10）《唐本草》：手足皲拆，嚼以涂之。

【临床应用】

1. 用于体内外出血等症　以白及蒲黄散为基础方，血热妄行加栀子、生地、黄芪，阴虚火旺加百合、麦冬、当归，气阴两虚加黄芪、白术等，辨证施治治疗肺系疾病有较好疗效。大黄、白及、三七治疗上消化道出血也有较好的作用。对一些宫颈糜烂症见黄白脓血性带下者予以银花、蒲公英、白及、苦参、黄芪，治疗效果也较好。

2. 用于烧烫伤等　白及胶浆对烧烫伤表面有保护作用。临床上常用大黄、黄连、地榆、黄柏、白及、麻油、凡士林等制备成油纱布后敷贴于中小面积、轻中度烧伤部位，有较好的效果。也有用血余炭、石膏、大黄、白及组方治疗烧烫伤者，效果较好。

3. 用于皮肤、口腔疮疡等症　临床上常用白及、黄连、冰片、芝麻油制备白及油用于褥疮，能促进创面愈合。采用白及、黄连、冰片药粉撒在口腔溃疡处可以治疗小儿口疮、牙龈肿痛属于脾胃积热者。

4. 用于慢性中耳炎　有学者用白及、五倍子、枯矾、苍耳子、冰片、海螵蛸各等分，共为细末，先将外耳道用棉签擦拭掉脓血，再用过氧化氢冲洗耳内 2 次后，随即将上述粉末吹入耳内，疗效佳。

5. 用于皮炎、皮疹　民间验方用辛夷、白及、白芷、黄芩组成白及粉。用于治疗痤疮效果满意。白及、黄柏、黄连、地榆、冰片、明矾研磨细粉，浓茶水调，外敷治疗带状疱疹可取得一定疗效。

【国医经验】刘尚义教授常用此品治疗咯血、衄血、吐血、便血及外伤出血等体内外诸多出血证。在刘教授的处方中，常见本品与乌贼骨配伍使用治胃出血，与生地配伍治疗肺出血等。因本品善入肺经，具有良好的收敛止血、消肿生肌之功，故刘老常将本品治疗痰痈肿毒，未溃者能消，已溃者能收。临床上取得满意效果。

【跟师心得】 三七散瘀止血，消肿止痛，白及收敛止血，消肿生肌。比较两者功用：白及止血兼去瘀生新，故止血而不留瘀。三七可止一切出血之证，白及偏重肺、胃出血；三七功能散瘀止痛，白及则去腐生肌。两者虽同止血却各有所主。

【国医按语】 刘尚义教授年轻时就跟从多位名医学习医学知识，医学造诣颇深。在多年的临床实践中掌握了大量临床经验，对药物的运用更是恰到好处，深受患者的信任。刘老认为本品质黏味涩，为收敛止血之要药，白及性柔和，滋养筋骨，败疽溃疡、死肌腐肉，皆能去之。

【常用剂量】 10g。

【服用方法】 内服：煎汤，6～15g，研粉吞服3～6g。外用适量。

【使用注意】

外感咯血、肺痈初起及肺胃有实热者忌服。

(1)《本草经集注》：紫石英为之使。恶理石。畏李核，杏仁。

(2)《蜀本草》：反乌头。

(3)《本草经疏》：痈疽已溃，不宜同苦寒药服。

参考文献

赵杰，毛晓健．2008．白及的临床应用概况．中国民族民间医药，05：28-29

七十九、仙　鹤　草

【品种来源】 为蔷薇科植物龙芽草 *Agrimonia pilosa* Ledeb. 的干燥地上部分。夏、秋二季茎叶茂盛时采割，除去杂质，干燥。又称龙芽草、脱力草。

【药物性味】

味苦、涩，性平。

(1)《履巉岩本草》：味辛涩，温，无毒。

(2)《滇南本草》：性微温，味苦涩。

(3)《生草药性备要》：味甜，性平。

【药物归经】

归心、肝经。

(1)《神农本草经》：归心、肝经。

(2)《伪药条辨》：归心、肝经。

(3)《中华本草》：肺、肝、脾经。

【药物功效】 收敛止血，截疟，止痢，解毒。

【文献论述】

(1)《生草药性备要》：理跌打伤……散疮毒。

(2)《履巉岩本草》：叶，治疮癣。

(3)《滇南本草》：治妇人月经或前或后，赤白带下，面寒腹痛，日久赤白血痢。

（4）《百草镜》：下气活血，理百病，散痞满；跌扑吐血，血崩，痢，肠风下血。

（5）《植物名实图考》：治风痰腰痛。

（6）《伪药条辨》：治瘰疬。

（7）《现代实用中药》：为强壮性收敛止血剂，兼有强心作用。运用于肺病咯血，肠出血，胃溃疡出血，子宫出血，齿科出血，痔血，肝脓疡等症。

【临床应用】

1. 治疗各种出血证　仙鹤草广泛用于治疗呕血、咯血、妞血、尿血、便血及子宫出血等多种血症，不论单方或复方均有效。如治疗崩漏出血，属血热妄行者常配伍水牛角、生地黄、牡丹皮；属脾不统血者，以仙鹤草60g，加用党参、白术、黄芪等药；属虚寒漏下出血者，配合鹿角胶、艾叶炭；瘀血所致的崩漏当配合花蕊石、血余炭、蒲黄炭、三七粉；治疗胃热呕血，常配藕节炭、大黄炭以清热和胃、降逆止血。治疗肺结核咯血及支气管扩张咯血以仙鹤草为君，辅以百部、白及、川贝母以养阴润肺；治痔漏便血，酌情配伍栀子、槐花、生地黄；治痢下便血可配马齿苋、白头翁、秦皮；治疗泌尿系感染尿血则配马鞭草、白茅根、墨旱莲等。治疗血小板减少性紫癜，以仙鹤草100g，配伍党参、女贞子、墨旱莲、枸杞子疗效甚佳。

2. 治疗白带　妇女带下量多，神疲倦怠，面色萎黄，治以仙鹤草为主，配合贯众、当归、白术等药，不但白带治愈，且面色、精神亦转佳。

3. 治疗咳嗽　久咳不止，气怯神疲或痰中带血，纳谷衰少者及久咳伤肺耗气，脾肺两虚用之甚佳，以仙鹤草为君，配伍乌梅、川贝母、桑白皮、桔梗、款冬花。疗效较好。

4. 治疗泄泻　患者泄泻缠绵不已，倦怠乏力，舌淡脉弱，用仙鹤草加扁豆、乌梅、白术常可收敛止泻。

5. 治疗盗汗　尤糖尿病、肺结核患者，见形瘦、神疲、盗汗、咳嗽低微等症状者，以仙鹤草为君，辅以五味子、沙参、麦门冬、生地黄治疗效佳。

【国医经验】刘尚义教授常用此品治疗全身各部出血之证。在刘老处方中，经常会出现仙鹤草配生地、丹皮治血热妄行之出血；配艾叶、炮姜治虚寒性出血，均收到良好的效果。另外，因本品善入心、肝经，肝为女子先天之本，与女子关系密切，故常见刘老用本品外用治疗滴虫性阴道炎及疮痈肿毒等症，往往收到意想不到的效果。

【跟师心得】仙鹤草具有收敛止血、截疟、止痢、解毒之功效。其止血效果较强，对多种细菌、寄生虫、病毒等都有较强的抑制作用。以仙鹤草为主要组成部分制备成多种制剂应用于临床，都有较好的效果。但本品有一定的杀精作用，故临床上针对男性患者要根据其具体情况而论。

【国医按语】刘老认为仙鹤草药性平和兼能补虚，久病出血证或虚人血证用之均可。其临床效果得到满意的验证。但其止血效果较强，当权衡用之。

【常用剂量】20g。

【服用方法】内服：煎汤，10～15g，大剂量可用30g；或入散剂。外用：捣敷；或熬膏涂敷。

【使用注意】

（1）非出血不止者不用。

（2）大剂量引发心悸、呼吸急促、失明、胃肠功能失调。

（3）本品对蛔虫有兴奋作用，故对混合感染寄生虫的病人，应先使用驱蛔虫药后再用该药治疗绦虫。使用本品驱虫时，禁酒及油腻食物等。

参考文献

金在文. 2004. 仙鹤草的药性与临床应用. 云南中医中药杂志，02：24-25
袁利. 1997. 仙鹤草的临床应用. 四川中医，02：18-19

八十、艾　　叶

【品种来源】 为菊科植物艾 *Artemisia argyi* Lévl. et Vant. 的干燥或新鲜叶。春、夏二季，花未开、叶茂盛时采摘，晒干或阴干。又称艾叶炭、生艾叶。

【药物性味】

味苦、辛，性温。

（1）《别录》：味苦，微温，无毒。

（2）《唐本草》：生寒，熟热。

（3）《纲目》：苦而辛，生温，熟热。

【药物归经】

归脾、肝、肾经。

（1）《纲目》：入足太阴、厥阴、少阴经。

（2）《本草新编》：入脾、肾、肺三经。

（3）《本草再新》：入心、肾二经。

【药物功效】 温经止血，散寒止痛。

【文献论述】

（1）《本草图经》：近世有单服艾者，或用蒸木瓜丸之，或作汤空腹饮之，甚补虚羸。然亦有毒，其毒发热气冲上，狂躁不能禁，至攻眼有疮出血者，诚不可妄服也。

（2）《纲目》：艾叶，生则微苦太辛，熟则微辛太苦，生温熟热，纯阳也。可以取太阳真火，可以回垂绝元阳。服之则走三阴而逐一切寒湿，转肃杀之气为融和；灸之则透诸经而治百种病邪，起沉疴之人为康泰，其功亦大矣。艾附丸治心腹、少腹诸痛，调女人诸病，颇有深功；胶艾汤治虚痢及妊娠产后下血，尤着奇效。老人丹田气弱，脐腹畏冷者，以熟艾入布袋兜其脐腹，妙不可言。寒湿脚气，亦宜以此夹入袜内。

（3）《本草汇言》：艾叶，暖血温经，行气开郁之药也。开关窍，醒一切沉涸伏匿内闭诸疾。若气血、痰饮、积聚为病，哮喘逆气，骨蒸痞结，瘫痪痈疽，瘰疬结核等疾，灸之立起沉疴。若入服食丸散汤饮中，温中除湿，调经脉，壮子宫，故妇人方中多加用之。

（4）《本草正》：艾叶，能通十二经，而尤为肝脾肾之药，善于温中、逐冷、除湿，行血中之气，气中之滞，凡妇人血气寒滞者，最宜用之。或生用捣汁，或熟用煎汤，或用灸百病，或炒热敷熨可通经络，或袋盛包裹可温脐膝，表里生熟，俱有所宜。

（5）《别录》：主灸百病。可作煎，止下痢，吐血，下部疮，妇人漏血。利阴气，生肌肉，辟风寒，使人有子。

（6）《药性论》：止崩血，安胎止腹痛。止赤白痢及五藏痔泻血。长服止冷痢。又心腹恶气，取叶捣汁饮。

（7）《本草再新》：调经开郁，理气行血。治产后惊风，小儿脐疮。

【临床应用】

1. 用于妇科疾病　如用艾叶、阿胶、川芎、当归、白芍、生地、甘草为基本方治疗妇女崩漏效果好；艾叶、红花治疗痛经也取得一定效果；用艾叶、香附、当归、黄芪、吴茱萸、川芎、白芍、地黄、肉桂、续断为基本方加减治疗原发性不孕症疗效佳；用艾叶、阿胶、川芎、当归、熟地、白芍等为基本方加减治疗宫外孕取得较好疗效。

2. 用于呼吸系统疾病　用艾叶油胶丸内服，或用艾叶油气雾剂吸入治疗慢性支气管炎均取得较好效果；用艾叶油加入到湿化瓶内给哮喘病人吸入，以缓解哮喘症状，亦取得佳效；用艾叶、苍术制成蚊香点熏以预防流行性感冒效果甚好。

3. 用于消化系统疾病　用艾叶注射液（为艾叶 2 次蒸馏液，含生药为 1g/ml），肌注治疗迁延性肝炎、慢性肝炎和肝硬化患者，取得较好疗效；用 20% 艾叶煎剂内服治疗细菌性痢疾患者，亦取得良好效果；用艾绒置手掌上搓热敷脐治疗小儿脾肾阳虚泄泻有显著效果；以艾叶为主治疗外受寒邪、内停食滞之泄泻，均有显著效果。

4. 用于皮外科疾病　在常规治疗中加用艾条点燃烟熏小儿烧伤创面，疗效显著；艾油烧伤膏（艾叶经蒸馏法制得挥发油，配以冰片及辅料制成）涂敷患处治疗浅烧伤患者，治愈率可观；用艾叶、茶叶、女贞子叶及皂角各 15g 煎煮液外洗或湿敷皮肤溃疡处，取得满意效果。

【国医经验】刘尚义教授常用此品治疗各种虚寒性出血证，尤善治疗下元虚冷，冲任不固所致的崩漏下血；本品能温经脉、止冷痛，“尤为调经之妙品”（《本草经疏》），常用于下焦虚寒或寒客胞宫所致的月经不调，经行腹痛，宫寒不孕等病证。此外，刘教授在临床上常把艾叶与桑寄生、阿胶等配伍使用，有安胎之功效。

【跟师心得】艾叶气香味辛，温可散寒，能暖气血而温经脉，为温经止血之要药。刘老对下焦虚寒或寒客胞宫所致的月经不调，经行腹痛，宫寒不孕等病证的患者常用本品，效果奇特。艾叶不仅能入煎剂，另可捣绒作炷或制成艾条用以灸法，亦可捣敷、煎水熏洗或炒热温熨。

【国医按语】刘老认为艾叶性味温煦通畅，能除湿散寒、温补血海而通经脉，故能治疗各种虚寒性疾病。

【常用剂量】10g。

【服用方法】外用：适量，捣绒作炷或制成艾条熏灸；或捣敷；或煎水熏洗；或炒热温熨。

【使用注意】

阴虚血热者慎用。

（1）《纲目》：苦酒、香附为之使。

（2）《本草备要》：血热为病者禁用。

（3）《本经逢原》：阴虚火旺，血燥生热，及宿有失血病者为禁。

参考文献

梅全喜. 1997. 艾叶临床应用概况. 长春中医学院学报，04：65-66

八十一、川　芎

【品种来源】本品为伞形科植物川芎 *Ligusticum chuanxiong* Hort. 的干燥根茎。夏季当茎上的节盘显著突出，并略带紫色时采挖，除去泥沙，晒后炕干，再去须根。

【药物性味】

味辛，性温。

（1）《本经》：味辛，温。

（2）《吴普本草》：黄帝、岐伯、雷公：辛，无毒，香。扁鹊：酸，无毒。李氏：生温，熟寒。

（3）《唐本草》：味苦辛。

（4）《本草正》：味辛微甘，气温。

【药物归经】

归肝、胆经。

（1）《汤液本草》：入手足厥阴经、少阳经。

（2）《药品化义》：入肝、脾、三焦三经。

（3）《中华本草》：归肝、胆、心包经。

【药物功效】活血行气，祛风止痛。

【文献论述】

（1）《本经》：主中风入脑头痛，寒痹，筋挛缓急，金创，妇人血闭无子。

（2）《别录》：除脑中冷动，面上游风去来，目泪出，多涕唾，忽忽如醉，诸寒冷气，心腹坚痛，中恶，卒急肿痛，胁风痛，温中内寒。

（3）陶弘景：齿根出血者，含之多瘥。

（4）《药性论》：治腰脚软弱，半身不遂，主胞衣不出，治腹内冷痛。

（5）《日华子本草》：治一切风，一切气，一切劳损，一切血，补五劳，壮筋骨，调众脉，破癥结宿血，养新血，长肉，鼻洪，吐血及溺血，痔瘘，脑痈发背，瘰疬瘿赘，疮疥，及排脓消瘀血。

（6）《医学启源》：补血，治血虚头痛。王好古：搜肝气，补肝血，润肝燥，补风虚。

（7）《主治秘要》：芎䓖其用有四，少阳引经一也，诸头痛二也，助清阳三也，湿气在头四也。张元素：芎䓖上行头目，下行血海，故清神四物汤所皆用也。李杲：头痛须用川芎，如不愈，加各引经药。太阳羌活，阳明白芷，少阳柴胡、太阴苍术，厥阴吴茱萸，少阴细辛。

（8）《纲目》：燥湿，止泻痢，行气开郁。芎藭，血中气药也，肝苦急以辛补之，故血虚者宜之；辛以散之，故气郁者宜之。

（9）《左传》：麦麹、鞠穷御湿，治河鱼腹疾。予治湿泻，每加二味，其应如响。

血痢已通而痛不止者，乃阴亏气郁，药中加芎为佐，气行血调，其病立止。

【临床应用】

1. 用于感冒头痛，偏正头痛等症 川芎辛香善升，能上行头目巅顶，具有祛风止痛作用，为治头风头痛要药，常配伍荆芥、防风、羌活、白芷、细辛、薄荷。若寒邪侵犯厥阴经脉，导致巅顶疼痛，川芎可配吴茱萸、生姜、藁本、细辛等，亦能取得较好效果；川芎配石膏、菊花，是治疗风热头痛的经典配伍，但须注意用量比例；此外，川芎配羌活、防风、苍术、独活等能散风胜湿，配伍川芎、蔓荆子等则散风通络止痛均有佳效；此外，营血亏虚，不能上荣于脑髓脉络而致血虚头痛，应当补血养荣为主，而川芎主入肝经，肝为藏血之脏，肝荣则血荣，血荣则能滋养脑髓，柔润脉络，故能治血虚头痛。

2. 用于多种瘀血证等 适用于各种瘀血阻滞之病症，尤为妇科调经要药。治月经不调、经闭、痛经，常配当归等药同用；治胸胁疼痛，可配柴胡、香附等同用；治风湿痹痛，可配羌活、独活等同用；治癥瘕结块，可配三棱、莪术等同用；治疮疡肿痛、跌打损伤，可配乳香、没药等同用。

3. 用于肝气郁结等证 川芎不但下至血海、中散郁结、上行头目，还具有疏肝郁、散郁结、祛湿寒、消痹浊的功效，也是妇科中调理经血的常用药物。芍药有白芍与赤芍。白芍味甘微寒，主入肝经，疏肝养血，与川芎共同配伍后酸辛结合，散敛并重，不但能够补肝气，也能够散肝郁，治疗肝脏血、阴不足或气滞血瘀。赤芍味寒苦，可通经祛瘀除痛及消肝火。

【国医经验】刘尚义教授常用此品治疗血瘀所致的胸、胁、腹诸痛证等。因本品辛散温通，既能活血，又能行气，为“血中气药”。所以凡辨证属气滞血瘀，或兼证有气滞血瘀者，刘尚义教授多用川芎，川芎是刘尚义教授最常用的活血药，并常与当归、赤白芍配伍治疗妇人月经不调等。亦常配伍莪术、刘寄奴治疗各种瘀血证。临床疗效不断得到验证。

【跟师心得】川芎与元胡功用比较：二者均有活血行气止痛之功，治疗痛经、产后腹痛、肢体痉挛、跌打伤痛等。川芎活血力强，善治闭经，还能祛风，治头风头痛和风湿痹痛；而元胡止痛力强，治胃痛、疝痛等。因此，临床上常见刘老把川芎与当归、赤白芍配伍治疗妇人月经不调，与莪术、刘寄奴配伍治疗各种瘀血证。

【国医按语】刘尚义教授认为本品辛温升散，性善疏通，能“上行头目”，为治疗头痛之要药。川芎入肝经，疏达风木，行血海，通经脉，散滞气而破瘀血破癥瘕散宿血，既通血闭，又散外感。刘老曾说，1985 ~ 1986 年云南中医学院来实习的同学禹永明（现云南洱海县人民医院中医大夫）曾告知一个治疗头痛引经药的歌诀，其中便有川芎。这个歌诀是：“左柴胡，右川芎，巅顶吴萸配防风。”

【常用剂量】10g。

【服用方法】内服：煎汤，3 ~ 10g；研末，每次 1 ~ 1.5g；或入丸、散。外用：适量，研末撒；或煎汤漱口。

【使用注意】

阴虚火旺、上盛下虚及气弱之人忌服。

(1)《本草经集注》：白芷为之使。恶黄连。

(2)《品汇精要》：久服则走散真气。

(3)《本草蒙筌》：恶黄芪、山茱、狼毒。畏硝石、滑石、黄连。反藜芦。

八十二、郁 金

【品种来源】 为姜科植物温郁金 *Curcuma wenyujin* Y. H. Chen et C. Ling、姜黄 *Curcuma longa* L.、广西莪术 *Curcuma kwangsiensis* S. G. Lee et C. F. Liang 或蓬莪术 *Curuuma phaeocaulis* Val. 的干燥块根。又称郁京、川郁金、玉金。

【药物性味】

味辛、苦，性寒。

(1)《唐本草》：味辛苦，寒，无毒。

(2)《本经逢原》：辛苦，平，无毒。

(3)《中华本草》：味辛，苦，性寒。

【药物归经】

归心、肺、肝经。

(1)《纲目》：入心及包络。

(2)《雷公炮制药性解》：入心、肺二经。

(3)《本草经疏》：入手少阴、足厥阴，兼通足阳明经。

【药物功效】 行气化瘀，清心解郁，利胆退黄。

【文献论述】

(1)《本草经疏》：郁金本入血分之气药，其治已上诸血证者，正谓血之上行，皆属于内热火炎，此药能降气，气降即是火降，而其性又入血分，故能降下火气，则血不妄行。

(2)《本草汇言》：郁金，清气化痰，散瘀血之药也。其性轻扬，能散郁滞，顺逆气，上达高巅，善行下焦，心肺肝胃气血火痰郁遏不行者最验，故治胸胃膈痛，两胁胀满，肚腹攻疼，饮食不思等证。又治经脉逆行，吐血衄血，唾血血腥。此药能降气，气降则火降，而痰与血，亦各循其所安之处而归原矣。前人未达此理，乃谓止血生肌，错谬甚矣。

(3)《本经逢原》：郁金，辛平无毒，《本草》以为辛寒，误矣，安有辛香而寒之理。

(4)《本草求真》：郁金，辛苦而平。诸书论断不一，有言此属纯阴，其论所治，皆属破气下血之说。有言性温不寒。其论所治，则有疗寒除冷之谓。究之，体轻气窜，其气先上行而微下达，凡有宿血凝积，及有恶血不堪之物，先于上处而行其气，若使其邪、其气、其痰、其血在于膈上而难消者，须审宜温、宜凉，同于他味兼为调治之。如败血冲心，加以姜汁童便；去心疯癫，明矾为丸、朱砂为衣之类。若使恶血、恶痰、恶瘀、恶淋、恶痔在于下部而难消者，俟其辛气既散，苦气下行，即为疏泄，而无郁滞难（羁）留之弊矣。书云，此药纯阴而寒者，因性主下而言也。有云是药性温者，因气味辛香，主上而言也。各有论说不同，以致理难划一耳，因为辨论正之。

(5)《本草备要》：行气，解郁；泄血，破瘀。凉心热，散肝郁。妇人经脉逆行。

（6）《药性论》：治女人宿血气心痛，冷气结聚，温醋摩服之。

（7）《唐本草》：主血积，下气，生肌，止血，破恶血，血淋，尿血，金疮。

（8）《珍珠囊》：凉心。

【临床应用】

1. 用于气滞血瘀所致的多种病症　郁金配柴胡，主治肝血郁滞所致的胁肋胀痛，月经不调，行经腹痛；郁金配青皮、香附，主治气滞血瘀所致的胸腹疼痛，胁肋胀满；郁金配青皮、陈皮、枳壳，主治肝气犯胃所致两胁胀痛；郁金配贝母、煅牡蛎、海藻，主治地方性甲状腺肿；郁金配桔梗、枳壳、瓜蒌，主治气滞胸腹脘痛、肝炎胁痛等病症；郁金配红花、瓜蒌、薤白，主治冠心病、心绞痛，或胸闷等病证均有较好的疗效。

2. 用于多种瘀血证　郁金配丹参，主治行经腹痛及心胸痹痛；郁金配香附、当归、白芍，主治气滞血瘀所致的胸胁疼痛，经期腹痛等病症；郁金配当归、川芎、香附治疗少腹痛亦有良好的效果。

3. 用于血热证　郁金配生地、丹皮、栀子、牛膝，主治血热瘀滞所致吐血、衄血、尿血及妇女倒经等病症；郁金配丹皮、青皮、香附、鳖甲，主治癥瘕积块、胀满疼痛；郁金配旱莲草、冬葵子、石韦，主治肾结核之血尿等，临床效果佳。

4. 用于神志方面的病症　郁金配白矾对惊痫、癫狂（痰浊阻遏心窍）疗效可；郁金配菖蒲，主治湿温神昏，如流脑、乙脑病人的神志不清或呆滞；郁金配明矾、蜈蚣，主治癫痫抽搐；郁金配鲜石菖蒲、竹沥，主治湿温之邪蒙蔽清窍，这些配伍临床效果得到肯定。

5. 用于黄疸的治疗　郁金配茵陈、栀子，主治湿热黄疸；郁金配姜黄、茵陈，主治胆囊炎、胆结石；郁金配金钱草、枳壳、木香、大黄，主治胆石症；郁金配茵陈、栀子、枳壳，主治黄疸；郁金配茵陈、藿香、白蔻、半夏，主治黄疸胁痛及湿温病所致的胸闷、痞满、小便减少、食欲不振等病症，临床上均有明显的疗效。

【国医经验】刘尚义教授常用此品治疗血瘀气滞而兼有郁热之胸、胁、脘、腹痛诸证。因本品辛能行散，既能活血止痛，又能行气解郁，为“血分之气药”，其性偏寒凉。刘教授常用本品配佛手治疗一切肝郁有热，气滞血瘀诸证。本品辛散苦泄，能解郁开窍，且性寒入心经，能凉血清心，常用本品配石菖蒲治疗痰热蒙蔽心窍之证。本品能凉血降气，“降下火气则血不妄行”，可用于治疗肝郁化火，气机上逆之吐衄、倒经等。本品性寒入肝胆经，利湿退黄排石，可治疗温热黄疸结石诸证。临床屡试屡验。

【跟师心得】郁金与姜黄的功用比较：均能活血行气止痛利胆，治疗痛经、胸胁腹痛、黄疸等。郁金凉血止血，治血热吐衄，善清心解郁，治痰热扰心；姜黄活血为强，治疗闭经、痹痛。在刘老的临床处方中常见郁金与石菖蒲配伍治疗痰热蒙蔽心窍之证，均有较好疗效。

【国医按语】刘尚义教授善读经典，对古籍中出现的经典理论有较深理解。如刘老提到在《温病全书》中有郁金与石菖蒲配伍使用（菖蒲郁金汤）治疗痰热蒙蔽心窍之证。《本草经疏》言“降下火气则血不妄行”，刘教授结合本品有凉血降气的功用，常用于治疗肝郁化火，气机上逆之吐衄、倒经等证。因其为血家要药，能理气解郁，乃治郁必须之品。

【常用剂量】10g。

【服用方法】内服：煎汤，3～10g；或入丸散。

【使用注意】

阴虚失血及无气滞血瘀者忌服，孕妇慎服。

（1）《本草经疏》：凡病属真阴虚极，阴分火炎，薄血妄行，溢出上窍，而非气分拂逆，肝气不平，以致伤肝吐血者不宜用也。即用之亦无效。

（2）《得配本草》：气虚胀滞禁用。

八十三、丹　　参

【品种来源】本品为唇形科植物丹参 *Salvia miltiorrhiza* Bge. 的干燥根及根茎。春、秋二季采挖，除去泥沙，根须，干燥。又称紫丹参、红丹参等。

【药物性味】

味苦，性微温。

（1）《本经》：味苦，微寒，无毒。

（2）《吴普本草》：岐伯：咸。

（3）《药录》：大寒。

（4）《本草经疏》：味苦，平，微温。

【药物归经】

归心、肝经。

（1）《纲目》：手少阴、厥阴血分药。

（2）《本草经疏》：入手足少阴、足厥阴经。

（3）《本草正》：心、脾、肝、肾血分之药。

【药物功效】活血通经，祛瘀止痛，清心除烦。

【文献论述】

（1）《妇人明理论》：四物汤治妇人病，不问产前产后，经水多少，皆可通用，唯一味丹参散，主治与之相同。

（2）《纲目》：盖丹参能破宿血，补新血，安生胎，落死胎，止崩中滞下，调经脉，其功大类当归、地黄、芎䓖、芍药故也。

（3）《本草经疏》：丹参，入手、足少阴，足厥阴经。心虚则邪气客之，为烦满结气，久则成痼疾；肝虚则热甚风生，肝家气血凝滞，则为癥瘕，寒热积聚；肾虚而寒湿邪客之，则腰脊强，脚痹；入三经而除所苦，则上来诸证自除。苦能泄，温能散，故又主肠鸣幽幽如走水。久服利人益气，养血之验也。北方产者胜。

（4）《本草汇言》：丹参，善治血分，去滞生新，调经顺脉之药也。主男妇吐衄、淋溺、崩血之证，或冲任不和而胎动欠安，或产后失调而血室乖戾，或瘀血壅滞而百节攻疼，或经闭不通而小腹作痛，或肝脾郁结而寒热无时，或癥瘕积聚而胀闷痞塞，或疝气攻冲而止作无常，或脚膝痹痿而痛重难履，或心腹留气而肠鸣幽幽，或血脉外障而两目痛赤。

（5）《本经逢原》：丹参《本经》治心腹邪气，肠鸣幽幽如走水等疾，皆瘀血内滞而化为水之候。止烦满益气者，瘀积去而烦满愈，正气复也。

(6)《本草求真》：丹参，书载能入心包络破瘀一语，已尽丹参功效矣。然有论其可以生新安胎，调经除烦，养神定志，及一切风痹、崩带、癥瘕、目赤、疝痛、疮疥肿痛等症，总皆由其瘀去，以见病无不除，非真能以生新安胎，养神定志也。

(7)《别录》：养血，去心腹痼疾结气，腰脊强，脚痹，除风邪留热，久服利人。

【临床应用】

1. 用于呼吸系统疾病 肺气不宣，血行不畅之咳嗽，常用丹参配杏仁、桔梗、川贝母等，活血宣肺，降气止咳效果佳。复方丹参注射液对控制喘憋症状，改善呼吸困难、消除哮鸣音及湿性啰音有明显效果。

2. 用于心血管系统疾病 治疗高血压者，多在辨证论治基础上选配丹参、磁石，效果卓著。黄芪、丹参、桂枝、郁金、积实、川芎、三七水煎服，治疗冠心病心肌缺血疗效突出。

3. 用于风湿痹证 治下肢关节风湿痹痛，常以丹参配川续断、独活、川牛膝、桑寄生之属；若风湿热痹，关节红肿热痛者则丹参配银花藤、苍术、牛膝、赤芍、丹皮、松节等有奇效。

4. 用于妇科病症 月经不调、经闭或产后血瘀腹痛者丹参配当归、香附、益母草之类或丹参一味为末，白酒送服，皆有验效。对湿热毒瘀，阴痒带下者（如尖锐湿疣、宫颈糜烂等）常以丹参配黄柏、苦参、生甘草、苍术、白术、山药、土茯苓、地肤子、白果等内服外洗，疗效明显。

5. 用于虚证 杞菊地黄汤加丹参、磁石、川芎、天麻对头晕、腰脊酸软、舌暗淡、脉沉细而涩等肾虚夹瘀者甚效；对血虚心悸失眠者，又常以丹参配炒枣仁、当归、生地、五味子等治之，治气血大虚，肾气亏耗，瘀血不行之虚劳证，又惯以丹参配炙黄芪、当归、首乌、巴戟天之属取效。

6. 用于气滞血瘀证 丹参活血行瘀，化滞消积，临床用于实证治疗也多有效验。如肝胃气滞者，常以丹参配檀香、砂仁、郁金取效，此乃气机郁滞，血行不畅，故理气活血，相得益彰。丹参能“破宿血，生新血”，以丹参、茜草根、鸡血藤、紫草、红枣为伍，治疗过敏性紫癜也有较好疗效。

7. 用于养心安神除虚热 丹参味苦性寒，入血归心，能清心火，除血热，安神志，定悸烦。故临证用之得当则病瘥迅捷。如血虚心悸失眠者常用丹参与柏子仁、当归、生地、五味子、炒枣仁等相伍，有较好疗效。

【国医经验】刘尚义教授常用此品治疗瘀血引起的各种病症。因本品功善活血祛瘀，能祛瘀生新，活血不伤正，尤为妇科调经要药，配益母草、当归治疗瘀血引起的月经不调、经闭、痛经等；配檀香、砂仁（《医宗金鉴》丹参饮）治血脉瘀阻之胸痹心痛、脘腹疼痛等。本品性寒，既凉血又止血，可用于热毒瘀阻之疮痈肿毒；本品入心经，清心除烦以安神，用于温热病热入营分之心烦少寐及血虚血不养心之心悸怔忡等。

【跟师心得】丹参、徐长卿、赤芍的功用比较：三者均具有活血调经止痛之功，治疗月经不调，痛经，胸脘腹痛等。丹参活血力强，治闭经、肝脾肿大，还能凉血消痈，治疮痈肿痛，除烦安神，治热病心烦失眠等；徐长卿止痛力强，治牙痛、腰痛、痹痛、伤痛等，又能祛风止痒，为皮肤止痒之要药，还能清热解毒，治毒蛇咬伤等；赤芍活血祛瘀，偏重清热凉血，治疗闭经、跌伤，热病吐衄、斑疹等。

【国医按语】前人言“一味丹参，功同四物。”（《妇人明理论》：“一味丹参饮，功同四物汤。”《本草从新》：“丹参补心，祛瘀生新……功兼四物，为妇科要药。”《滇南本草》：“丹参……一味可抵四物补血之功。”）细辨之，一味丹参和四物汤是有明显区别的，提出“一味丹参，功同四物”的观点是强调并概括出二者均具有补血调经之功。

【常用剂量】10g。

【服用方法】内服：煎汤，5～15g，大剂量可用至30g。

【使用注意】

无瘀血者慎服。

（1）《本草经集注》：畏咸水。反藜芦。

（2）《本草经疏》：妊娠无故勿服。

（3）《本草备要》：忌醋。

（4）《本经逢原》：大便不实者忌之。

八十四、益　母　草

【品种来源】本品为唇形科植物益母草 *Leonurus japonicus* Houtt. 的新鲜或干燥地上部分。别名：益母蒿、益母艾、红花艾、坤草、茺蔚、三角胡麻、四楞子棵。

【药物性味】

味苦、辛，性微寒。

（1）《本草蒙筌》：味辛甘，气微温，无毒。

（2）《纲目》：味辛微苦，无毒。

（3）《本草正》：味微苦、微辛。微寒，性滑。

【药物归经】

归肝、心包经。

（1）《本草汇言》：手、足厥阴经。

（2）《药品化义》：入肝、脾、包络三经。

（3）《本草再新》：入心、脾、肾三经。

【药物功效】活血调经，利尿消肿。

【文献论述】

（1）《纲目》：益母草之根、茎、花、叶、实，并皆入药，可同用。若治手足厥阴血分风热，明目益精，调妇人经脉，则单用茺蔚子为良，若治肿毒疮疡，消水行血，妇人胎产诸病，则宜并用为曳。盖其根、茎、花、叶专于行，而其子则行中有补故也。

（2）《唐本草》：敷疔肿，服汁使疔肿毒内消；又下子死腹中，主产后胀闷；诸杂毒肿，丹游等肿；取汁如豆滴耳中，主聤耳；中虺蛇毒，敷之。

（3）《本草正》：益母草，性滑而利，善调女人胎产诸证，故有益母之号。然不得以其益母之名，谓妇人所必用也。盖用其滑利之性则可，求其补益之功则未也。《本草》言其久服益精轻身，诚不足信。此外如退浮肿，下水气及打扑瘀血，通大小便之类，皆以其能利也。

（4）《本草求真》：益母草，消水行血，去瘀生新，调经解毒，为胎前胎后要剂。

是以无胎而见血淋、血闭、血崩，带下血痛，既胎而见胎漏，临产而见产难，已产而见血晕，疔痈、乳肿等症，服此皆能去瘀生新。盖味辛则于风可散，血可活，味苦则于瘀可消，结可除，加以气寒，则于热可疗，并能临症酌施，则于母自有益耳。

（5）《本草正义》：益母，虽非大温大热之药，而气烈味苦，究是温燥队中之物，观于产后连服二三日，必口燥嗌干，尤其确据，故宜于寒令寒体，而不宜于暑令热体。乃吾乡视为产后必用之物，虽酷暑炎天，亦必常备，加以畏其苦燥，恒以砂糖浓调，若在三伏时令，新产虚体，多服此浊赋苦燥之药，耗血恋邪，变生不测，更可虑也。

【临床应用】

1. 用于瘀血证 常以之与当归、丹参、赤芍等活血调经之品伍用，亦可单用熬膏服。如《中华人民共和国药典》之益母草膏；跌打损伤、胸壁疼痛等瘀血证也可选用本品。

2. 用于过敏性紫癜 该病属中医“紫斑”、“肌衄”范畴。其病因病机为风热之邪侵袭肌肤，入营伤络，致血溢脉外。西医认为其为毛细血管脆性和渗透性增加所导致皮肤出血的血液性疾病。益母草味苦、辛，性微寒，具活血化瘀之效，同时还具有清热解毒之功。临床研究表明，用化斑汤化裁治疗多例过敏性紫癜，可取得较好疗效，而化斑汤中就有益母草。

3. 用于功能失调性子宫出血 该病以子宫出血为主要表现，具体表现为月经淋漓不断，时多时少，属中医“崩漏”范畴，临床治疗当分清标本缓急，灵活运用塞流、澄源、复旧治崩三法。益母草善入血分，具有活血化瘀、祛瘀生新之功，常以之与当归、川芎、赤芍、丹参等活血化瘀药伍用。

4. 用于前列腺增生症 该病属中医“癃闭”范畴，其主要病机为气虚兼夹瘀痰阻滞与水湿停聚，临床主要表现为尿频，排尿因难和尿潴留。而益母草味苦，微寒，既能活血化瘀，又能利水消肿，尤宜用于水瘀互结的水肿，故临床常以之与泽兰、白茅根等利尿药配伍使用。

5. 用于疮痈肿毒 本品苦寒而具有清热解毒之功，以之与蒲公英、连翘、紫背天葵子等清热解毒药伍用，收效较好。

【国医经验】本品辛开苦泄，能活血调经，去瘀生新，刘尚义教授常用本品配当归、赤芍（《医学入门》之加味益母丸）治疗瘀血作痛诸证，尤其对妇人月经不调、产后腹痛、恶露不尽、血晕、疔痈及乳肿、胎衣不下、崩漏下血等证，具有良效。另本品既能活血化瘀，还能利水消肿，尤宜用于水瘀互阻的水肿证。同时本品还有降压作用，可用于治疗高血压。

【跟师心得】

茺蔚子：为益母草的种子，生用，味甘，微寒。功效与益母草相似，但有清肝明目之功，刘尚义教授偶用其配石决明等治目赤肿痛等。用量为10g。

益母草与泽兰的功用比较：二者均具有活血调经，利水消肿之功，同治月经不调、痛经、产后腹痛、水肿等。但泽兰活血力强，善治经闭、跌伤；益母草善治产后恶露不尽、胎衣不下、崩漏等。

【国医按语】本品行血养血，行血而不伤新血，养血而不滞瘀血，为血家之圣药，可治胎前产后诸症，调经行血，祛瘀生新，有益于妇女，故有益母之名。因其滑利之性，利水消肿、活血化瘀，宜用于水瘀互结之水肿；又因其清热解毒之功，可用于疮疡肿毒。

【常用剂量】20g。

【服用方法】内服：煎汤，10～30g；或熬膏，入丸剂。外用：适量，煎汤外洗或捣敷。

【使用注意】

该品辛散苦泄，性微寒，故阴虚血少者忌服。

（1）《经效产宝》：忌铁器。

（2）《本草正》：血热、血滞及胎产难涩者宜之；着血气素虚兼寒，及滑陷不固者，皆非所宜。

八十五、桃　　仁

【品种来源】本品为蔷薇科植物桃 *Prunus persica*（L.）Batsch 或山桃 *Prunus davidiana*（Carr.）Franch. 的干燥成熟种子。果实成熟后采收，除去果肉及核壳，取出种子，晒干。

【药物性味】

味苦、甘，性平。

（1）《本经》：味苦，平。

（2）《别录》：甘，无毒。

（3）《千金食治》：味苦甘辛，平，无毒。

【药物归经】

归心、肝、肺、大肠经。

（1）《汤液本草》：入手、足厥阴经。

（2）《雷公炮制药性解》：入肝、大肠二经。

（3）《本草经解》：入手太阴肺经，手少阴心经，足太阴脾经。

【药物功效】活血祛瘀，润肠通便。

【文献论述】

（1）《纲目》：桃仁行血，宜连皮尖生用；润燥活血，宜汤浸去皮尖炒黄用，或麦麸同炒，或烧存性，各随本方。

（2）《本草经疏》：夫血者阴也；有形者也，周流夫一身者也，一有凝滞则为癥瘕，瘀血血闭，或妇人月水不通，或击扑损伤积血，及心下宿血坚痛，皆从足厥阴受病，以其为藏血之脏也。桃核仁苦能泄滞，辛能散结，甘温通行而缓肝，故主如上等证也。心下宿血去则气自下，咳逆自止。味苦而辛，故又能杀小虫也。桃仁性善破血，散而不收，泻而无补，过用之，及用之不得其当，能使血下不止，损伤真阴。

（3）《药品化义》：桃仁，味苦能泻血热，体润能滋肠燥。若连皮研碎多用，走肝经，主破蓄血，逐月水，及遍身疼痛，四肢木痹，左半身不遂，左足痛甚者，以其舒经活血行血，有去瘀生新之功，若去皮捣烂少用，入大肠，治血枯便闭，血燥便难，以其濡润凉血和血，有开结通滞之力。

（4）《本经逢原》：桃仁，为血瘀血闭之专药。苦以泄滞血，甘以生新血。毕竟破血之功居多，观《本经》主治可知。仲景桃核承气、抵当汤，皆取破血之用。又治热入血室，瘀积癥瘕，经闭，疟母，心腹痛，大肠秘结，亦取散肝经之血结。熬香治颓疝痛痒，《千金》法也。

（5）《本草思辨录》：桃仁，主攻瘀血而为肝药，兼疏肤腠之瘀。惟其为肝药，故桃核承气汤、抵当汤、抵当丸治在少腹，鳖甲煎丸治在胁下，大黄牡丹汤治在大肠，桂枝茯苓丸治在癥痼，下瘀血汤治在脐下。惟其兼疏肤腠之瘀，故大黄䗪虫丸治肌肤甲错，《千金》苇茎汤治胸中甲错，王海藏以桂枝红花汤加海蛤、桃仁治妇人血结胸，桃仁之用尽于是矣。

【临床应用】

1. 用于瘀血证　常用本品与炮姜、川芎等化瘀生新、温经止痛药配伍，治疗产后瘀滞腹痛，如《傅青主女科》之生化汤；治疗瘀血经闭、痛经，常与红花、当归等活血养血调经药配伍，如《医宗金鉴》之桃红四物汤；用于治疗跌打损伤、瘀肿疼痛证，常与当归、红花、大黄等活血通络止痛药同用，如《医学发明》之复元活血汤。

2. 用于失眠多梦　医籍虽然较少记载用其治疗失眠多梦的症状，但清代王清任在《医林改错》血府逐瘀汤所治症中就有“夜睡梦多”的记载。同时，临床研究表明桃仁能改善血流变学状况，能软化血管，具有镇静安神的作用，方用血府逐瘀汤加减治疗失眠多梦，亦有较好疗效。

3. 用于肠燥便秘　本品富含油脂，能润肠通便，常与当归、火麻仁、瓜蒌等养血润肠药伍用，可治肠燥便秘，《珍珠囊》言：“治血结、血秘、血燥，通润大便，破蓄血”。

4. 用于产后尿潴留　桃仁苦、平，归心、肺、大肠经，具有润肠通便之功，而脐部的皮肤比较嫩，且含有较多的神经、血管分布，故临床上用桃仁泥敷脐，以调节脏腑气机，气机调畅，则小便自通。将桃仁、葱白、冰片按量一起捣成泥，再用纱布包好蒸热，并趁温外敷脐部，如果患者感有热气入腹，即有尿意，则小便自通，如果一次不通则可再加用一次。

5. 用于咳嗽气喘　本品味苦，入肺经，具有降肺气，止咳平喘之功，常与杏仁、桔梗、紫苏子等止咳平喘药同用，治疗咳嗽气喘疗效较好。

【国医经验】刘尚义教授常用此药治疗各种瘀血证，也可用于肠燥便秘。用本品配红花、当归（《医宗金鉴》之桃红四物汤）治瘀血经闭、痛经，配苇茎、冬瓜仁（《千金方》之苇茎汤）治肺痈，配大黄、丹皮（《金匮要略》之大黄牡丹皮汤）治肠痈。用于跌打损伤、瘀肿疼痛证，常与当归、红花、大黄等活血通络止痛药同用，如《医学发明》复元活血汤。另本品质润多油，可用于肠燥便秘。

【跟师心得】桃仁、红花功用比较：同具有活血化瘀之功，大剂量使用则能破血通经，用于治疗经闭、瘀血痛经、癥瘕、伤痛等。桃仁苦泄下行，活血兼润肠，治肠燥便秘、肺痈肠痈等；而红花辛温通经，活血兼止痛，治痈肿疼痛，斑疹色暗等。

【国医按语】桃仁甘以和血、苦以散结，则能破癥瘀而生新血，主入心肝血分，能活血散瘀，具有去瘀生新之功，以之与红花、当归、川芎等活血药配伍，治多种血瘀症，功善力佳；本品质润多油，入大肠，治血燥便秘，以其濡润凉血和血，有开结通滞之力。

【常用剂量】 10g。

【服用方法】 内服：煎汤，5～10g。宜捣碎入煎剂，以增加有效成分的溶出。

【使用注意】

咯血者及孕妇慎用。

(1)《纲目》：香附为之使。

(2)《神农本草经疏》：凡经闭不通由于血枯，而不由于瘀滞；产后腹痛由于血虚，而不由于留血结块；大便不通由于津液不足，而不由于血燥秘结，法并忌之。

八十六、牛　　膝

【品种来源】 本品为苋科植物牛膝 *Achyranthes bidentata* Bl. 的干燥根。别名怀牛膝、牛髁膝、山苋菜、对节草、红牛膝、杜牛膝、土牛膝（野生品）。

【药物性味】

味苦、酸，性平。

(1)《广西中草药》：味微苦酸，性寒，无毒。

(2)《福建民间草药》：苦酸，平，无毒。

(3)《本草正》：味苦甘，气微凉。

【药物归经】

归肝、肾经。

(1)《纲目》：足厥阴，少阴。

(2)《本草汇言》：入足三阴经。

(3)《云南中草药》：甘微酸，凉。入心、肝、大肠三经。

【药物功效】 补肝肾，强筋骨，逐瘀通经，引血下行。

【文献论述】

(1)《滇南本草》：止筋骨疼，强筋舒筋，止腰膝酸麻，破瘀坠胎，散结核，攻瘰疬，退痈疽、疥癞、血风、牛皮癣、脓窠。

(2)《本草备要》：酒蒸则益肝肾，强筋骨，治腰膝骨痛，足痿筋挛，阴痿失溺，久疟，下痢，伤中少气，生用则散恶血，破癥结，治心腹诸痛，淋痛尿血，经闭难产，喉痹齿痛，痈疽恶疮。

(3)《纲目》：牛膝所主之病，大抵得酒则能补肝肾，生用则能去恶血，二者而已。其治腰膝骨痛、足痿、阴消、失溺、久疟、伤中少气诸病，非取其补肝肾之功欤。其治癥瘕、心腹诸痛、痈肿恶疮、金疮折伤、喉齿淋痛、尿血、经候胎产诸病，非取其去恶血之功欤。

(4)《药品化义》：牛膝，味甘能补，带涩能敛，兼苦直下，用之入肾。盖肾主闭藏，涩精敛血，引诸药下行。生用则宣，主治癃闭管涩、白浊茎痛、瘀血阻滞、癥瘕凝结、妇人经闭、产后恶阻，取其活血下行之功也。酒制熟则补，主治四肢拘挛、腰膝腿痛、骨筋流痛、疟疾燥渴、湿热痿痹、老年失溺，取具补血滋阴之功也。

(5)《本经续疏》：痿与痹皆筋节间病，而寒湿有已化未化，未化则浸淫筋节为病，已化则熏灼筋节为病。《素问》论痹多病于浸淫，论痿多病于熏灼。牛膝之治此，妙在不必问其已化未化，但执定其病在筋节间痛而不可屈伸者皆能已之。《别录》续增所主，皆融化《本经》之旨而扩充者也。大率强者使柔，槁者使润，上者使下，断者使连，阻者使通，尽抑火令就水，助水令充行之治。

【临床应用】

1. 用于瘀血所致痛经、闭经、产后腹痛以及跌打肿痛 牛膝善下行，长于活血祛瘀，多用于妇科、伤科瘀血凝滞症。治瘀阻经闭、痛经、月经不调、产后腹痛，常与当归、桃仁、红花等活血调经药配伍；治跌打肿痛、腰膝瘀痛，常以之与续断、当归、乳香等活血疗伤止痛药配伍。

2. 用于肝肾不足证 牛膝能补肝肾、强筋骨，治肝肾亏虚之腰腿酸痛、软弱无力者，常配伍补肝肾、强筋骨之杜仲、续断、补骨脂等药；治痹痛日久、腰膝酸痛者，如《千金方》之独活寄生汤，常以之与独活、桑寄生等祛风湿、止痹痛、强筋骨药同用。此外，治湿热成痿，足膝痿软者，如《医学正传》之三妙丸，常与苍术、黄柏等清热燥湿药伍用。

3. 用于肝阳上亢证，胃火上炎证及气火上逆，破血妄行证 本品性善下行，能引火（血）下行，治疗肝阳上亢之头痛眩晕，如《医学衷中参西录》之镇肝熄风汤，以之与代赭石、生牡蛎、生龟甲等平肝潜阳药伍用；治胃火上炎之齿龈肿痛、口舌生疮，如《景岳全书》之玉女煎，常与滋阴降火之生地、石膏、知母等同用；治气火上逆，破血妄行之吐血、衄血，可与地榆炭、茜草、白茅根等凉血止血药配伍。

4. 用于淋证小便涩痛 牛膝善下行，能祛瘀利尿通淋，常与冬葵子、瞿麦、车前子、滑石等利水通淋药伍用。

【国医经验】刘尚义教授常用本品生用活血化瘀以通经，用于瘀血所致经闭、痛经、月经不调、产后腹痛以及跌打肿痛。本品具有补肝肾，强筋骨的功效，可用于痹痛日久、腰膝酸痛以及下肢痿软等。活血化瘀而又利尿通淋，适用于血尿、血肿且有瘀滞者。牛膝下行之力强，能降上炎之火并引血下行，止上部出血等。正如《本草备要》言："酒蒸则益肝肾，强筋骨，治腰膝骨痛，足痿筋挛，阴痿失溺，久疟，下痢，伤中少气，生用则散恶血，破癥结，治心腹诸痛，淋痛尿血，经闭难产，喉痹齿痛，痈疽恶疮。"

【跟师心得】怀牛膝与川牛膝的区别：两者均具有活血化瘀、补肝肾、强筋骨之功。但川牛膝功善破血通经，祛风除湿而通利关节，故可用于血瘀经闭及风湿痹痛，且该品善下行，又可用于血热上逆所致的吐血、鼻衄等证；而怀牛膝更专于补肝肾而强筋骨，主要用于肝肾不足所致的腰膝酸软、筋骨无力等症状。

【国医按语】本品引诸药下行，其味苦酸，酸则舒筋，苦能除湿热，其力能滋阴壮阳，故能治四肢拘挛、腰膝不可屈伸之症。临床常以其善下行，可引火下潜的特性，治肝阳上亢证、胃火上炎证以及气火上逆、迫血妄行证，兼治淋证等。《医学衷中参西录》："善引气血下注，是以用药欲其性下行者，恒以之为引经。故善治肾虚腰疼……，或腿痿不能任地……，又善治淋疼，通利小便。"

【常用剂量】10g。

【服用方法】 煎服，6~15g；活血祛瘀、引火（血）下行、利水通淋，宜生用；酒炙增强活血祛瘀作用；盐炙增强补肝肾、强筋骨作用。

【使用注意】

凡中气下陷，脾虚泄泻，下元不固，梦遗失精，月经过多及孕妇均忌服。

(1)《本草经疏》：经闭未久，疑似有娠者勿用；上焦药中勿入；血崩不止者忌之。

(2)《本草正》：脏寒便滑，下元不固者当忌用之。

八十七、王不留行

【品种来源】 本品为石竹科植物麦蓝菜 *Vaccaria segetalis*（Neck.）Garcke 的干燥成熟种子。别名王不留、奶米、麦蓝子、剪金子、留行子。夏季果实成熟、果皮尚未开裂时采割植株，晒干，打下种子，除去杂质，再晒干。

【药物性味】

味苦，性平。

(1)《本经》：味苦，平。

(2)《吴普本草》：岐伯、雷公：甘。

(3)《别录》：甘，平，无毒。

(4)《本草便读》：苦且辛，平。

【药物归经】

归肝、胃经。

(1)《纲目》：阳明、冲、任。

(2)《雷公炮制药性解》：心、肝二经。

(3)《本草述》：此味应入肝。

【药物功效】 活血通经，下乳消肿。

【文献论述】

(1)《本草述》：王不留行，据其得名，似走而不守，其行血当与天名精同也。然细绎诸《本草》主治，觉有稍异，即《日华子》主血经不匀及《别录》难产二说，则应是和血而活之，与行血有殊，试观方书治畜血，乃多用杜牛膝，而是物专动于诸淋，更可明其散滞以活血，非以溃决为事者也。但此味应入肝，肝固血脏，更司小水，故治淋不可少，且风脏即血脏，绎甄权治风毒、通血脉二语，乃见此味于厥阴尤切。

(2)《本草新编》：王不留行，其性甚急，下行而不上行者也。凡病逆而上冲者用之可降，故可恃之以作臣使之用也。但其性过速，宜暂而不宜久，又不可不知也。或问：王不留行之可下乳，是亦可上行之物也。不知乳不能下而下之，毕竟是下行，而非上行也。上中焦有可下者，皆可下通，非止行于下焦而不行于上焦也。

(3)《本草求真》：王不留行，性走而不守。……则知气味疏泄，洵尔至极，又安能有血而克止乎？何书又言止血定痛，能治金疮，似与行血之意又属相悖，讵知血瘀不行，得此则行，血出不止，得此则止，非故止也，得其气味以为通达，则血不于疮口长流，而血自散各经，以致其血自止，其痛即定，岂必以止为止哉。

(4)《本草正义》：王不留行，惟热结者为宜，《本经》主金疮止血，逐痛出刺

《别录》止心烦鼻衄，痈疽恶疮，皆清火活血之用。除风痹者，风热壅于经络也，而风寒寒湿非其治矣。惟《本经》内寒二字，殊不可解。李氏《纲目》引作内塞，当即濒湖所改，似非伪字。然别本皆作寒，是当存疑，不必强解。

【临床应用】

1. 用于治疗妇女经闭，乳汁不通，难产，血淋，痈肿，金疮出血 《名医别录》云："止心烦鼻衄，痈疽恶疮，瘘乳，妇人难产"。王不留行行血通经，催生下乳，消肿敛疮。本品入血分，走而不守，治疗妇女由肝气郁滞所致之经闭、痛经，常与香附、郁金等行气活血药配伍；治疗乳汁不下、乳房胀痛，常与路路通、穿山甲、瞿麦等下乳通经药伍用。

2. 用于痈疽诸疮，淋证 常与桃枝、茱萸根皮、蛇床子、牡荆子、苦竹叶、蒺藜子等清热解毒药伍用，正如《本经》言："王不留行主金疮，止血逐痛，出刺，除风痹内寒"。治疗小便不利，淋沥涩痛者，可与石韦、滑石、瞿麦等利尿通淋药配伍。《本经疏证》："人身周流无滞者，血也，观《本经》、《别录》取（王不留行）治金疮血出鼻衄，仍治妇人难产，可见其能使诸血不旁流逆出，其当顺流而下者，又能使之无所留滞，内而隧道，外而经脉，无不如之。则痈疽恶疮瘘乳，皆缘血已顺流，自然轻则解散，重则分消矣。血流于脉，风阻之为风痹；内塞血不流畅，血中之气内薄为心烦，能治之者，亦总由血分通顺，故并取效也。仲景用治金疮，义盖本此，后人仿此义用之治淋，亦大有见解。"

3. 治疗带状疱疹 将王不留行用文火炒黄直至少数开花，研碎，过筛，取细末。如患处疹未破溃，用麻油将药末调成糊状外涂；如疱疹已溃破，可将药末直接撒布于溃烂处。

【国医经验】本品活血通经，下乳消肿，利尿通淋。刘尚义教授常用本品治疗妇人经行腹痛、闭经、乳汁不下、乳痈肿痛等。治疗妇女由肝气郁滞所致之经闭、痛经，常与香附、郁金等行气活血药配伍；治疗乳汁不下、乳房胀痛，常与路路通、穿山甲、瞿麦等下乳通经药伍用；治疗小便不利，淋沥涩痛者，可与石韦、滑石、瞿麦等利尿通淋药配伍。此外，本品单用治疗带状疱疹，效果亦佳。

【跟师心得】王不留行以善于行血知名"虽有王命不能留其行"，所以叫"王不留行"，但流血不止者，它又可以止血。在妇科，王不留行又是发乳的良药，常与穿山甲同用，俗谚有"穿出甲，王不留，妇人服了乳长流"的说法。

【国医按语】本品通利经脉，能使脉道无所留滞，致血分通顺。故能疗金疮而止血，通经脉而行瘀。王不留行具有活血通经，下乳消肿，利尿通淋之功，为通乳之要药，常以之与穿山甲同用。

【常用剂量】20g。

【服用方法】煎服，5～20g。

【使用注意】

该品苦能降泄，故孕妇忌服。

（1）《本草经疏》：孕妇勿服。

（2）《本草汇言》：失血病、崩漏病并须忌之。

八十八、骨　碎　补

【品种来源】 本品为水龙骨科植物槲蕨 *Drynaria fortunei*（Kunze）J. Sm. 的干燥根茎。别名肉碎补、石岩姜、猴姜、毛姜、申姜、爬岩姜、岩连姜。

【药物性味】

味苦、甘，性温。

(1)《日华子本草》：平。

(2)《开宝本草》：味苦，温，无毒。

(3)《广西中药志》：甘微苦涩，温。

(4)《本草新编》：骨碎补，味苦，气温，无毒。

【药物归经】

归肝、肾经。

(1)《纲目》：足少阴。

(2)《本草求真》：入肾，兼入心。

(3)《本草再新》：入肝、肾二经。

【药物功效】 补肾强骨，续伤止痛，补肾强骨，续伤止痛。

【文献论述】

(1)《药性论》：主骨中毒气，风血疼痛，五劳六极，口（一作"足"）手不收，上热下冷。

(2)《纲目》：骨碎补，能入骨治牙，及久泄痢。昔有魏某久泄，诸医不效，垂殆，予用此药末，入猪肾中煨熟与食，顿住。盖肾主大小便，久泄属肾虚，不可专从脾胃也。《雷公炮炙论》用此方治耳鸣，耳亦肾之窍也。按戴原礼《证治要诀》云，痢后下虚，不善调养，或远行，或房劳，或外感，致两足痿软，或痛或痹，遂成痢风，宜用独活寄生汤，吞虎骨四斤丸，仍以骨碎补三分之一同研，取汁，酒解服之，外用杜牛膝、杉木节、萆薢、白芷、南星煎汤频频熏洗，此亦从肾虚骨痿而治也。

(3)《本草求真》：骨碎补，虽与补骨脂相似，然总不如补骨脂性专固肾通心，而无逐瘀破血之治也。

(4)《本经续疏》：骨碎补（《开宝本草》）主破血、止血、补伤折，言能不使瘀结者留滞，不使流动者妄行，而补苴伤折，如未尝伤折也。

(5)张寿颐：骨碎补，甄权谓主骨中毒气，风血疼痛，上热下冷。盖温养下元，能引升浮之热，藏于下焦窟宅，是以可治上热下冷。李濒湖谓研末同猪肾煨食，可治耳鸣，及肾虚久泄、牙痛，皆是此意，非可通治胃家实火之齿痛。阆仙朱先生，尝用以治寒痰凝滞，牙关不利，颊车隐痛之骨槽症，甚有捷验。又凡阴虚于下，而肝胆浮阳挟痰上凝之齿痛，牙槽不利，及阴寒逼阳上浮之喉痛喉癣诸症，用此亦颇有效，皆即濒湖用治牙痛之意，而阳邪实盛者，类皆不可妄试。昔人每谓此药入肾治骨，并能治骨伤碎，因得此名者，皆当识得此意，非阴虚有热之骨痛骨痿，果可以一概主治也。戴元礼《证治要诀》谓痢后下虚，不善调养，遂成痢风，则以肾之虚寒而言，此药温肾，能起骨萎宜矣。惟痢后风之脚软膝肿，亦有阴虚生内热者，则宜魏玉璜之一贯煎，戴氏此法，非可概投。

【临床应用】

1. 用于跌打损伤、瘀血肿痛之证 可单用本品浸酒服，并外敷，亦可水煎服；或与没药、自然铜、虎胫骨等活血止痛、接骨疗伤药配伍，如（《圣惠方》骨碎补散）。《开宝本草》言：“骨碎补主破血，止血，补伤折”。

2. 用于肾虚证 本品入肾，能温补肾阳，强健筋骨，可治肾虚所致的腰痛脚弱，耳鸣，耳聋，牙痛，久泻等症。治肾虚腰痛、足膝痿弱，可与补骨脂、牛膝等补肾强腰肾之品伍用，《本草纲目》云：“治耳鸣及肾虚久泻，牙疼”。

此外，本品尚可用于斑秃、白癜风等病证的治疗。

【国医经验】该药温补肾阳，强健筋骨，刘尚义教授常用以配补骨脂、牛膝，治肾虚腰痛，足膝痿弱等。用于肾虚腰痛，耳鸣耳聋，牙齿松动，跌扑闪挫，筋骨折伤，以之与熟地、山茱萸、益智仁等补肾益精药配伍。

【跟师心得】刘尚义教授常用本品通血脉，续筋骨，疗伤痛，内服外用均有效，配没药、自然铜等活血止痛、接骨疗伤药，治跌打损伤瘀肿疼痛。

【国医按语】骨碎补，寸寸折之，寸寸皆生，处处折之，处处有汁，倒插亦生，横埋亦生，不致血液之漏，故其接补伤折之力最强耳。本品性温助阳，入肾，温补肾阳，强健筋骨，可治肾虚所致的腰痛脚弱，耳鸣耳聋等症。

【常用剂量】20g。

【服用方法】内服：煎汤，10～20g。外用：适量。

【使用注意】

本品性温助阳，阴虚内热者慎服。

（1）《本草经疏》：不宜与风燥药同用。

（2）《本草汇言》：如血虚风燥，血虚有火，血虚挛痹者，俱禁用之。

（3）《得配本草》：忌羊肉、羊血、芸苔菜。

八十九、刘 寄 奴

【品种来源】为菊科植物奇蒿 *Artemisia anomala* S. Moore 的干燥全草。别名金寄奴、乌藤菜、六月雪、九里光、白花尾、炭包包、千粒米、斑枣子、细白花草、九牛草、苦连婆。

【药物性味】

味苦，性温。

（1）《唐本草》：味苦，温。

（2）《日华子本草》：无毒。

（3）《本草汇》：味苦，归心。

【药物归经】

归心、肝、脾经。

（1）《雷公炮制药性解》：入心、肺二经。

（2）《本草新编》：入心、脾、膀胱经。

（3）《本草再新》：入肝、肾二经。

【药物功效】破血疗伤，通经，止血止痛。

【文献论述】

（1）《日华子本草》：治心腹痛，下气水胀、血气，通妇人经脉症结，止霍乱水泻。

（2）《本草经疏》：刘寄奴草，其味苦，其气温，揉之有香气，故应兼辛。苦能降下，辛温通行，血得热则行，故能主破血下胀。然善走之性，又在血分，故多服则令人痢矣。昔人谓为金疮要药，又治产后余疾、下血止痛者，正以其行血迅速故也。

（3）《本草汇》：刘寄奴，入手少阴、足太阴经。通经佐破血之方，散郁辅辛香之剂。按刘寄奴破血之仙剂也，其性善走，专入血分，味苦归心，而温暖之性，又与脾部相宜，故两入。盖心主血，脾裹血，所以专疗血证也。

（4）《本草新编》：刘寄奴，下气止心腹急痛，下血消肿，解痈毒，灭汤火热疮，并治金疮。《本草》诸书言其能解产后余疾，则误之甚者也。寄奴性善走，迅入膀胱，专能逐水，凡白浊之症，用数钱同车前、茯苓利水之药服之立时通决，是走而不守可知；产后气血大亏，即有瘀血，岂可用此迅逐之乎？

（5）《本草求真》：刘寄奴，味苦微温，多能破瘀通经，除症下胀，及止金疮血出，大小便血，汤火伤毒。缘血之在人身，本贵通活，滞而不行，则血益滞而不出，而癥瘕胀满愈甚；行而不止，则血亦滞而不收，而使血出益甚，寄奴总为破血之品，故能便滞者破而即通，而通者破而即收也。

【临床应用】

1. 用于产后恶露不尽，脐腹疼痛，状热憎寒，咽干烦渴　以活血通经，养阴清热为法，如刘寄奴汤（《圣济总录》），常以之与当归、桃仁等活血化瘀药同用。

2. 用于经水不来，发热腹胀者　以行血通经为法，方用紫葳散（《沈氏尊生书》）。又如《本草经疏》言："刘寄奴草，其味苦，其气温，揉之有香气，故应兼辛。苦能降下，辛温通行，血得热则行，故能主破血下胀。然善走之性，又在血分，故多服则令人痢矣。昔人谓为金疮要药，又治产后余疾、下血止痛者，正以其行血迅速故也。"

3. 用于创伤出血疼痛者　用于治跌打损伤，腹中有瘀血者：以之与延胡索、骨碎补各一两。上三味细切，以水二升，煎取七合，复内酒及小便各一合，热温顿服，以活血化瘀为法。

4. 用于痈疽，发背，疮疡肿毒等　以定痛追脓，生肌长肉，收敛疮口为法，常与黄芩、黄连、地骨皮、白蔹、川芎、芍药等配伍。《本草求真》："刘寄奴，味苦微温……而癥瘕胀满愈甚；行而不止，则血亦滞而不收，而使血出益甚，寄奴总为破血之品，故能便滞者破而即通，而通者破而即收也。"

【国医经验】本品破瘀通经，止血消肿，刘尚义教授常用本品治疗跌打伤痛，血瘀经闭、肿痛出血等。用于治疗产后恶露不尽，脐腹痛，状热憎寒，咽干烦渴，以活血通经，养阴清热为法，方用刘寄奴汤（《圣济总录》），以之与当归、桃仁、川芎等活血化瘀药合用；用于疮疡肿毒，以下血止痛，收敛疮口为法，常以之与黄芩、黄连等泻火解毒药伍用。

【跟师心得】刘尚义教授常用本品与莪术、川芎配伍理气活血以治疗各种疾病兼有气滞血瘀证。《本草经疏》："刘寄奴草，其味苦，其气温，揉之有香气，故应兼辛。苦能降下，辛温通行，血得热则行，故能主破血下胀。然善走之性，又在血分，故多服则令人痢矣。昔人谓为金疮要药，又治产后余疾、下血止痛者，正以其行血迅速故也。”

【国医按语】 刘寄奴性善走，专入血分，用之于妇女经期产后瘀滞腹痛、痛经、恶露不尽、癥瘕、跌打外伤、血瘀诸证俱佳，其活血行瘀，化癥散结之力甚强。用于敛金疮口，止疼痛：刘寄奴一味为末，掺金疮口，裹。(《本事方》刘寄奴散)

【常用剂量】 20g。

【服用方法】 内服：煎汤，5～10g；消食积单味可用至15～30g；或入散剂。外用：适量，捣敷。

【使用注意】

气血虚弱，脾虚泻泄者忌服。

(1)《卫生易简方》：不可过多，令人吐利。

(2)《本草经疏》：病人气血虚，脾胃弱，易作泄者勿服。

九十、莪　术

【品种来源】 本品为姜科植物蓬莪术 *Curcuma phaeocaulis* Val.、广西莪术 *Curcuma Kwangsiensis* S. G. Lee et C. F. Liang 或温郁金 *Curcuma wenyujin* Y. H. Chen et C. Ling 的干燥根茎。后者习称“温莪术”。别名温莪术、蓬莪术、山姜黄、芋儿七、臭屎姜。

【药物性味】

味辛、苦，性温。

(1)《开宝本草》：味苦辛，温，无毒。

(2)《医学启源》：味苦，平。

(3)《中华本草》：味辛、苦，性温。

【药物归经】

归肝、脾经。

(1)《雷公炮制药性解》：入肺、脾二经。

(2)《本草汇言》：入足厥阴肝经。

(3)《本草再新》：入心、肾二经。

【药物功效】 行气破血，消积止痛，抗肿瘤。

【文献论述】

(1)《本草经疏》：心腹痛者，非血气不得调和，即是邪客中焦所致。中恶疰忤鬼气，皆由气不调和，脏腑壅滞，阴阳乖隔，则疫疠疰忤鬼气，得以凭之。茂气香烈，能调气通窍，窍利则邪无所容而散矣。解毒之义，亦同乎是。其主霍乱冷气吐酸水及饮食不消，皆行气之功也，故多用酒磨。又疗妇人血气结积，丈夫奔豚，入肝破血行气故也，多用醋磨。

(2)《药品化义》：蓬术味辛性烈，专攻气中之血，主破积消坚，去积聚癖块，经闭血瘀，扑报疼痛。与三棱功用颇同，亦勿过服。

(3)《汤液本草》：蓬莪茂色黑，破气中之血，入气药发诸香，虽为泄剂，亦能益气，故孙用和治气短不能接续。所以大小七香丸、集香丸散及汤内多用此也。

(4)《萃金裘本草述录》：破气中之血，血涩于气中则气不通，此味能疏阳气以达于阴血，血达而气乃畅，故前人谓之益气。

(5)《医家心法》：广茂即莪术，凡行气破血，消积散结皆用之。属足厥阴肝经气分药，大破气中之血，气血不足者服之，为祸不浅。好古言孙尚药用治气短不能接续(《经》言短气不足息者下之，盖此之谓也。然中气虚实天渊，景宜详审)，此短字乃是胃中为积所壅，舒气不长，似不能接续，非中气虚短不能接续也。若不足之短而用此，宁不杀人？

(6)《药笼小品》：虚人服之积未去而真已耗，须兼参术，庶几焉耳。

【临床应用】

1. 用于治气滞血瘀所致癥瘕积聚、经闭及心腹瘀痛证 常以之与三棱相须为用，以增强破瘀消癥止痛之功。《本草图经》："蓬莪茂，古方不见用者，今医家治积聚诸气，为最要之药。与荆三棱同用之良，妇人药中亦多使。"此外，本品破血消瘀，又能消肿止痛，可用于跌打损伤，瘀肿疼痛症，常与骨碎补等祛瘀疗伤药同用。

2. 用于食积不化，气滞较重之脘腹胀痛甚者 本品入脾胃经，具有较强的行气消积止痛之功，常以之与青皮、槟榔等行气止痛、消食导滞药配伍，如《证治准绳》莪术丸。《开宝本草》："主心腹痛，中恶，疰忤，霍乱，冷气吐酸水，解毒，食饮不消，酒研服之。又疗妇人血气，丈夫奔豚。"

3. 用于治疗肝脾肿大，肝硬化等 常配伍活血疏肝、软坚散结之鳖甲、丹参、柴胡等；气血不足者，配伍补气养血之当归、黄芪、党参等；治气不按续，气短，兼治滑泄及小便数：篷莪茂一两，金铃子（去核）一两，上为末，更入硼砂一钱，炼过研细，都和匀，每服二钱，盐汤或温酒调下，空心腹（孙用和之正元散）。本品注射剂还可用于治疗宫颈癌等多种癌肿。

【国医经验】本品苦泄辛散温通，既入血分破血逐瘀，又入气分行气止痛，可用于治疗气滞血瘀诸证，尤善消癥瘕积聚，常与三棱相须为用，以加强破血消癥之功。现代研究表明，莪术可广泛用于治疗各种恶性肿瘤，可抑制血小板聚集，抗血栓形成。刘尚义教授常用本品配鳖甲治疗各种恶性肿瘤，为首选用药。另莪术配青皮、槟榔等可治食积气滞、脘腹疼痛。

【跟师心得】三棱与莪术的功效比较：二者功效主治相似，三棱长于破血通经，莪术长于行气消积，常相须为用。治妇人血气痛游走及腰痛：蓬术（切片）、干漆（研碎）各二两。上同炒令漆焦香，取出漆不用，只用蓬术为末，温酒调下三钱，腰痛用胡桃酒下，游走痛，冷水调下。(《普济方》)

【国医按语】莪术性烈，专破血中之气，祛癥瘕积聚、经闭血瘀，活血之力甚强。且莪术抗肿瘤、对急性肾功能衰竭有良好的治疗作用。另研究发现莪术具有抗血栓形成作用，还有抑菌、保肝、抗炎等作用。

【常用剂量】10g。

【服用方法】内服：煎汤，3～15g，醋炒入肝经血分，破血逐瘀多用，生用行气消积力强，食积腹痛多用。外用适量。

【使用注意】

本品药性峻猛，有耗气伤血之弊，不宜过量或久服，中病即止。月经过多及孕妇忌服。

(1)《雷公炮制药性解》：虚人禁之。

(2)《本草正》：性刚气峻，非有坚顽之积，不宜用。

(3)《药性通考》：乃攻坚之药，可为佐使，而不可久用。

(4)《本草害利》：凡经事先期，及一切血热为病者忌之。

九十一、半　夏

【品种来源】本品为天南星科植物半夏 *Pinellia ternata*（Thunb.）Breit. 的干燥块茎。别名三叶半夏、三叶老、三步跳、麻玉果、燕子尾。夏、秋二季采挖，洗净，除去外皮及须根，晒干。

【药物性味】

味辛、性温，有毒。

(1)《本经》：辛，平。

(2)《别录》：生微寒，熟温，有毒。

(3)《医学启源》：《主治秘要》云，性温，味辛苦。

【药物归经】

归脾、胃、肺经。

(1)《汤液本草》：入足阳明、太阴、少阳经。

(2)《雷公炮制药性解》：入肺、脾、胃三经。

(3)《本草经疏》：入足太阴、阳明、少阳，手少阴经。

【药物功效】燥湿化痰，降逆止呕，消痞散结；外用消肿止痛。

【文献论述】

(1)《本草衍义》：半夏，今人惟知去痰，不言益脾，盖能分水故也。脾恶湿，湿则濡而困，困则不能制水。《经》曰，湿胜则泻。一男子夜数如厕，或教以生姜一两碎之，半夏汤洗，与大枣各三十枚，水一升，瓷瓶中慢火烧为熟水，时时呷，数日便已。

(2)《汤液本草》：半夏，俗用力肺药，非也。止吐为足阳明，除痰为足太阴，小柴胡中虽为止呕，亦助柴胡能主恶寒，是又为足少阳也，又助黄芩能去热，是又为足阳明也。往来寒热，在表里之中，故用此有各半之意，本以治伤寒之寒热，所以名半夏。《经》云，肾主五液，化为五湿，自入为唾，入肝为位，入心为汗，入脾为痰，入肺为涕。有涎曰嗽，无涎曰咳，痰者因咳而动，脾之湿也。半夏能泄痰之标，不能泄痰之本，泄本者泄肾也。咳无形，痰有形，无形则润，有形则燥，所以为流湿润燥也。

(3)《本草汇编》：俗以半夏性燥有毒，多以贝母代之，贝母乃太阴肺经之药，半夏乃太阴脾经、阳明胃经之药，何可代也。夫咳嗽吐痰，虚劳吐血，或痰中见血，诸郁咽痛喉痹，肺痈，肺痿，痈疽，妇人乳难，此皆贝母为向导，半夏乃禁用之药。若涎者脾之液，美味膏粱炙？皆能生脾胃湿热，故涎化为痰，久则痰火上攻，令人昏愦口噤，偏废僵仆，蹇涩不语，生死旦夕，自非半夏、南星曷可治乎？若以贝母代之，则翘首待毙矣。

(4)《本经逢原》：半夏，同苍术、茯苓治湿痰；同栝楼、黄芩治热痰；同南星、前胡治风痰；同芥子、姜汁治寒痰；唯燥痰宜栝楼、贝母，非半夏所能治也。

【临床应用】

1. 用于湿痰阻肺，咳嗽气逆，痰多质稀者 常以之与陈皮、茯苓等化痰利湿药配伍，如《和剂局方》二陈汤；若属寒饮咳喘、痰多清稀者，可配伍温肺化饮药，如《伤寒论》小青龙，与干姜、细辛等药伍用；湿痰上蒙清窍，眩晕、头痛、痰多、胸膈满闷等，常以之与白术、天麻等燥湿健脾、化痰息风药伍用，如《医学心悟》半夏白术天麻汤；湿痰内盛、胃气失和而夜寐不安者，可配秫米以安神和胃，如《灵枢·邪咳》半夏秫米汤。治热痰证，常与黄芩、胆南星、瓜蒌等清热化痰药同用。

2. 用于痰饮或胃寒所致的呕吐 常以之与生姜配伍，以增化痰散寒止吐之效，如《金匮要略》小半夏汤；若为胃热呕吐，则和清胃止呕的黄连、竹茹等药配伍；胃虚呕吐，以之与补脾益胃药配伍，如《金匮要略》大半夏汤，以之与人参、白蜜配伍；妊娠呕吐，需与扶正安胎药配伍，如《金匮要略》干姜人参半夏汤，以之与干姜、人参同用。

3. 用于寒热互结之心下痞满者 常与温中、清胃药配伍，如《伤寒论》半夏泻心汤，以之与干姜、黄连、黄芩等配伍；痰热结胸，常与瓜蒌、黄连等清热化痰药伍用，如《伤寒论》小陷胸汤；治疗气郁痰结之梅核气，常与行气开郁、下气除满之厚朴、紫苏叶同用，如《金匮要略》半夏厚朴汤。

4. 治疗瘿瘤，痰核 内服消痰散结，外用消肿止痛，常与海藻、昆布、浙贝等软坚散结药配伍。

【国医经验】本品为燥湿之剂，温化寒痰之要药，可治疗心下痞、呕吐、梅核气等。刘尚义教授常用本品配瓜蒌壳、黄连（《伤寒论》之小陷胸汤）治疗痰热互结之胸脘痞满症；配天麻、防风治疗痰浊上扰之眩晕头痛症等。正如张氏《本经逢源》言："半夏，同苍术、茯苓治湿痰；同栝蒌、黄芩治热痰；同南星、前胡治风痰；同芥子、姜汁治寒痰；唯燥痰宜栝蒌、贝母，非半夏所能治也。"

【跟师心得】半夏辛温而燥，主入肺、脾、胃经，为燥湿化痰、温化寒痰之要药，同时本品还具有止咳作用。治湿痰咳嗽证，常以之与茯苓、苍术等健脾化湿药配伍。治热痰咳嗽（烦热面赤，口燥心痛，脉洪数），用半夏、天南星各一两，黄芩一两半，共研为末，加姜汁浸蒸饼做成丸子，如梧子大。每服五十至七十丸，饭后服，姜汤送下。此方名"小黄丸"。

【国医按语】半夏能消痰涎，故开胃健脾、散痞结；能去胸中痰满、下肺气故止呕吐，疗咳喘。气虚而有痰气，亦可加而用之。姜半夏长于止呕；法半夏长于燥湿。试验研究证明本品还具有抑制应激性胃溃疡发生的作用，同时还具有镇静、催眠以及抗早孕作用。

【常用剂量】10g。

【服用方法】内服：煎汤，3～10g，一般宜制过用；外用：生品适量。

【使用注意】

一切血证及阴虚燥咳、津伤口渴者忌服。

（1）《本草经集注》：射干为之使。……恶皂荚。……畏雄黄、生姜、干姜、秦皮、龟甲。……反乌头。

（2）《药性论》：忌羊血、海藻、饴糖。……柴胡为之使。

（3）《医学入门》：凡诸血证及自汗，渴者禁用。

九十二、胆　南　星

【品种来源】 为天南星科植物天南星 *Arisaema erubescens*（Wall.）Schott、异叶天南星 *Arisaema heterophyllum* Bl. 或东北天南星 *Arisaema amurense* Maxim. 干燥块茎，加猪、牛、羊等动物胆汁的加工品。

【药物性味】

味苦，性凉，有小毒。

（1）《本草正》：味苦，性凉。

（2）《药品化义》：味微辛而苦，性凉。

（3）《本草汇言》：天南星，前人以牛胆制之，名曰胆星。牛胆苦寒而润，有益肝镇惊之功。

【药物归经】

归肺、肝、脾经。

（1）《药品化义》：入肝、胆。

（2）《本草再新》：入心、肝、肺三经。

（3）《全国中草药汇编》：归肺、肝、脾经。

【药物功效】 清热化痰，息风定惊。

【文献论述】

（1）《增订伪药条辨》：制造胆星法：腊月黄牛胆汁，拌漂净生南星细末如稀糊，仍入胆皮内，悬挂有风无日处阴干，至次年将皮剥去再研细，用新腊牛胆同前制法，曾手制至三年，其色犹黄白，至九年才褐色耳，此沈萍如法。其他如《本草明辨》制法，腊月，以漂天南星、川贝母各半，研极细末，以黄牛胆一具上开-孔，不令汁出，将二味和入子胆中，悬挂檐前风日之中，候干，去胆皮另换一胆，如是者九次，苟能一年一次，九岸成功者最佳。

（2）《本草正》：胆星，七制九制者方佳。较之南星味苦性凉，故善解风痰热滞。

（3）《本草汇言》：天南星，前人以牛胆制之，名曰胆星。牛胆苦寒而润，有益肝镇惊之功，制星之燥而使不毒。

（4）张寿颐：天南星，非制过不可用，其生者仅可为止血定痛消肿外敷药料中之辅佐品。后世盛行牛胆制法，今已久为通用之品，则取用其开宣化痰之长，而去其峻烈伤阴之弊。

【临床应用】

1. 用于癫狂惊痫 常用胆星与龙脑、麝香等开窍醒脑药配伍，如《圣济总录》抱龙丸，临床上很少见到单味胆星使用以治疗癫痫，多为配伍应用，如牛黄镇惊丸、至宝锭等方药中，均配有胆南星。而《药品化义》言："胆星，意不重南星而重胆汁，借星以收取汁用，非如他药监制也，故必须九制则纯。是汁色染为黄，味变为苦，性化为凉，专入肝胆。假胆以清胆气，星以豁结气，大能益肝镇惊。《本草》言其功如牛黄者，即胆汁之精华耳。”

2. 用于小儿惊风 《本草汇言》云：“胆星主治小儿惊风惊痰，四肢抽搐，大人气虚内热，热郁生痰。”故治疗痰迷不醒，口流涎沫，手足拘挛，以陈胆星一两五钱，犀角、白芥子五钱、羚羊角各一两，生龙齿七钱，辰砂一钱。陈米汤丸，金箔衣。临用以一丸擦胸背并敷脐（《理瀹骈文》胆星丸）。

3. 用于肺系疾病 常以之与贝母、瓜蒌、厚朴、海蛤粉等清热化痰药配伍，治疗痰热咳嗽；治痰涎喘急者，以胆星、天竺黄各三钱，雄黄五分、朱砂五分、牛黄、麝香各四分，以上共为末，甘草水为丸，如梧桐子大，每服二丸，淡姜汤稍冷服。（《痧证汇要》牛黄丸）；临床研究表明，以之与百部、麻黄、甘草配伍可治疗小儿百日咳。

4. 用于流涎及流行性腮腺炎 有报道称胆南星与吴茱萸研末，醋调成糊，或与黄柏、大黄、黄连等研制成饼，外敷涌泉穴，可治流涎及流行性腮腺炎。

【国医经验】《本草汇言》：“治小儿惊风惊痰，四肢抽搐，大人气虚内热，热郁生痰。”刘尚义教授常用胆星配大贝治疗痰热咳嗽、风痰眩晕、中风痰壅、癫痫以及小儿痰热急惊等。

【跟师心得】治热病神昏、痰热内闭、暑热卒厥、小儿惊风等热闭，常与牛黄、麝香、黄连等配伍，如安宫牛黄丸。若与温里祛寒及性偏温热的开窍药配伍，也可以治疗寒闭，如苏合香丸。

【国医按语】《药品化义》：“胆星，意不重南星而重胆汁，借星以收取汁用，非如他药监制也，故必须九制则纯。是汁色染为黄，味变为苦，性化为凉，专入肝胆。假胆以清胆气，星以豁结气，大能益肝镇惊。《本草》言其功如牛黄者，即胆汁之精华耳。”

【常用剂量】10g。

【服用方法】内服：煎汤，3～10g；或入丸剂。

【使用注意】寒痰及脾胃虚寒者慎服。张寿颐言：“古称南星大毒，然如此用之，已可谓之无毒，法至善也。但市肆中之所谓陈胆星者，形色亦颇不一，惟以黑色润如膏者为佳，其枯硬干燥者，亦不堪用。”

九十三、猫　爪　草

【品种来源】为毛茛科植物小毛茛 *Ranunculus ternatus* Thunb. 的干燥块根或全草。别名猫爪儿草、小毛茛、三散草。春、秋二季采挖，除去须根及泥沙，晒干。

【药物性味】

味辛、甘，性平。

（1）《中药材手册》：味微甘。

（2）《广西中药志》：味酸甘，性平，无毒。

（3）《河南中草药手册》：味辛，性温。

【药物归经】

归肝、肺经。

（1）《广西中药志》：入肝、肺二经。

（2）《中药材手册》：味微甘。

（3）《中华本草》：入肝、肺经。

【药物功效】泻火解毒，化痰散结，抗肿瘤。

【文献论述】

（1）《广西中药志》：入肝、肺二经。言本品具有化痰散结，解毒消肿，治疗耐多药肺结核，尤其是耐异烟肼、利福平和链霉素的患者。可治疗肺结核，疟疾，瘰疬痰核，疔疮，虫蛇咬伤，偏头痛，疟疾，牙痛。淋巴结结核，淋巴结炎，咽喉炎。

（2）《河南中草药手册》：消肿，截疟。治瘰疬，肺结核。治瘰疬：一猫爪草、夏枯草各适量。水煮，过滤取汁，再熬成膏，贴患处。二猫爪草四两。加水煮沸后，改用文火煎半小时，过滤取汁，加黄酒或江米甜酒（忌用白酒）为引，分四次服。第二天，用上法将原药再煎，不加黄酒服。二日一剂，连服四剂。间隔三至五天再续服。治肺结核：猫爪草二两。水煎，分二次服。

（3）《中国药用植物》：猫爪草可治疗多种癌症、淋巴瘤等，疗效显著，治愈率高，是中药中抗肿瘤、解毒、散结的一种好药材。

（4）《中药材手册》：治颈上瘰疬结核。治瘰疬：猫爪草、夏枯草各适量。水煮，过滤取汁，再熬成膏，贴患处。猫爪草四两。加水煮沸后。改用文火煎半小时，过滤取汁，加黄酒或江米甜酒（忌用白酒）为引，分四次服。第二天，用上法将原药再煎，不加黄酒服。二日一剂，连服四剂。间隔三至五天再续服。

（5）《广西中草药》：治淋巴结核，淋巴结炎，咽喉炎。

【临床应用】

据《中国药用植物》记载，猫爪草可治疗肺结核、肺癌、咽喉炎、淋巴结核、淋巴炎、痔疮等证。

1. 用于淋巴结核病 猫爪草对淋巴结核病（不论结核大小或是否化脓）有很高疗效，单用或配其他药内服或外敷均可。据资料记载，用猫爪草蜈蚣散治疗颈淋巴结核患者 210 例皆获痊愈。特别是长期服用猫爪草可以有效预防淋巴结核病的发生。

2. 用于肺结核的治疗及防治肺癌 猫爪草丸剂、胶囊以及疗肺散、抗痨灵等中成药都可用于治肺结核。10% ~15% 猫爪草煎剂亦可用于肺结核的局部治疗。猫爪草配青蒿共同研末口服用于治疗已经产生耐药性的肺结核疗效显著。经常用猫爪草切片泡茶饮用可以有效预防肺癌，目前空气质量下降，上呼吸道方面的疾病发生频繁，猫爪草的应用对于有效防治上呼吸道疾病，防治肺癌意义重大。

3. 控制肿瘤 研究表明，猫爪草对 S180、S37、EAC 等有抑制作用，故临床上可用于治疗恶性淋巴瘤、甲状腺癌、乳腺癌等。猫爪草配半枝莲、白英治胃癌、食道癌；配葶苈子用来治癌性胸腹水。猫爪草配白头翁治疗瘿瘤。有研究以猫爪草配其他药物治疗甲状腺囊肿 218 例，1 ~3 个疗程后（30 天为一疗程），肿块完全消失者 175 例，囊肿不同程度缩小者 38 例，无效者 5 例，总有效率达 97.7 %；经 5 年追踪观察，只有 1 例复发，再经服用中药又消失，其余病例均未见复发。此外，民间还用来治疗宫颈癌。

【国医经验】主治瘰疬痰核，咽喉肿痛等。刘尚义教授常用本品配伍夏枯草、山慈菇等药治疗甲状腺癌、甲状腺肿大等证属痰浊阻滞者，亦用于治疗肺结核、淋巴结核及淋巴结炎证属痰浊阻滞者。

【跟师心得】猫爪草在土家族医药中具有十分重要的地位，喜温暖湿润气候，适宜贵州栽培，加强研发，应有好的前景。本品具有化痰散结，抗肿瘤功效，临床常用鳖甲、莪术、冬凌草与之配伍，加强散结功效。亦可用于痰浊阻滞证。

【国医按语】本品清热散结，用于治疗各种肿瘤疾病，效果显著。初夏，人们易患甲状腺肿大或瘿瘤、颈淋巴结炎等，而用中药猫爪草煲猪瘦肉有清热解毒、消炎散结的功效，能对上述症状起到预防和治疗作用。其中，猪瘦肉在汤中为药引之用。猫爪草性温，味甘、辛，入肝、肺经，具有治疗瘰疬、肺结核、疟疾的功效。中药医书上载有其能“治颈上瘰疬结核”、“消肿，截疟，治瘰疬，肺结核”。

【常用剂量】20g。

【服用方法】内服：煎汤，5～30g。外用：研末撒。

【使用注意】猫爪草性温，味甘、辛，具有泻火解毒之功效，故虚寒患者慎用。

九十四、皂 角 刺

【品种来源】为豆科植物皂荚 *Gleditsia sinensis* Lam. 的棘刺，又名皂荚刺、天丁。

【药物性味】

味辛，性温。

（1）《本草纲目》：辛，温，无毒。

（2）《医林纂要》：辛咸，温。

（3）《四川中药志》：性温，味辛，有小毒。

【药物归经】

归肝、胃经。

（1）《本草衍义补遗》：足厥阴肝经，足阳明胃经。

（2）《医学入门》：归足厥阴、阳明经。

（3）《本草汇言》：入上焦而归肺。

【药物功效】散结消肿，托毒排脓，杀虫。

【文献论述】

（1）《本草衍义补遗》：治痈疽已溃，能引至溃处。

（2）《本草纲目》：治痈肿，妒乳，风疠恶疮，胞衣不下，杀虫。

（3）《本草崇原》：去风化痰，败毒攻毒。定小儿惊风发搐，攻痘疮起发，化毒成浆。

（4）《四川中药志》：治风热疮疹，并能通乳。

（5）《本草图经》：米醋熬嫩刺针作浓煎，以敷疮癣。

（6）《本草汇言》：皂荚刺，拔毒祛风。凡痈疽未成者，能引之以消散，将破者，能引之以出头，已溃者能引之以行脓。于疡毒药中为第一要剂。又泄血中风热风毒，故厉风药中亦推此药为开导前锋也。沈氏曰，皂荚刺宜用头刺极尖锐者佳，刺下节如枝硬（梗）者，力薄不及也。姚继元云，治疠风癞疾，风癣风疮，瘙痒风屑，与苦参同用，其力更倍。

（7）《本经逢原》：角刺治痘疹气滞，不能起顶灌脓者，功效最捷，而气虚者慎勿误用，恐透表过锐，反生虚泡也。若血滞不能起顶灌脓，又需鲮鲤，当非角刺所宜。丹方治大风恶疾，眉落鼻崩，用皂角刺三斤烧灰为末，食后煎大黄汤，调一匕服之，不终剂而愈。肿疡服之即消，溃疡服之难敛，以其性善开泄也。

（8）《医学入门》：皂刺，凡痈疽未破者，能开窍；已破者能引药达疮所，乃诸恶疮癣及疠风要药也。

【临床应用】

1. 用于痈疽疮毒初起或脓成不溃等症　皂角刺功能散结消肿，托毒排脓，对于痈疽未成者，可引之出头而消，对痈肿破溃者能引之以行脓，用于痈疽未成兼风热血毒入血，常与乳香、没药、白芷等药同用。

2. 用于妇人产后缺乳、胎衣不下　皂角刺还能治风热疮疹，并能通乳，常与蚌壳粉等药同用。

3. 用于治疗瘰疬等症　本品辛散性强，善通经活血，药力能直达病所，是一味具有温通消结功能的中药。对于某些时间较久的肿块，如扁桃体肿大、淋巴结肿大、乳腺增生、瘢痕疙瘩、纤维瘤、某些腹内肿块或癌肿等，用一般消肿散结之品不愈者，可用皂角刺10～20g，起到消散肿物之功效。

4. 用于各种疼痛　皂刺治跟骨骨刺疼痛，可用醋煮熏泡；与补肾活血散寒祛湿方药配合可治坐骨神经痛。皂角刺性温味辛，辛散温通，散寒行血通络，尖锋锐利，直达病所，通络止痛，对于上述诸症引起的疼痛，无论寒热虚实，以其为主，随证配伍确有良效。止痛时可用30～50g。

5. 用于治疗扁桃体炎　皂角刺还具有较强的抗菌消炎作用。

【国医经验】刘尚义教授常用本品治疗疮痈肿毒，皮癣湿疹。凡痈疽未成者，能引之以消散，将破者，能引之以出头，已溃者能引之以行脓。于疡毒药中为第一要剂。又泄血中风热风毒，故厉风药中亦推此药为开导前锋也。

【跟师心得】皂角刺有消肿排脓、消毒透脓、搜风、杀虫的功效，本品辛咸，温。辛能散，能行血行气，咸能软坚散结，温能搜风，活血祛瘀，托里排脓，常用于疮痈，癣疮等证。皂角味辛温咸，兼有消肿拔毒、排脓之功。

【用量】20g。

【刘老按语】刘尚义教授治男性不育、女性不孕时，常用天丁，一则取其活血通经之功；二则取“天丁”与“添丁”谐音，寓于患者良好之祝愿，患者常双手捧处方欢喜而去。

【服用方法】内服：煎汤，3～9g；或入丸、散。

【使用注意】

气虚者不宜使用。

（1）《本草经疏》：凡痈疽已溃不宜服，孕妇亦忌之。

（2）《本经逢原》：角刺治痘疹气滞，不能起顶灌脓者，功效最捷，而气虚者慎勿误用，恐透表过锐，反生虚泡也。若血滞不能起顶灌脓，又需鲮鲤，当非角刺所宜。

九十五、瓜　　蒌

【品种来源】 为葫芦科植物栝楼 *Trichosanthes kirilowii* Maxim 或双边栝楼 *Trichosanthes rosthornii* Harms 的干燥成熟果实。果实完整入药称瓜蒌、全瓜蒌、栝楼；果皮称瓜蒌壳、瓜蒌皮；种子称瓜蒌子、瓜蒌仁。

【药物性味】

（1）《本草纲目》：味甘、微苦、性寒。

（2）《日用本草》：味苦，平凉，无毒。

（3）《本草衍义补遗》：甘，润。

【药物归经】

（1）《本草纲目》：归肺、胃、大肠经

（2）《本草汇言》：入手少阴、太阴经。

（3）《本草新编》：入肺、胃二经。

【功效】 瓜蒌皮清化热痰，利气宽胸；瓜蒌仁润肺化痰，滑肠通便；全瓜蒌兼有两者功效。

【文献论述】

（1）《本草纲目》卷十八载：润肺燥、降火、治咳嗽、涤痰结、止消渴、利大便、消痈肿疮毒。

（2）《本草衍义补遗》：栝楼实，《本草》言治胸痹，以味甘性润，甘能补肺，润能降气。胸有痰者，以肺受火逼，失降下之令，今得甘缓润下之助，则痰自降，宜其为治嗽之要药也。又洗涤胸膈中垢腻，治消渴之神药也。

（3）《医学衷中参西录》：栝楼，能开胸间及胃口热痰，故仲景治胸结有小陷胸汤，栝楼与连、夏并用；治胸痹有栝楼薤白等方，栝楼与薤、酒、桂、朴诸药并用。若与山甲同用，善治乳痈；若与赭石同用，善止吐衄；若但用其皮，最能清肺、敛肺、宁嗽、定喘；若但用其瓤，最善滋阴、润燥、滑痰、生津；若但用其仁，其开胸降胃之力较大，且善通小便。

（4）《本草图经》：栝楼，今所在有之。皮黄肉白，三、四月内生苗，引藤蔓，叶如甜瓜叶，作叉，有细毛。七月开花，似葫芦花，浅黄色。实在花下，大如拳，生青，至九月熟，赤黄色。其实有正圆者，有锐而长者，功用皆同。

（5）《本草正义》：蒌实入药，古人本无皮及子仁分用之例，仲景书以枚计，不以分量计，是其确证。盖蒌实能通胸膈之痹塞，而子善涤痰垢黏腻，一举两得。自《日华子本草》，有其子炒用一说，而景岳之《本草正》，只用其仁，张石顽之《逢原》，亦云去壳纸包压去油，则皆不用其壳，大失古人专治胸痹之义。且诸疡阳证，消肿散结，又皆以皮子并用为捷。观濒湖《纲目》附方极多，全用者十之九，古人衣钵，最不可忽。唯近今市肆，以蒌实老时，皮肉不黏，剖之不能成块，凡用全蒌者，皆乘其未老之时，摘取曝干而剖为数块，方能皮肉黏合，以取美观，然力量甚薄，却无功效。所以颐欲用其全者，宁以蒌皮、蒌仁，列为二物，乃能得其老者，始有实验，若但书全瓜蒌三字，则用如不用，此亦治医者不可不知药物之真性情也。即使但用其皮，亦是老而力足，疏通中满，确有奇能。

【临床应用】

1. 具涤痰导滞、宽胸利气作用 用治胸阳不振、痰阻气滞所致胸痛彻背、咳唾短气之胸痹证，常与薤白、半夏、白酒配伍，以通阳散结、行气祛痰，如瓜蒌薤白白酒汤、瓜蒌薤白半夏汤。若用治痰热互结所致胸膈痞闷、按之则痛、吐痰黄稠之结胸证，则可配伍黄连、半夏等清热化痰、散结消痞之品，如小陷胸汤。

2. 甘寒清润，既能清热化痰，又能宣利肺气 用治痰热阻肺所致咳嗽痰黄、黏稠难咳之证，常与黄芩、枳实、胆南星等清肺化痰药同用，如清气化痰丸。

3. 用于治疗便秘 尤其适于热痰内阻、口干烦渴的便秘，取其有滑肠而兼清热的作用。常配火麻仁、桃仁、柏子仁等。瓜蒌仁、火麻仁、桃仁都有滑肠通便的作用，其区别是：火麻仁治肠燥气弱之便秘；桃仁治血瘀郁热之便秘，适于热象较甚者。一般燥热便秘不必用瓜蒌仁。

4. 全瓜蒌具散结消肿之效 配清热解毒、消肿排脓的芦根、桃仁、鱼腥草等同用，可治肺痈胸痛、咳痰腥臭或咳吐脓血。若与蒲公英、浙贝母、乳香等清热解毒、活血散结之品同用，可治乳痈肿痛之证。

5. 用于清胸内热痰 尤其适用于伴有胸痛之咳嗽痰多、咳痰不爽之证，如急性支气管炎、胸膜炎、肺炎等，常配黄连、半夏，加强清热去痰作用，方如小陷胸汤；热甚者再加配柴胡、黄芩等。

6. 治热证痈疡 肺痈、乳痈、肠痈属热火者，均可用瓜蒌仁清火，作为辅助药用。肺痈配鱼腥草、桔梗等；乳痈配山甲、银花等；肠痈配蒲公英、丹皮等。

【国医经验】 刘尚义教授常用本品配伍法夏、黄连（《伤寒论》之小陷胸汤）治疗痰热互结之胸脘痞满；配伍半夏、薤白、白酒（《金匮要略》之瓜蒌薤白半夏汤）治疗痰气互结、胸阳不振之胸痹证。《纲目》：“张仲景治胸痹痛引心背，咳唾喘息，及结胸满痛，皆用栝楼实，乃取其甘寒不犯胃气，能降上焦之火，使痰气下降也。成无已不知此意，乃云苦寒以泻热，盖不尝其味原不苦，而随文附会尔。”

【跟师心得】 瓜蒌全身都是宝，其根——天花粉，甘、酸、微苦、微寒，有清热生津，解毒消肿之效，刘尚义教授常用其治疗胃热口渴、肺热燥咳等。

【刘老按语】 仲景治胸痹痛引心背，咳唾喘息，及结胸满痛，皆用瓜蒌实，乃取其甘寒不犯胃气，能降上焦之火，使痰气下降也。

【常用剂量】 20g。

【服用方法】 内服：煎汤，3～4 钱；捣汁或入丸、散。

【使用注意】

不宜与乌头类药材同用。

（1）《本草经集注》：枸杞为之使。恶干姜。畏牛膝、干漆。反乌头。

（2）《本草便读》：冷滑大肠，脾虚无火、大便不实者不可用。

（3）《本经逢原》：脾胃虚及呕吐自利者不可用。

九十六、桔　　梗

【品种来源】 为桔梗科植物桔梗 *Platycodon grandiflorum*（Jacq.）A. DC. 的干燥根。又称苦桔梗。

【药物性味】

（1）《神农本草经》：辛，微温。

（2）《名医别录》：苦，有小毒。

（3）《药性论》：苦，平，无毒。

【药物归经】

（1）《汤液本草》：入足少阴、手太阴。

（2）《品汇精要》：行足太阴经。

（3）《本草经疏》：入手太阴、少阴，兼入足阳明胃经。

【药物功效】 宣肺化痰，利咽，排脓。

【文献论述】

（1）《本草纲目》：朱肱《活人书》治胸中痞满不痛，用桔梗、积壳，取其通肺利膈下气也；张仲景《伤寒论》治寒实结胸，用桔梗、贝母、巴豆，取其温中、消谷、破积也；又治肺痈唾脓，用桔梗、甘草，取其苦辛清肺，甘温泻火，又能排脓血、补内漏也。其治少阴证二、三日咽痛，亦用桔梗。甘草，取其苦辛散寒，甘平除热，合而用之，能调寒热也。后人易名甘桔汤，通治咽喉口舌诸病。宋仁宗加荆芥、防风、连翘，遂名如圣汤，极言其验也。按王好古《医垒元戎》载之颇详，云失音加诃子，声不出加半夏，上气加陈皮，涎嗽加知母、贝母，咳渴加五味，酒毒加葛根，少气加人参，呕加半夏、生姜，唾脓血加紫菀，肺痿加阿胶，胸膈不利加枳壳，心胸痞满加枳实，目赤加栀子、大黄，面肿加茯苓，肤痛加黄芪，发斑加防风、荆芥，疫毒加鼠粘子、大黄，不得眠加栀子。

（2）《本草通玄》：桔梗之用，惟其上入肺经，肺为主气之脏，故能使诸气下降，世俗泥为上升之剂不能下行，失其用矣。

（3）《本草崇原》：桔梗，治少阳之胁痛，上焦之胸痹，中焦之肠鸣，下焦之腹满。又惊则气上，恐则气下，悸则动中，是桔梗为气分之药，上中下皆可治也。

（4）《药征》：桔梗，主治浊唾肿脓也，旁治咽喉痛。…仲景曰：咽痛者，可与甘草汤，不瘥者，与桔梗汤也。是乃甘草者，缓其毒之急迫也，而浊唾吐脓，非甘草之所主，故其不瘥者，乃加桔梗也。由是观之，肿痛急迫则桔梗汤，浊唾吐脓多则排脓汤。

（5）《日华子本草》：下一切气，止霍乱转筋，心腹胀痛，补五劳，养气，除邪辟温，补虚消痰，破癥瘕，养血排脓，补内漏及喉痹。

【临床应用】

（1）桔梗能开宣肺气，善于止咳；又能清利咽喉，为治疗邪滞咽喉，气血不得宣通而咽喉疼痛之佳品。若风热上犯，则宜辛凉清解，配以金银花、连翘、牛蒡子、薄荷之属。开宣肺气，又善治咳，伍以桑叶、菊花、杏仁、连翘等，为风热犯肺作咳首选之剂。

(2) 用于热结痰凝血瘀，气血壅遏不通之咳唾脓血浊痰等症。桔梗之苦能下其结热，辛则善开提肺气祛痰又能排脓，配甘草之解毒，桔梗宜于肺痈各期，亦确为祛痰排脓之佳品。

(3) 用于湿邪浸淫，客于皮肉筋脉，壅注经络，以致足胫肿大重着，腿足软弱无力，麻木酸痛。治湿首重化气，气化湿亦化，气化则湿行。肺主一身之气，故开宣肺气，便有助气化湿之力，桔梗开宣上焦肺气，而理三焦之气化，配苏叶、陈皮、生姜更能宣通气机、开壅行滞，合诸药开上、导下、疏中、降浊，共成行气降浊，宣化寒湿之功。

(4) 气之主在肺，升降之机在脾。桔梗开宣肺气，合枳壳之苦降下气，又能调理气机之升降。桔梗开宣肺气，合枳壳之苦降下气，又能调理气机之升降。桔梗、陈皮、半夏、生姜配伍可治产后胃气不和。诸药配伍，苦辛并用，长于疏利气机之壅塞。

(5) 用于脾胃气虚之泄泻、遗精等病证。桔梗疏利肠胃气机，使清气上达，而浊气自能下泄，调畅气机，又能助脾胃清气上升，而利于浊气下达。

【国医经验】 治疗咳嗽痰多、咽喉肿痛、失音、肺痈等。桔梗最能宣通肺气，刘尚义教授常用与理气宽胸之枳壳配伍，一升一降，使胸中气机舒畅，以治疗气机不畅之胸满胁痛。

【跟师心得】 现代研究本品还具有祛痰与镇咳作用，降血糖作用，抗炎作用，对循环系统的作用，抑制胃液分泌和抗溃疡作用。

【国医按语】 桔梗散结滞，能宣肺除壅塞，有引诸药上行之效。

【常用剂量】 10g。

【服用方法】 内服：煎汤，1～2 钱；或入丸、散。

【使用注意】

阴虚久嗽、气逆及咯血者忌服。

(1)《本草经集注》：畏白及、龙眼、龙胆。

(2)《药对》：忌猪肉。得牡蛎、远志疗恚怒；得消石、石膏疗伤寒。

(3)《本经逢原》：阴虚久嗽不宜用，以其通阳泄气也。

九十七、海 浮 石

【品种来源】 为胞孔科动物脊突苔虫 *Costazia aculeala* Canu et Bassler、瘤苔虫 *Costazia costazii* Audouim 的骨骼，俗称石花；或火山喷出的岩浆形成的多孔状石块，又称大浮海石或小浮海石。

【药物性味】

(1)《本草拾遗》：平，无毒。

(2)《本草纲目》：大寒。

(3)《丹溪心法》：咸。

【药物归经】

(1)《玉楸药解》：入手太阴肺、足厥阴肝经。

（2）《本草求真》：入肺、肾。

（3）《本草拾遗》：主肺、肾。

【药物功效】 清肺化痰，软坚散结，利尿通淋。

【文献论述】

（1）《本草拾遗》：水花……江海中间，久沫成乳石，故如石水沫，犹软者是也。

（2）《本草衍义》：今皮作家用之磨皮上垢，无出此石。玲球，肺之象也。气味咸寒，润下之用也。故入肺除上焦痰热，止咳嗽而软坚。清其上源，故又治诸淋。

（3）《药品化义》：海石，味咸能降火，又能软坚，故力降热痰、软结痰、消顽痰；因其体浮，专主上焦心肺之分。咽喉之间消化凝结，化痰丸中必用之药也。

（4）《得配本草》：得牙皂，治老痰横结；得通草，治疝气茎痛；得鲫鱼胆，治膈消；得金银花，治疳疮。

（5）《本草纲目》：消瘤瘿结核疝气，下气，消疮肿。浮石，入肺除上焦痰热，止咳嗽而软坚，清其上源，故又治诸淋。

（6）《本草正》：消食，消热痰，解热渴，热淋，止痰嗽喘急，软坚癥，利水湿。

【临床应用】

1. 用于肺虚咳嗽、气急 海浮石味淡，功能顺气化痰，清肺平肝，常与蚌壳等药配伍。

2. 用于肝肺痰热、咳嗽痰多、咯血者 常与青黛等药配伍，黛蛤散清泻肝肺郁热，化痰止咳，凉血止血；海浮石咸能软坚，寒可清热，功专清肺化痰，软坚散结，消石通淋。二者参合，相得益彰，清肺热，泄肝火，化老痰，去顽痰，止咳，止血功增强。

3. 用于砂淋、石淋、血淋、湿热淋等 常与海金沙配伍，海浮石清肺化痰，软坚散结，化石通淋；海金沙清化小肠、膀胱湿热而通利水道。二药合用清上安肺，化坚散瘀，利尿止痛之力增强。

4. 用于痰热咳喘 常与旋覆花等药配伍，海浮石清肺降火，利肺化痰，其治重在于“化”；旋覆花辛温开肺，宣肺化痰，其治重在于“宣”。二药合用，一化一宣，痰可去，肺气宣，咳嗽止，喘息宁。

5. 用于瘰疬结核 单用力弱，常与滑石配伍，海浮石体虚轻浮，善于清肃肺气，通利水道，软坚散结；滑石上能发表，下可利水道，荡涤中、下焦湿热，又可通利六腑九窍。海浮石以清为主，滑石以利为要，二药伍用，清热渗湿，软坚化石，通淋止痛之力增强。

【国医经验】 本品为清化热痰之药，常用于治疗肺热痰稠。此外，刘尚义教授常利用其软坚散结之功治疗瘿瘤、瘰疬；利用其利水通淋治疗血淋、石淋。

【跟师心得】 朱震亨：“海石，治老痰积块，咸能软坚也。”《纲目》：“浮石，气味咸寒，润下之用也。故入肺除上焦痰热，止咳嗽而软坚，清其上源，故又治诸淋。”

【国医按语】 本品性咸，能软坚，祛老痰、顽痰积聚之力甚强。

【常用剂量】 20g。

【服用方法】 内服：煎汤，10～15g；或入丸、散。

【使用注意】 虚寒咳嗽患者禁服。《本草从新》：多服损人血气。

九十八、黄 药 子

【品种来源】 为薯蓣科植物黄独 *Dioscorea bulbifera* L. 的干燥或新鲜块茎。又称黄独、黄金山药。

【药物性味】

(1)《日华子本草》：凉。

(2)《开宝本草》：苦，平，无毒。

(3)《滇南本草》：性大寒，味苦。

【药物归经】

(1)《本草经疏》：入手少阴、足厥阴经。

(2)《本草拾遗》：入心、肺经。

(3)《玉楸药解》：入手少阴心、足厥阴肝经。

【药物功效】 清热解毒，散结消肿，化痰消瘿，凉血止血。

【文献论述】

(1)《本草经疏》：黄药根，解少阴之热，相火自不妄动而喉痹瘳矣。蛇犬咬毒，亦血分受热所伤故也，苦寒能凉血，得土气之厚者，又能解百毒也。

(2)《本草汇言》：黄药子，解毒凉血最验，古人于外科，血证两方尝用。今人不复用者，因久服有脱发之虞，知其为凉血、散血明矣。

(3)《本草图经》：黄药根，峡州郡及明、越、秦、陇州山中亦有之，以忠、万州者为胜。十月采根。开州兴元府又产一种苦药子，大抵与黄药相类，主五藏邪气，治肺压热，除烦躁，亦入马药用，春采根曝干。又有药实根：生蜀郡山谷，苏恭云即药子也，用其核人，《神农本草经》误载根字，疑即黄药之实。然云生叶似否，花红白色，子肉味酸，此为不同，今亦稀用，故附于此。

(4)《本草纲目》：黄药子，今处处人栽之。其茎高二、三尺，柔而有节，似藤实非藤也。叶大如拳，长三寸许，亦不似桑。其根长者尺许，大者围二、三寸，外褐内黄，亦有黄赤色者，肉色颇似羊蹄根，人皆捣其根入染蓝缸中，云易变色也。唐苏恭言，药实根即药子，宋苏颂遂以为黄药之实，然今黄药冬枯春生，开碎花无实，苏恭所谓药子，亦不专指黄药，则苏颂所以言，亦未可凭信也。

(5)《开宝本草》：主诸恶肿疮瘘，喉痹，蛇犬咬毒，取根研服之，亦含亦涂。

【临床应用】

1. 治疗各种类型的甲状腺肿 中医理论认为甲状腺肿属于瘿瘤证范畴，黄药子能化痰消瘿散结，治瘿痈结块，使用黄药子治疗瘿瘤是历代医者首选，对各种类型的甲状腺肿，均有一定效果。《圣惠方》："治瘿气，黄药子一斤，浸洗净，酒一斗浸之。每日早晚常服一盏。忌一切毒物及不得喜怒。"

2. 治疗百日咳 取鲜黄独根块或果实 3 ~ 5 钱（3 ~ 5 岁小儿用量），加冰糖 3 钱炖服。日服 1 剂，治疗 50 余例均痊愈。另有用黄药子果（切片）3 ~ 5 钱，加水 400ml，冰糖适量炖服，每日 2 次，用于镇咳有良好效果。观察 78 例咳嗽患者，痊愈 69 例，好转 7 例，无效 2 例。一般服药 1 ~ 2 天即可奏效，顽固性干咳可连服 4 天。对炎症明显的咳嗽患者，宜酌情加用抗感染药。

3. 治疗食道癌、胃癌 取黄药子10两，以62度白酒浸泡。日服浸液50～100ml。分数次服。治疗食道癌及其他消化系统癌症28例，用药后18例自觉症状基本好转，其余亦明显好转。个别服药酒后，发现对肝脏有不良影响。又报道以黄药子针剂治疗食道癌、胃癌23例，对控制症状、改善病情有一定效果。

【国医经验】 主治瘰疬瘿瘤，咽喉肿痛，吐血咯血等。凡见甲状腺肿瘤，刘尚义教授必用黄药子。黄药子为治甲状腺肿瘤之专用药，并配伍昆布、夏枯草等，疗效甚好。此外，刘尚义教授也常用本品治疗颈部淋巴结肿大、颈部淋巴结核等。

【跟师心得】 化痰散结，凉血止血。用于甲状腺肿大，淋巴结结核，咽喉肿痛，百日咳；外用治疮疖。

【国医按语】 本品性咸，能软坚，祛老痰、顽痰积聚之力甚强。

【常用剂量】 6g。

【服用方法】 内服，煎汤，3～9g；或浸酒；研末1～2g。

【使用注意】 本品有毒，不宜多服。若服用过量或长期服用，可导致腹泻、腹痛等一系列消化道反应，本品有一定的肝损害性，故肝肾功能损害及脾胃虚弱者慎用。《本草经疏》：痈疽已溃不宜服，痈疽发时不焮肿、不渴、色淡、脾胃作泄者，此为阴证，当以内补为急，解毒次之，药子之类宜少服，止可外敷。

参考文献

林厚文，张罡，赵宏斌，等. 2002. 黄药子的研究发展. 中草药，33（2）：175-177.

索晴，崔立然，刘树民，等. 2008. 黄药子及配伍当归后含药血清抗肿瘤作用的研究. 中国中医药科技，15（2）：113-114.

九十九、瓦　楞　子

【品种来源】 为软体动物蚶科毛蚶 *Arca subcrenata* Lischke、泥蚶 *Arca granosa* Linnaeus 或魁蚶 *Arca inflata* Reeve 的贝壳。

【药物性味】

（1）《本草蒙筌》：味咸，气温，无毒。

（2）《本草纲目》：甘咸，平，无毒。

（3）《本草汇言》：咸，微温。

【药物归经】

（1）《本草求真》：入肝。

（2）《要药分剂》：入肝、肺、脾经。

（3）《本草衍义》：归肝、脾二经。

【药物功效】 消痰化瘀，软坚散结，制酸止痛。

【文献论述】

（1）《本草拾遗》：烧，以米醋三度淬后，醋膏丸，治一切血气，冷气，癥癖。

（2）《医林纂要》：去一切痰积，血积，气块，破癥瘕，攻瘰疬。

(3)《本草求真》：此与鳖甲、虻虫同为一类，皆能消疟除积。但虻虫其性最迅，此与鳖甲其性稍缓耳。

(4)《品汇精要》：洗去土，研细如粉。现行，取原药材，用水洗净，捞出，干燥，碾碎。生品用于散瘀消痰。

(5)《本草拾遗》：壳烧，以米醋三度淬后，埋令坏。

(6)《日华子》：凡用，取陈久者炭火煅赤，米醋淬三度，出火毒，研粉。

(7)《本经逢原》：（魁蛤壳）与鳖甲、虻虫，同为消疟母之味，独用醋丸，则消胃脘痰积。

(8)《医林纂要》：去一切痰积，血积，气块，破癥瘕，攻瘰疬。

【临床应用】

1. 用于瘿瘤，瘰疬 瓦楞子味咸软坚，消顽痰，散郁结。治瘿瘤、痰核，常与海藻、昆布等同用，如《证治准绳·疡医》之含化丸。

2. 治痰火凝结之瘰疬 常配贝母、夏枯草、连翘等，以消痰清火散结。用于癥瘕痞块。瓦楞子既可化瘀散结，又能消痰软坚，适宜于气滞血瘀及痰积所致的癥瘕痞块，可单用，如《万氏家抄方》瓦垄子丸，也可与三棱、莪术、鳖甲等同用，以增强行气活血，散结消癥之功。现代以此用治肝脾肿大及消化道肿瘤等。

3. 用于胃痛泛酸 瓦楞子能制酸止痛，胃痛嘈杂、泛吐酸水者，常配黄连、吴茱萸、乌贼骨、香附等同用；大便秘结者，可加生大黄；胃部喜暖者，可加高良姜；久病瘀滞者，可加延胡索、五灵脂。

4. 用于邪毒犯肺、痰浊互结之胸痛 可用瓦楞子与冬瓜仁、半边莲、半枝莲、白花蛇舌草、北沙参、麦冬、瓜蒌、太子参、生甘草、野百合、杏仁相配，以肃肺解毒，清化痰浊。治疗咳嗽有痰，黏稠难咯，胸憋胸痛，痛时彻背，面容消瘦，口干咽燥，不能平卧，小便短少，大便秘结等症。

【国医经验】“凡人上中下有块者，多是痰。”刘尚义教授常用本品化痰软坚散结，由于其性平，适当配伍可治疗寒、热、燥、湿、风诸痰引起的瘰疬、瘿瘤、癥瘕、痞块等诸病。

【跟师心得】海蛤壳、海浮石与瓦楞子：三者皆味咸，均能消痰软坚散结，同可用治痰火郁结之瘿瘤、瘰疬、痰核等证。其中，海蛤壳与海浮石又能清肺化痰，又可用治肺热、痰火之咳嗽气喘，痰黄黏稠者；而海蛤壳与瓦楞子又能制酸止痛，用治胃痛吐酸。不同之处在于：海蛤壳尚能利水消肿，也可用治水气浮肿，小便不利。海浮石能利尿通淋，也可用治血淋、石淋等证。瓦楞子又能化瘀散结，又可用治癥瘕痞块，肝脾肿大。

【国医按语】瓦楞子味咸，能软坚、消顽痰，多用于治疗瘿瘤、瘰疬，常与昆布、海藻同用。如《证治准绳·疡医》含化丸。治痰火凝结之瘰疬，常配贝母、夏枯草、连翘等，以消痰清火散结。用于癥瘕痞块。

【常用剂量】20g。

【服用方法】内服：煎汤（宜久煎），3～5钱；或入丸、散。

【使用注意】

(1)《本草用法研究》：无瘀血痰积者勿用。

(2)《本草纲目》：咸走血而软坚，故瓦垄子能消血块，散痰积。故血虚而痰积者忌用，以免因消散之力太过而致血虚加剧。

一〇〇、苦　杏　仁

【品种来源】 为蔷薇科植物山杏 *Prunus armeniaca* L. var. *ansu* Maxim.、西伯利亚杏 *Prunus sibirica* L.、东北杏 *Prunus mandshurica*（Maxim.）Koehne 或杏 *Prunus armeniaca* L. 的干燥成熟种子。又称杏仁泥、光杏仁。

【药物性味】

(1)《本经》：味甘，温。

(2)《别录》：苦，冷利，有毒。

(3)《本草正》：味苦辛微甘。

【药物归经】

(1)《汤液本草》：入手太阴经。

(2)《滇南本草》：入脾、肺二经。

(3)《雷公炮制药性解》：入肺、大肠二经。

【药物功效】 降气止咳平喘，润肠通便。

【文献论述】

(1)《神农本草经》：主咳逆上气雷鸣，喉痹，下气，产乳金疮，寒心奔豚。

(2)《本草经集注》：解锡、胡粉毒。

(3)《名医别录》：主惊痫，心下烦热，风气去来，时行头痛，解肌，消心下急，杀狗毒。

(4)《药性论》：治腹痹不通，发汗，主温病。治心下急满痛，除心腹烦闷，疗肺气咳嗽，上气喘促。入天门冬煎，润心肺。可和酪作汤，益润声气。宿即动冷气。

(5)《食经》：理风噤及言吮不开。

(6)《医学启源》：除肺中燥，治风燥在于胸膈。

(7)《滇南本草》：止咳嗽，消痰润肺，润肠胃，消面粉积，下气。治疳虫。

(8)《本草纲目》：杀虫，治诸疮疥，消肿，去头面诸风气皶疱。……杏仁能散能降，故解肌、散风、降气、润燥、消积，治伤损药中用之。治疮杀虫，用其毒也。治风寒肺病药中，亦有连皮尖用者，取其发散也。

(9)《长沙药解》：肺主藏气，降于胸膈而行于经络，气逆则胸膈闭阻而生喘咳，藏病而不能降，因以痞塞，经病而不能行，于是肿痛。杏仁疏利开通，破壅降逆，善于开痹而止喘，消肿而润燥，调理气分郁，无以易此。其诸主治，治咳逆，调失音，止咯血，断血崩，杀虫，除刺，开耳聋，去目翳，平胬肉，消停食，润大肠，通小便，种种功效，皆其降浊消郁之能事也。

【临床应用】

(1) 杏仁主入肺经，能降气，具疏利开通之性，与肺之肃降功能相合；善止咳化痰而平喘，对肺系的主要病症咳嗽、痰多、喘息又有强烈的针对性，故古今医家将其作为肺系要药使用，无论内伤外感，新病痼疾，凡涉肺脏，多用之。治风寒感冒之麻黄汤，疗风热感冒之桑菊饮，均含杏仁；喘证，偏寒者可以三拗汤为主治疗，偏热者可用麻杏石甘汤加减祛病，二方也都有杏仁。凡兼证不明显的慢性支气管炎均可单独使用杏仁，效果较好。

（2）因本品药食皆宜，对妊娠咳嗽，胎火偏旺，肺失清润，咳嗽无痰等证可用甜杏仁6g，白葡萄干15g，每日1剂，水煎2次服，有一定疗效。

（3）用于肠燥便秘。杏仁味苦下气，且富含脂肪油而润，常与柏子仁、郁李仁等配伍润肠通便效果颇佳。

（4）胃脘痛，食后定时作痛；胃痛而心痛彻背，背痛彻心；两胁痛，少腹痛而口唾涎；吞酸嘈杂（且脐下板硬而痛），胃酸过多，胃中灼热；消化不良，心下痞、食入即吐等。杏仁中之氢氰酸可以镇痛，杏仁之油可以驰缓痉挛，常与当归、桃仁、元胡、五灵脂、川楝子等同用。胃酸过多加煅瓦楞、贝母，呕吐加旋覆花、灶心土；便秘加全瓜蒌、玄明粉或大黄、枳实；胃阴受灼加杭白芍、麦冬、沙参、玉竹；胃有郁热者加黄连、连翘；寒滞中焦加吴茱萸、干姜、肉桂甚或附子；情志拂逆、肝气郁滞加乌药、佛手、沉香曲、枳壳；脾失健运加党参、茯苓、山药等。

【国医经验】本品苦降温散，有宣肺、止咳、平喘的作用。刘尚义教授常用本品配麻黄、甘草（《和剂局方》之三拗汤）治疗风寒咳嗽，喘满痰多；配桑叶、菊花、桔梗（《温病条辨》之桑菊饮）治风热咳嗽；配麻黄、石膏、甘草（《伤寒论》之麻杏石甘汤）治肺热咳逆。另，本品含油质润，能润肠燥，配桃仁、当归、火麻仁（《沈氏尊生书》：润肠丸）治津枯血少、肠燥便秘。

【跟师心得】杏仁与麻黄，二药均归肺经，对于风寒犯肺之咳喘证，常相须为用。然麻黄偏于发散风寒以宣肺定喘，杏仁偏于降气定喘止咳，一宣一降，肺气宣降正常，则咳嗽喘息自平。且麻黄有宣肺利水通经消肿满的作用，为治风水所常用，杏仁疏导开通，为湿温证所常用。南杏仁偏于滋润，治肺虚肺燥的咳嗽。北杏仁善于降肺气平喘，治肺实的咳喘。

【国医按语】杏仁有润肠通便、苦温宣肺之功，适用于肠燥、风邪等实证。但阴亏火郁者不宜久服。肺结核、支气管炎、慢性肠炎、干咳无痰等症禁忌单味药久服。

【常用剂量】10g。

【服用方法】内服：煎汤，1.5～3钱，或入丸、散。

【使用注意】

（1）大便溏泄及阴虚咳嗽者忌服。

（2）本品有小毒，小儿慎用。

（3）服用过量会导致呕吐、心悸、恶心、眩晕等中毒反应，甚至出现昏迷、惊厥、瞳孔散大、呼吸衰竭而致死亡。

一〇一、紫　菀

【品种来源】为菊科植物紫菀 *Aster tataricus* L. f. 的干燥根及根茎。又称生紫菀、炙紫菀。

【药物性味】

(1)《本经》：味苦，温。

(2)《别录》：辛，无毒。

(3)《药性论》：味苦，平。

(4)《本草通玄》：辛甘，微温。

【药物归经】

(1)《雷公炮制药性解》：入心、肺二经。

(2)《本草经疏》：入手太阴，兼入足阳明。

(3)《本草图经》：归心、肺。

【药物功效】润肺下气，消痰止咳。

【文献论述】

(1)《本草通玄》：紫菀，辛而不燥，润而不寒，补而不滞。然非独用、多用不能速效，小便不通及溺血者服一两立效。

(2)《本草正》：紫菀，辛能入肺，苦能降气，故治咳嗽上气、痰喘，惟肺实气壅，或火邪刑金而致咳唾脓血者，乃可用之。观陶氏《别录》谓其补不足，其亦言之过也。

(3)《药品化义》：紫菀，味甘而带苦，性凉而体润，恰合肺部血分。主治肺焦叶举，久嗽痰中带血，及肺痿，痰喘，消渴，使肺窍有清凉沛泽之功。……用入肝经，凡劳热不足，肝之表病也；蓄热结气，肝之里病也；吐血衄血，肝之逆上也；便血溺血，肝之妄下也；无不奏效。因其体润，善能滋肾，盖肾主二便，以此润大便燥结，利小便短赤，开发阴阳，宣通壅滞，大有神功。同生地、麦冬入心，宁神养血。同丹皮、赤芍入胃，清热凉血。其桑皮为肺中气药，紫菀为肺中血药，宜分别用。

(4)《本草逢原》：紫菀，肺金血分之药，《本经》止咳逆上气，胸中寒热结气，取性疏利肺经血气也。去蛊毒痿躄者，以其辛苦微温，能散结降气，蛊毒自不能留，痿躄由肺热叶焦，紫菀专通肺气，使热从溲便去耳。《别录》疗咳唾脓血，大明消痰止渴，皆滋肺经血气之效。《金匮》泽漆汤用以治咳血而脉沉者，咳属肺，脉沉则血分之病也。亦治下痢肺痛，与紫参同功。

(5)《本草再新》：润肺下气，寒痰及虚喘者宜之。

【临床应用】

(1) 紫菀味辛苦，性温，入肺经。此药温润不燥，辛散而不伤阴，苦降又不伤气，长于开肺郁，为疏壅滞，散外邪，降肺气，化痰浊，止咳嗽，定喘咳要药。因其药性平和，无论外感内伤，寒咳热咳，均可配伍应用。《圣济总录》紫菀散，以紫菀与麻黄、杏仁、细辛、款冬花相伍，疏风散寒，宣肺开泄，化痰止咳，降逆平喘。适用于外感风寒，风寒束肺，肺气壅滞，心胸满闷，咳逆有痰，咳痰不爽。

(2) 外感风邪疫毒内伏于肺所致肺系炎症，证见内热壮盛，咳嗽气逆，胸痛满胀，咳痰量多，痰质腥黄稠黏，药用黄芩、金银花、大青叶、连翘、桔梗等，加用一味紫菀，紫菀与桔梗相合，可引经入肺，与消炎解毒药相合，辛凉透邪，疏泄肺郁壅滞，既有利于炎症消退，也有利于肺郁壅滞所致诸症状消除，为常用有效之方。痰中带血加茜草根、牡丹皮、赤芍，凉血止血。紫菀与黄芪、党参、干姜、钟乳石合伍，方名紫菀汤，为补气益肺兼调养气血之剂。此方紫菀既为君药，又为臣使，引经入肺故为君，诸药合剂补气健脾，健脾益肺，当又为臣使。

(3) 脾肺两虚，机体免疫功能低下，受外邪侵袭，常恶风发热，咳嗽胸闷，脘腹满胀，食纳差等肺系慢性炎症，可收补气益肺，散风邪，化痰止咳，宣通肺气，提高机体免疫功能佳效。紫菀与桑白皮、天门冬、百合、杏仁、知母、桔梗等合伍，养阴清热，生津润燥，常又为肺热伤阴引起的干咳、肺痨咳嗽、阴虚燥咳常用之方。单味紫菀20~30g，用治便秘，宣上达下，多收验效。

【国医经验】本品苦降下气，温润不燥，为润肺下气化痰止咳之良药。本品之苦降尚能润肠通便，刘尚义教授常用此品治疗肠燥便秘，特别是肺痈咳嗽兼有肠燥便秘时，用紫菀起“一石二鸟”之效也。

【跟师心得】

对于咳嗽，肺气不清、肺失宣降而上逆为其病机，发出咳声或咳吐痰液为其主要表现，是临床上十分常见的一种病症，也是其他疾病（特别是肺系疾病）的常见症状。凡见咳嗽，刘尚义教授必用紫菀配冬花、百部，三药均具有润肺止咳化痰的作用，随症配伍，疗效十分显著，弟子称其为“止咳三剑客”。据病机不同，梳理如下：

外感风寒袭肺咳嗽：荆芥、防风、麻黄等配伍紫菀、冬花、百部，以疏风散寒，宣肺止咳；外感风热犯肺咳嗽：桑叶、菊花、黄芩等配伍紫菀、冬花、百部，以疏风清热、宣肺止咳；外感风燥伤肺咳嗽：沙参、二冬、桑叶等配伍紫菀、冬花、百部，疏风清肺，润燥止咳；内伤痰湿蕴肺咳嗽：瓜蒌、川朴、苍术等配伍紫菀、冬花、百部，以燥湿化痰、理气止咳；内伤痰热郁肺咳嗽：胆星、大贝、桑皮等配伍紫菀、冬花、百部，以清热化痰、肃肺止咳；内伤肝火犯肺咳嗽：丹皮、黄芩、胆星等配伍紫菀、冬花、百部，以清肺泻肝，化痰止咳；内伤肺阴亏耗咳嗽：北沙参、二冬、五味等配伍紫菀、冬花、百部，以养阴清热，润肺止咳；内伤肾虚咳嗽：久病及肾，肾虚久咳，用巴戟、续断、脊片配紫菀、冬花、百部，以补肾止咳。

【刘老按语】肺癌（包括转移性肺癌）最常见的典型症状是咳嗽，常用紫菀、冬花、百部作止咳的对症处理，疗效十分显著。

【常用剂量】20g。

【服用方法】内服：煎汤，0.5~3钱；或入丸、散。

【使用注意】

有实热者禁服。

(1)《本草经集注》：款冬为使。恶天雄、瞿麦、雷丸、远志。畏茵陈蒿。

(2)《本草经疏》：紫菀，观其能开喉痹，取恶涎，则辛散之功烈矣，而其性温，肺病咳逆喘嗽，皆阴虚肺热证也，不宜专用及多用，即用亦须与天门冬、百部、麦冬、桑白皮苦寒之药参用，则无害。

一〇二、马 兜 铃

【品种来源】为马兜铃科植物北马兜铃 *Aristolochia contorta* Bge 或马兜铃 *Aristolochia debilis* Sieb. et Zucc 的干燥成熟果实。又称兜铃、炙马兜铃。

【药物性味】

（1）《药性论》：平。

（2）《开宝本草》：味苦，寒，无毒。

（3）《本草纲目》：微苦辛。

【药物归经】

（1）《脾胃论》：入手少阴经。

（2）《雷公炮制药性解》：入肺经。

（3）《本草衍义》：归心、肺。

【药物功效】清肺降气，止咳平喘，清肠消痔。

【文献论述】

（1）《本草纲目》：马兜铃，寒能清肺热，苦辛能降肺气。钱乙补肺阿胶散用之，非取其补肺，乃取其清热降气也，邪去则肺安矣，其中所用阿胶、糯米，则正补肺之药也。汤剂中用多，亦作吐，其不能补肺，又可推矣。

（2）《本草经疏》：马兜铃，入肺除热，而使气下降。咳嗽者，气之病也，气降热除，嗽自平矣。痰结喘促，亦肺热病也，宜并主之。血痔瘘疮，无非血热。况痔病属大肠，大肠与肺为表里，清脏热则腑热亦清矣，故亦主之。甄权用以治肺气上急，坐息不得，咳逆连连不止。洁古用以清肺气，补肺，去肺中湿热者，皆除热降气散结之力也。

（3）《内经》：肺喜温而恶寒，若《开宝》所云肺热咳嗽，为绝少之证，且所主咳嗽痰结喘促证，与血痔瘘疮外证，同一施治，其为凉泻攻坚之性无疑。

（4）《本草述钩元》：马兜铃所治，专主咳嗽之因于肺热而痰结喘促者，第肺热痰结，须分虚实。《经》曰，太阳独至，厥，喘虚气逆，是阴不足，阳有余也。又有虚劳少血，津液内耗，心火自焚，使燥热乘肺，咯唾脓血，上气涎潮，其嗽连续而不已者，用兜铃于补泻中，得不从所主剂以为别乎。且就痰结而论，亦不能以热尽之。况六淫七情，每每因郁化火，治火之法，必先治郁，而火乃散。又不谓清肺热，下逆气，便可一了百当也，知此则可以善用兜铃矣。

（5）《日华子本草》：治痔瘘疮，以药于瓶中，烧熏病处。

【临床应用】

（1）马兜铃具有温和而持久的降压作用，适用于较早期的高血压病，制剂及用法各地不尽相同，疗效亦略有差异。醇浸煎剂：服药期间除少数病例有恶心感、腹泻、食欲减退外，未见其他副作用。经验认为，醇浸煎剂每日量以15ml较为适宜，血压显著下降后仍应继续服药至少两周以上，长期服用亦不产生任何严重副作用。流浸膏：一般于7～14天出现降压效果。但对临床症状的改善尚不够完全满意，多数仍须结合其他方法随症治疗。服药后除个别病例发生恶心外，大多无不良反应。煎剂：大部分病人症状亦有改善，其中以头痛、头昏改善最为显著。副作用主要为胃纳不佳，但多不影响治疗。

（2）用于肺脏虚实不调，痰滞咳嗽，常用马兜铃、麻黄（去节）、五味子（炒）、甘草（炙）各30g，水煎温服，治肺热咳嗽，气急喘促：马兜铃七枚，桑白皮90g，炙甘草60g，升麻30g，灯芯一小束，共捣为粗末，每服9g，水煎温服，一日三次；治久嗽不愈：马兜铃15g，蒌仁霜6g，北五味3g，俱炒共为细末，每服3g，早晚食后白水调服；治瘰疬日久不消：马兜铃9g，当归、生地、牡丹皮各6g，水煎每日饮一剂。

【国医经验】 本品善清泻肺热，肃降肺气而止咳平喘兼能化痰，故宜用于痰壅气促之肺热喘咳。现代药理研究表明马兜铃具有明显的抗肿瘤作用，所以刘尚义教授常用本品治疗肺癌症见痰热咳喘者。

【跟师心得】 马兜铃的降压作用温和而持久，适用于高血压病较早期的降压控制，制剂及用法各地不尽相同。

【国医按语】 本品入肺除热，而使气下降。化痰止咳，还能泻肺行水消水肿。

【常用剂量】 10g。

【服用方法】 内服：煎汤，1～3钱。

【使用注意】

（1）虚寒咳喘及脾弱便泄者慎服。

（2）有研究表明，马兜铃含有的马兜铃酸有较强肾毒性，因此，使用本药应注意不能过量或长期服用。

（3）国际肿瘤研究机构（IARC）已于2009年将马兜铃酸列为1级致癌物，可导致泌尿道上皮细胞癌、膀胱癌等。因此，尽量避免选用马兜铃做为内服药。

一〇三、葶 苈 子

【品种来源】 本品为十字花科植物独行菜 *Lepidium apetalum* Willd. 或播娘蒿 *Descurainia sophia*（L.）Webb. ex prantl. 的干燥成熟种子。前者习称“北葶苈子”，后者习称“南葶苈子”。夏季果实成熟时采割植株，晒干，搓出种子，除去杂质。

【药物性味】

味苦、辛，性寒。

（1）《神农本草经》：葶苈子性味辛寒。

（2）《汤液本草》：葶苈，苦、甜二味，主治同。仲景用苦，余方或有用甜者，或有不言甜、苦者。大抵苦则下泄，甜则少缓，量病虚实用之，不可不审，本草虽云治同，甜、苦之味，安得不异。

（3）《本草正义》：葶苈子苦降辛散，而性寒凉，故能破滞开结，定逆止喘，利水消肿。

【药物归经】

归肺、大肠、膀胱经。

（1）《本草经疏》：葶苈，为手太阴经正药，故仲景泻肺汤用之，亦入手阳明、足太阳经。

（2）《神农本草经》：归肺，大肠经。

（3）《本草衍义》：归肺，大肠经。

【药物功效】 泻肺平喘，利水消肿。

【文献论述】

（1）《本草衍义》：葶苈用子，子之味有甜苦两等，其形则一也。《经》既言味辛苦，则甜者不复更入药也。大概治体皆以行水走泄为用，故曰久服令人虚，盖取苦泄之义，其理甚明。

（2）李杲：葶苈大降气，与辛酸同用以导肿气。《本草十剂》云：泄可去闭，葶苈、大黄之属。此二味皆大苦寒，一泄血闭，一泄气闭。盖葶苈之苦寒，气味俱厚，不减大黄，又性过于诸药，以泄阳分肺中之闭，亦能泄大便，为体轻象阳故也。

（3）《汤液本草》：葶苈，苦、甜二味，主治同。仲景用苦，余方或有用甜者，或有不言甜、苦者。大抵苦则下泄，甜则少缓，量病虚实用之，不可不审，本草虽云治同，甜、苦之味，安得不异。

（4）《纲目》：葶苈甘苦二种，正如牵牛黑白二色，急缓不同；又如葫芦甘苦二味，良毒亦异。大抵甜者下泄之性缓，虽泄肺而不伤胃。苦者下汇之性急，既汇肺而易伤胃，故以大枣辅之。然肺中水气满急者，非此不能除，但水去则止，不可过剂尔。既不久服，何致伤人。《淮南子》云：大戟去水，葶苈愈胀，用之不节，乃反成病。亦在用之有节。

（5）《本草经疏》：葶苈，为手太阴经正药，故仲景泻肺汤用之，亦入手阳明、足太阳经。肺属金，主皮毛，膀胱属水，藏津液，肺气壅塞则膀胱与焉，譬之上窍闭则下窍不通，下窍不通，则水湿泛溢为喘满、为肿胀、为积聚，种种之病生矣。辛能散，苦能泄，大寒沉阴能下行逐水，故能疗《本经》所主诸病。

（6）《本草经百种录》：葶苈专泻肺气，肺为水之上源，故能泻肺即可泻水。凡积聚因水气所致者，此药主之。大黄泻中焦，葶苈泻上焦，故《伤寒论》中承气汤用大黄，而陷胸汤用葶苈也。

（7）《本草正义》：葶苈子苦降辛散，而性寒凉，故能破滞开结，定逆止喘，利水消肿。《别录》久服令人虚，本是至理。然肺家痰气壅塞，及寒饮弥漫，喘急气促，或为肿胀等证，亦必赖此披坚执锐之才，以成捣穴犁庭之绩。自徐氏之才，论十剂之泄以去闭，偶以大黄、葶苈二物并举，而东垣遂谓葶苈气味俱厚，不减大黄，景岳从而和之，石顽且谓苦寒不减硝黄，丹溪亦有葶苈性急，病涉虚看，杀人甚捷之说，遂令俗人不辨是否，畏如蛇蝎，即寻常肺气喘满、痰饮窒塞之证，亦几有不敢轻试之意，其亦知实在性质，不过开泄二字，且体质本轻；故能上行入肺，而味又甚淡，何至猛烈乃尔。

（8）《本经》：主癥瘕积聚结气，饮食寒热，破坚逐邪，通利水道。

【临床应用】

（1）治上气咳嗽，长引气不得卧，或水肿，或遍体气肿，或单面肿，或足肿。葶苈子三升，微熬，捣筛为散，以清酒五升渍之，春夏三日，秋冬七日。初服如胡桃许大，日三夜一，冬日二夜二，量其气力，取微利为度，如患急困者，不得待日满，亦可以绵细绞即服。（《外台秘要方》）

（2）治肺痈喘不得卧。葶苈（熬令黄色、捣，丸如弹子大），大枣十二枚。上先以水三升，煮枣取二升，去枣内葶苈，煮取一升，顿服。（《金匮要略》葶苈大枣泻肺汤）

（3）治肿满腹大，四肢枯瘦，小便涩浊。甜葶苈（纸隔炒）、荠菜根等分。上为末，蜜丸如弹子大。每服一丸，陈皮汤嚼下，只三丸，小便清，数丸，腹当依旧。（《三因方》葶苈大丸）

（4）治男女大小头面手足肿。苦葶苈炒研，枣肉和丸，小豆大，每服十丸，煎麻子汤下，日三服，五七日小便多，则消肿也。忌咸酸生冷。(《外科精义》)

【国医经验】一般认为，葶苈子苦泄之力较为峻烈，只宜用于实证，对肺虚喘促、脾虚湿盛等证则非所宜。但近几年药理研究发现，葶苈子具有强心苷样作用，临床实践也证实，本品对于肺虚喘促水肿、脾虚水肿等证，适当剂量配伍补益药黄芪、白术等补气利湿药有良好的功效，且副作用较小。近年来，临床用以治疗胸膜炎、胸腔积液、肺源性心脏病水肿等属实证者，均有良好效果，故刘尚义教授用此泻肺平喘，治疗肺癌伴或不伴有癌性胸水者。

【跟师心得】葶苈子、桑白皮同具泻肺平喘、利水消肿之功，对于肺气壅滞、胀满之喘咳及小便不利、面目浮肿之证常相须为用。但葶苈子重在泻肺实、行痰水，兼以泄大便，故痰涎壅盛、大便不畅、喘满肿胀之证多用；然桑白皮重在清泻肺热，故肺热咳喘、痰黄稠者多用。

【国医按语】葶苈子与桑白皮均有泻肺水之功。葶苈子辛散苦降，其性大寒，辛寒以散热，苦寒以泻肺水，所以能上泻肺经之水湿，以治水湿内盛、肺气壅滞之气喘；下泻膀胱之水湿，以治小便不利，水肿。专功泻肺气之实，化痰平喘。肺为水之上源，肺气壅滞，则膀胱气化不利。本品大泻肺气，肺气通则水道利，故又能下行逐水。李时珍称之“肺中水气贲郁满急者，非此不能除”。说明其泻肺的作用很强。故适用于肺气壅滞、痰饮喘咳、喘不得卧、水肿胀满及肺痈初起等证。

【常用剂量】10g。

【服用方法】煎汤内服，3～10g。

【使用注意】

肺虚喘咳、脾虚肿满者忌服。

（1）《本草便读》：寒饮、阴水等证及虚弱者，不可用也。

（2）《本草经疏》：脾虚不能制水，水气泛溢；小便不通由于膀胱虚无气以化者，法所咸忌。

一〇四、石 菖 蒲

【品种来源】本品为天南星科植物石菖蒲 *Acorus tatarinowii* Schott 的干燥根茎。

【药物性味】

味辛、苦，性温。

（1）《本经》：辛，温。

（2）《药性论》：味苦辛，无毒。

（3）《中国药典》：辛、苦、温。

【药物归经】

归肝、脾经。

（1）《本草纲目》：手少阴、足厥阴。

（2）《雷公炮制药性解》：入心、脾、膀胱三经。

（3）《本草经解》：入足厥阴肝经、手太阴肺经。

【药物功效】 开窍醒神，宁心安神，化湿和胃。

【文献论述】

（1）《本草新编》：石菖蒲，必须石上生者良，否则无功。然止可为佐使，而不可为君药。开心窍必须佐以人参；通气必须君以苍术；遗尿欲止，非加参、芪不能取效；胎动欲安，非多加白术不能成功；除烦闷，治善忘，非以人参为君，亦不能两有奇验也。

（2）《本经逢原》：菖蒲，心气不足者宜之，《本经》言补五脏者，心为君主，五脏系焉。首言治风寒湿痹，是取其辛温开发脾气之力。治咳逆上气者，痰湿壅滞之喘咳，故宜搜涤，若肺胃虚燥之喘咳，非菖蒲可治也。其开心孔、通九窍、明耳目。出音声，总取辛温利窍之力。又主肝虚，心腹痛，霍乱转筋，消伏梁癫痫，善通心脾痰湿可知。凡阳亢阴虚者禁用。以其性温，善鼓心包之火，与远志之助相火不殊，观《本经》之止小便利，其助阳之力可知。

（3）《本草汇言》：石菖蒲，利气通窍，如因痰火二邪为眚，致气不顺、窍不通者，服之宜然。

（4）《本草纲目》：菖蒲气温，心气不足者用之，虚则补其母也。肝苦急，以辛补之是矣。

（5）《本草正义》：《别录》主四肢湿痹不得屈伸，则即《本经》之主风寒湿痹，复叠无别，殊是蛇足。温疟亦时行之戾气，而兼有湿痰蒙蔽，菖蒲涤痰辟秽，裨助正气，故能治之。然疟之虚实寒热，各个不同，偏举小儿，似嫌泛滥，且作浴汤外治，其效亦鲜。《别录》此条，皆非精要，大是可疑，或后人有所点窜欤？甄权治耳鸣，则湿痰蒙其清气，而甲木少阳之气，郁而不伸者，即开通九窍之功效也，若肝肾阴虚，浮阳上扰之耳鸣，则非辛温开窍之所宜矣。甄权又治头风泪下，亦惟寒风外束者为宜，若肝阳自扰之头风，又不可一例论治。甄氏又谓治鬼气，濒湖谓治中恶卒死，客忤，则皆阴霾不正之气，固芳香辟秽之正治也。《大明》谓除烦闷，止心腹痛、霍乱转筋，皆指寒湿交互，汩没真阳者，菖蒲秉芳冽之正气，自能胜邪而行气定痛。后人藿香正气等方，以及脑麝等疫证诸丸散，皆即此例。然菖蒲虽温，辟恶可言，而温中尚嫌不足，其直中三阴之大痛吐泻，转筋冷汗，脉伏色青等症，亦非此所能独当大任。

（6）《本草正义》：菖蒲味辛气温，故主风寒湿邪之痹着。治咳逆上气者，以寒饮湿痰之壅塞膈上，气室不通者言之。辛能开泄，温胜湿寒，凡停痰积饮，湿浊蒙蔽，胸痹气滞，舌苔白腻垢秽或黄厚者，非此芬芳利窍，不能疏通，非肺胃燥咳及肾虚之咳逆上气可比。而俗谓菖蒲能开心窍，及反以导引痰涎，直入心包，比之开门迎贼者，过矣。且清芬之气，能助人振刷精神，故使耳目聪明，九窍通利。凡寒饮闭塞，肺气不宣，则令人音喑，菖蒲能逐饮宣窍，而声自开，以视虚劳金破之不鸣，显然有别。

【临床应用】

1. 治癫痫 菖蒲（去毛焙干），以木臼杵为细末，不可犯铁器，用黑豮猪心以竹刀劈开，砂罐煮汤送下，每日空腹服二三钱。（《医学正传》）

2. 抗肿瘤作用 石菖蒲挥发油0.042mg/kg、0.085ml/kg灌胃，连续7天，对小鼠肝瘤有抑制作用。0.062ml/kg腹腔注射，0.085ml/kg灌胃，连续9天，对小鼠肉瘤有抑制作用。石菖蒲20%煎剂能在体外全部杀死小鼠腹水癌细胞。

3. 治痰迷心窍 石菖蒲、生姜。(《梅氏验方新编》)

4. 治温热、湿温、冬温之邪，窜入心包，神昏谵语，或不语，舌苔焦黑，或笑或痉者 连翘三钱（去心），犀角一钱，川贝母三钱（去心），鲜石菖蒲一钱。加牛黄至宝丹一颗，去蜡壳化冲。(《时病论》)

5. 治善忘、痴呆 远志、人参各四分，茯苓二两，菖蒲一两。上四味治下筛，饮服方寸匕，日三。(《千金方》开心散)

6. 治心气不定，五脏不足，甚者忧愁悲伤不乐，忽忽喜忘，朝差暮剧，暮差朝发，狂眩者 菖蒲、远志各二两，茯苓、人参各三两。上四味末之，蜜丸，饮服如梧子大七丸，日三。(《千金方》定志小丸)

7. 治诸食积、气积、血积、鼓胀 石菖蒲八两（锉），斑蝥四两（去翅足，二味同炒焦黄色，拣去斑蝥不用)。上用粗布袋盛起，两人牵掣去尽毒屑，却将菖蒲为细末，(丸)如梧桐子大，每服三五十丸，温酒或白汤送下。(《奇效良方》)

8. 治风冷痹，身体俱痛 菖蒲（锉)、生地黄（去土，切)、枸杞根（去心）各四两，乌头（炮裂，去皮脐，锉）二两，生商陆根（去土，切）四两，生姜（切薄片）八两。上六味，以清酒三升渍一宿，暴干，复纳酒中，以酒尽为度，暴干，捣筛为细散。每服，空心温酒调一钱匕，日再服。(《圣济总录》菖蒲散)

9. 治噤口恶痢，粒米不入者 石菖蒲一两，川黄连、甘草、五谷虫各三钱。为末，蜜汤调送少许。(《本草汇言》)

10. 治霍乱吐泻不止 菖蒲（切焙)、高良姜、青橘皮（去白，焙）各一两，白术、甘草（炙）各半两。上五味捣为粗末，每服三钱匕，以水一盏，煎十数沸，倾出，放温顿服。(《圣济总录》菖蒲饮)

11. 治阴汗湿痒 石菖蒲、蛇床子等分，为末。日搽二三次。(《济急仙方》)

【国医经验】 石菖蒲有宁心安神，化湿和胃，开窍醒神的功效，刘尚义教授用之与郁金、远志等同用共奏宁心安神之功。

【跟师心得】 石菖蒲与远志两药常常合用，是刘尚义教授的宁心安神的经典药对配方，对许多肿瘤或是其他原因造成的失眠都有良好的治疗效果。

【国医按语】 菖蒲化痰开窍、化湿行气、祛风利痹、消肿止痛。主热病神昏、痰厥、健忘、耳鸣、耳聋、脘腹胀痛、噤口痢、风湿痹痛、跌打损伤、痈疽疥癣。化湿开胃，开窍豁痰，醒神益智。用治肾虚健忘，痴呆，癫痫，失眠等可取得很好的疗效。

【常用剂量】 20g。

【服用方法】 内服：煎汤，10～20g；或入丸、散。

【使用注意】

阴虚阳亢、烦躁汗多、咳嗽、吐血、精滑者慎服。

(1)《本草经集注》：秦艽、秦皮为之使。恶地胆、麻黄。

(2)《日华子本草》：忌饴糖、羊肉。勿犯铁器，令人吐逆。

(3)《医学入门》：心劳、神耗者禁用。

一〇五、白　术

【品种来源】 本品为菊科植物白术 *Atractylodes macrocephala* Koidz. 的干燥根茎。冬季下部叶枯黄、上部叶变脆时采挖，除去泥沙，烘干或晒干，再除去须根。

【药物性味】

味甘、微苦，性温。

(1)《名医别录》：味苦甘。

(2)《医学衷中参西录》：白术，性温而燥，气不香窜，味苦微甘微辛。

(3)《本草崇原》：苍术之味甘而微苦。

【药物归经】

归脾、胃经。

(1)《长沙药解》：味甘、微苦，入足阳明胃、足太阴脾经。

(2)《神农本草经》：归脾胃经。

(3)《医学衷中参西录》：归脾胃经

【药物功效】 补气健脾，燥湿，利尿，止汗，安胎。

【文献论述】

(1)《汤液本草》：《本草》在术条下无苍、白之名。近多用白术治皮间风，止汗消痞，补胃和中，利腰脐间血，通水道，上而皮毛，中而心胃，下而腰脐，在气主气，在血主血。

(2)《本草汇编》：脾恶湿，湿胜则气不得施化，津何由生？故曰：膀胱者，津液之府，气化则能出焉。用白术以除其湿，则气得周流而津液生矣。

(3)《本草经疏》：术，其气芳烈，其味甘浓，其性纯阳，为除风痹之上药，安脾胃之神品。《本经》主风寒湿痹、死肌、痉、疸者，正以风寒湿三者合而成痹，痹者，拘挛而痛者是也。

(4)《本草汇言》：白术，乃扶植脾胃，散湿除痹，消食除痞之要药也。脾虚不健，术能补之，胃虚不纳，术能助之。是故劳力内伤，四肢困倦，饮食不纳，此中气不足之证也；痼冷虚寒，泄泻下利，滑脱不禁，此脾阳乘陷之证也；或久疟经年不愈，或久痢累月不除，此胃虚失治，脾虚下脱之证也；或痰涎呕吐，眩晕昏眩，或腹满肢肿，面色萎黄，此胃虚不运，脾虚蕴湿之证也；以上诸疾，用白术总能治之。又如血虚而漏下不止，白术可以统血而收阴；阳虚而汗液不收，白术可以回阳而敛汗。大抵此剂能健脾和胃，运气利血。兼参、芪而补肺，兼杞、地而补肾，兼归、芍而补肝，兼龙眼、枣仁而补心，兼芩、连而泻胃火，兼橘、半而醒脾土，兼苍、朴可以燥湿和脾，兼天、麦亦能养肺生金，兼杜仲、木瓜，治老人之脚弱，兼麦芽、枳、朴，治童幼之疳症。黄芩共之，能安胎调气。枳实共之，能消痞除膨。君参、苓、藿、半，定胃寒之虚呕。君归、芎、芍、地，养血弱而调经。温中之剂无白术，愈而复发。溃疡之证用白术，可以托脓。

(5)《本草通玄》：白术，补脾胃之药，更无出其右者。土旺则能健运，故不能食者，食停滞者，有痞积者，皆用之也。土旺则能胜湿，故患痰饮者，肿满者，湿痹者，皆赖之也。土旺则清气善升，而精微上奉，浊气善降，而糟粕下输，故吐泻者，不可阙也。《别录》以为利腰脐间血者，因脾胃统摄一身之血，而腰脐乃其分野，借其养正之功，而瘀血不敢稽留矣。张元素谓其生津止渴者，湿去而气得周流，而津液生矣。谓其消痰者，脾无湿则痰自不生也。安胎者，除胃中热也。

（6）《本草崇原》：凡欲补脾，则用白术，凡欲运脾，则用苍术，欲补运相兼，则相兼而用，如补多运少，则白术多而苍术少，运多补少，则苍术多而白术少，品虽有二，实则一也。《本经》未分苍、白，而仲祖《伤寒》方中，皆用白术，《金匮》方中，又用赤术，至陶弘景《别录》则分为二，须知赤、白之分，始于仲祖，非弘景始分之也。赤术，即是苍术，其功用与白术略同，故仍以《本经》术之主治为本。但白术味甘，苍术兼苦，白术止汗，苍术发汗，故止汗二字，节去不录。后人谓苍术之味苦，其实苍术之味甘而微苦。

（7）《本经逢原》：白术，生用有除湿益燥，消痰利水，治风寒湿痹，死肌痉疸，散腰脐间血，及冲脉为病，逆气里急之功。制熟则有和中补气，止渴生津，止汗除热，进饮食，安胎之效。

（8）《长沙药解》：白术，性颇壅滞，宜辅之以疏利之品，肺、胃不开，加生姜、半夏以驱浊，肝、脾不达，加砂仁、桂枝以宣郁，令其旋补而旋行，则美善而无弊矣。

（9）《本经疏证》：风寒湿痹、死肌、痉、疸，不得尽谓脾病，而以术为主剂者，则以湿为脾所主，湿能为患，固属脾气不治，一也；脾主肌肉，介在皮毛筋骨中，痹与痉，病在肌肉内，死肌及疸，病在肌肉外，旁病则当取中，二也；筋骨皮毛，均非驻湿之所，惟肌肉间为可驻湿，三也。知此，则凡痹、死肌、痉、疸之系乎风寒湿者，皆术主之矣。白术之效，于风胜湿者为最宜，寒胜者为差减。何以知之？盖风胜必烦，湿胜必重，检《金匮要略》中治痹诸方，其用术者，非兼烦必兼重，虽然，谓术功擅于风与湿则可，谓于寒有所忌则不可。

（10）《刘涓子鬼遗方》：溃疡忌白术，以其燥肾而闭气，故反生脓作痛也。凡脏皆属阴，世人但知术能健脾，此盖指脾为正邪所干，术能燥湿，湿去则脾健，故曰补也。宁知脾虚而无湿邪者，用之反致燥竭脾家津液，是损脾阴也。何补之足云？此最易误，故特表而出之。

【临床应用】

1. 归脾汤（《济生方》）　治思虑过度，劳伤心脾，怔忪健忘，惊悸盗汗，发热体倦，食少不眠，或妇人脾虚气弱，崩中漏下。白术、茯神（去木）、黄芪、龙眼肉、酸枣仁（炒去壳）各30g，人参、木香（不见火）各15g，甘草（炙）7.5g，当归，远志各3g。上咀，每用12g，水1.5盏，生姜5片，枣1枚，煎至七分，去渣，温服，不拘时候。方中白术助人参益气补脾，为臣药。

2. 白术散（《外台秘要》）　治呕吐酸水，结气筑心。白术、茯苓、厚朴各2.4g，橘皮、人参各1.8g，荜茇1.2g，槟榔仁、大黄各3g，吴茱萸1.2g。水煎，分两次服。方中白术配茯苓、人参治脾胃虚弱。

3. 白术调中汤（《宣明论》）　治中寒痞闷急痛，寒湿相搏，吐泻腹痛。白术、茯苓、陈皮、泽泻各15g，干姜、官桂、藿香各0.3g，甘草30g，缩砂仁0.3g。上为末，白汤化蜜少许调下。方中白术配茯苓、泽泻治脾虚湿滞。

【国医经验】白术有补气健脾，燥湿，利尿，止汗，安胎之功效，故刘尚义教授常用此品治疗：①脾气虚证，症见食少纳差，便溏，泄泻，水肿等；②气虚自汗证，症见自汗恶风易于感冒者，常与黄芪、防风同用组成玉屏风散，可取得良好的效果。

【跟师心得】白术为“补气健脾第一要药”。故刘尚义教授在治疗脾虚证时常用此药相需搭配黄芪等以提高疗效。治疗脾虚便溏、中气下陷等症取得很好疗效。在治疗体虚自汗时也常常使用玉屏风散，也是老年人气虚感冒常选方。

【刘老按语】白术的化学成分为苍术醇、苍木酮以及对身体有补益作用的维生素A。现代研究也证实白术有调节肠道功能的作用，能增强机体的消化和吸收功能。生白术含挥发油较高，其燥湿、止汗、利尿之力较强；土炒白术挥发油较少，其健脾止泻之力较强；麸炒白术之目的在于缓和药性，主要用以补气健脾和中，白术炒焦能增强其健脾止泻之功。

【常用剂量】20g。

【服用方法】水煎内服，10～20g。

【使用注意】阴虚燥渴，气滞胀闷者忌服。忌桃、李、菘菜、雀肉、青鱼。《药品化义》：凡郁结气滞，胀闷积聚，吼喘壅塞，胃痛由火，痈疽多脓，黑瘦人气实作胀，皆宜忌用。

一〇六、黄　芪

【品种来源】本品为豆科植物蒙古黄芪 *Astragalus membranaceus* (Fisch.) Bge. var. *mongholicus* (Bge.) Hsiao 或膜荚黄芪 *Astragalus membranaceus* (Fisch.) Bge. 的干燥根。

【药物性味】

味甘，性微温。

(1)《神农本草经》：味甘，性微温。

(2)《本草纲目》：味甘，性温。

(3)《中国词典》：味甘，性微温。

【药物归经】

归脾、肺经。

(1)《神农本草经》：归脾、肺经。

(2)《本草新编》：入手太阴、足太阴、手少阴之经。

(3)《药笼小品》：归脾、肺经。

【药物功效】补脾升阳，益肺固表，利尿消肿，托毒生肌。

【文献论述】

(1)《本草新编》：黄芪，味甘，气微温，气薄而味浓，可升可降，阳中之阳也，无毒。专补气。入手太阴、足太阴、手少阴之经。其功用甚多，而其独效者，尤在补血。夫黄芪乃补气之圣药，如何补血独效。盖气无形，血则有形。有形不能速生，必得无形之气以生之。黄芪用之于当归之中，自能助之以生血也。夫当归原能生血，何藉黄芪，不知血药生血其功缓，气药生血其功速，况气分血分之药，合而相同，则血得气而速生，又何疑哉。

（2）《药笼小品》：黄芪补气，亚于人参，然当归补血汤中，用黄芪倍于当归者。盖谓：有形之血，不能速生；无形之气，须当急固。故重用之也，然则黄芪兼能补血明矣。治阳虚自汗，人尽知之，阴虚盗汗，人皆不察，只须兼凉血之品，六黄汤用此一味是也。惟肺家有火，表邪未清、胃气壅实者，咸宜忌之。

【临床应用】

1. 用于表虚自汗 多用于体虚表弱所致的自汗。如表气不固而汗出，用黄芪配白术、防风治之，久服必效，方如玉屏风散。也可配浮小麦、麻黄根等。

2. 用于阴虚盗汗 可与生地、麦冬等滋阴药同用。

3. 用于急性肾炎水肿 用于阳气不足所致的虚性水肿，并常与防己、茯苓、白术等合而用，方如防己黄芪汤。

4. 用于慢性肾炎水肿、脾肾虚 常与党参、白术、茯苓同用。

5. 用于阳气虚弱，疮疡久不溃破而内陷 有促进溃破及局限作用。痈疽久不穿头，常与穿山甲、皂角刺、当归、川芎同用。

6. 用于疮疡溃破 有生肌收口之作用，用于疮疡溃破，久不收口，常配银花、皂刺、地丁等。脓液清稀者，与党参、肉桂等同用。

7. 用于肺气虚证 症见咳喘日久，气短神疲，痰壅于肺无力咯出。常配伍紫菀、款冬等，温肺定喘，健肺气之品。脾生痰，肺贮痰，所以健太阴以祛痰，黄芪补气所以尤善治气虚。

8. 用于气虚衰弱，倦怠乏力，或中气下陷、脱肛、子宫脱垂 补气健脾，常与党参、白术等配伍；用于益气升阳而举陷，常与党参、升麻、柴胡、炙甘草等合用。

9. 用于脾胃虚弱以及气虚下陷引起的胃下垂，肾下垂，子宫脱垂，脱肛 黄芪4钱，党参、白术、当归各3钱，炙甘草、陈皮、升麻、柴胡各1.5钱。水煎服。

10. 用于失血体虚 黄芪1两，当归2钱。水煎服。

11. 用于血小板减少性紫癜 黄芪1两，当归、龙眼肉、五味子各5钱，红枣10枚，黑豆1两。水煎服。

12. 用于脑血栓 黄芪0.5～1两，川芎2钱，当归、赤芍、地龙、桃仁、牛膝、丹参各3钱。水煎服。

13. 用于白细胞减少症、贫血 生黄芪、鸡血藤各2两，当归1两，党参、熟地黄各5钱。每日1剂，水煎2次，分2次服。孕妇当归减量。

14. 用于乳汁缺乏 黄芪1两，当归5钱，王不留行、路路通、丝瓜络、炮山甲各2钱。水煎服。

15. 用于各种神经性皮炎 黄芪、党参、山药各5钱，当归、莲子、苡米、荆芥、蛇床子、牛蒡子、地肤子、蝉蜕各4钱，甘草2钱。有感染者加生地黄3钱，黄柏4钱。老人、儿童酌减。水煎服。早晚各服1次，并用热药渣搽患处。

此外还可用于治疗高血压病、缺血性心脏病、急性肾小球肾炎、幽门螺旋杆菌阳性胃溃疡、银屑病、糖尿病、慢性鼻炎、骨质疏松症。

【国医经验】黄芪具有补脾升阳，益肺固表，利尿消肿，托毒生肌之功效。历代将其作为补脾举陷之要药，尤长于治疗脾虚中气下陷，又能够利尿消肿，故亦为气虚水肿之要药。又可治脾虚不能统摄血液之失血证。

【跟师心得】黄芪为补脾举陷之要药，故刘尚义教授在治疗胃下垂等中气下陷证时取得良好的效果，另外，刘尚义教授常常用玉屏风散治疗老年人气虚感冒，气虚自汗恶风等症。

【国医按语】黄芪具有补气之功。黄芪中含有糖类、胆碱、多种氨基酸和叶酸等营养成分。现代药理研究表明黄芪有加强心脏收缩的作用，对疲劳而接近于衰竭的心脏，其强心作用更加明显。黄芪还能托毒生肌，故对慢性溃疡或肌肤破溃久不愈合者有效。

【常用剂量】10 ~ 20g。

【服用方法】水煎服，内服。

【使用注意】

(1)《本草经集注》：恶龟甲。

(2)《药对》：恶龟甲、白鲜皮。

(3)《本草经疏》：功能实表，有表邪者勿用。能助气，气实者勿用。能内塞，补不足，胸膈气闭闷，肠胃有积滞者勿用。能补阳，阳盛阴虚者忌之。上焦热盛，下焦虚寒者忌之。病人多怒，肝气不和者勿服。痘疮血分热甚者禁用。

(4)《本草新编》：骨蒸、痨热与中满之人忌用。

(5)《本草汇纂》：反藜芦，畏五灵脂、防风。

一〇七、甘　　草

【品种来源】本品为豆科植物甘草 *Glycyrrhiza uralensis* Fisch.、胀果甘草 *Glycyrrhiza inflata* Bat. 或光果甘草 *Glycyrrhiza glabra* L. 的干燥根。

【药物性味】

味甘，性平。

(1)《本经》：味甘，平。

(2)《别录》：无毒。

(3)《本草衍义》：微凉。

(4)《珍珠囊》：生甘，平；炙甘，温。

【药物归经】

归脾、胃、肺经。

(1)《汤液本草》：入足厥阴、太阴、少阴经。

(2)《雷公炮制药性解》：入心、脾二经。

(3)《本草通玄》：入脾、胃。

(4)《本草经解》：入手太阴肺经、足太阴脾经。

【药物功效】补心脾气，祛痰止咳，缓急止痛，解热毒及药食物毒，调和药性。

【文献论述】

(1)《汤液本草》：附子理中用甘草，恐其僭上也。调胃承气用甘草，恐其速下也。二药用之非和也，皆缓也。小柴胡有柴胡、黄芩之寒，人参、半夏之温，其中用甘草者，则有调和之意。中不满而用甘为之补，中满者用甘为之泄，此升降浮沉也。凤髓丹之甘，缓肾急而生元气，亦甘补之意也。《经》云，以甘补之，以甘泻之，以甘缓之。所以能安和草石而解诸毒也。于此可见调和之意。夫五味之用，苦直行而泄，辛横行而散，酸束而收敛，咸止而软坚，甘上行而发。如何《本草》言下气？盖甘之味有升降浮沉，可上可下，可内可外，有和有缓，有补有泄，居中之道尽矣。

（2）《本草衍义补遗》：甘草味甘，大缓诸火。下焦药少用，恐大缓不能直达。

（3）《本草汇言》：甘草，和中益气，补虚解毒之药也。健脾胃，固中气之虚羸，协阴阳，和不调之营卫。故治劳损内伤，脾气虚弱，元阳不足，肺气衰虚，其甘温平补，效与参、芪并也。又如咽喉肿痛，佐枳实、鼠粘，可以清肺开咽；痰涎咳嗽，共苏子、二陈，可以消痰顺气。佐黄芪、防风，能运毒走表，为痘疹气血两虚者，首尾必资之剂。得黄芩、白芍药，止下痢腹痛；得金银花、紫花地丁，消一切疔毒；得川黄连，解胎毒于有生之初；得连翘，散悬痈于垂成之际。凡用纯热纯寒之药，必用甘草以缓其势，寒热相杂之药，必用甘草以和其性。高元鼎云，实满忌甘草固矣，若中虚五阳不布，以致气逆不下，滞而为满，服甘草七剂即通。

（4）《本草通玄》：甘草，甘平之品，独入脾胃，李时珍曰能通入十二经者，非也。稼穑作甘，土之正味，故甘草为中宫补剂。《别录》云，下气治满，甄权云，除腹胀满，盖脾得补则善于健运也。若脾土太过者，误服则转加胀满，故曰脾病人毋多食甘，甘能满中，此为土实者言也。世俗不辨虚实，每见胀满，便禁甘草，何不思之甚耶？

（5）《药品化义》：甘草，生用凉而泻火，主散表邪，消痈肿，利咽痛，解百药毒，除胃积热，去尿管痛，此甘凉除热之力也。炙用温而补中，主脾虚滑泻，胃虚口渴，寒热咳嗽，气短困倦，劳役虚损，此甘温助脾之功也。但味厚而太甜，补药中不宜多用，恐恋膈不思食也。

（6）《本草备要》：甘草，胡洽治痰癖，十枣汤加甘草；东垣治结核，与海藻同用；丹溪治痨瘵，莲心饮与芫花同行；仲景有甘草汤、甘草芍药汤、甘草茯苓汤、炙甘草汤，以及桂枝、麻黄、葛根、青龙、理中、四逆、调胃、建中、柴胡、白虎等汤，无不重用甘草，赞助成功。即如后人益气、补中、泻火、解毒诸剂，皆倚甘草为君，必须重用，方能建效，此古法也。奈何时师每用甘草不过二三分而止，不知始自何人，相习成风，牢不可破，附记于此，以正其失。

（7）《本经疏证》：《伤寒论》、《金匮要略》两书中，凡为方二百五十，用甘草者，至百二十方。非甘草之主病多，乃诸方必合甘草，始能曲当病情也。凡药之散者，外而不内（如麻黄、桂枝、青龙、柴胡、葛根等汤）；攻者，下而不上（如调胃承气、桃仁承气、大黄甘草等汤）；温者，燥而不濡（四逆、吴茱萸等汤）；清者，冽而不和（白虎、竹叶石膏等汤）；杂者，众而不群（诸泻心汤、乌梅圆等）；毒者，暴而无制（乌梅汤、大黄蛰虫丸等），若无甘草调剂其间，遂其往而不返，以为行险侥幸之计，不异于破釜沉舟，可胜而不可不胜，讵诚决胜之道耶？金创之为病，既伤，则患其血出不止，既合，则患其肿壅为脓。今曰金创肿，则金创之肿而未脓，且非不合者也。《千金方》治金创多系血出不止，箭镞不出，故所用多雄黄、石灰、草灰等物，不重甘草。惟《金匮要略》王不留行散，王不留行、蒴藋细叶、桑东南根，皆用十分，甘草独用十八分，余皆更少，则其取意，正与《本经》脗合矣。甘草所以宜于金创者，盖暴病则心火急疾赴之，当其未合，则迫血妄行。及其既合，则壅结无所泄，于是自肿而脓，自脓而溃，不异于痈疽，其火势郁结，反有甚于痈疽者。故方中虽已有桑皮之续绝合创，王不留行之贯通血络者，率他药以行经脉、贯营卫，又必君之以甘草之甘缓解毒，泻火和中。浅视之，则曰急者制之以缓，其实泄火之功，为不少矣。甘草之用生、用炙，确有不同，大率除邪气、治金创、解毒，皆宜生用。缓中补虚、止渴，宜炙用，消息意会之可矣。

（8）《本草正义》：甘草大甘，其功止在补土，《本经》所叙皆是也。又甘能缓急，故麻黄之开泄，必得甘草以监之，附子之燥烈，必得甘草以制之，走窜者得之而少敛其锋，攻下者得之而不伤于峻，皆缓之作用也。然若病势已亟，利在猛进直追，如承气急下之剂，则又不可加入甘草，以缚贲育之手足，而驱之战阵，庶乎所向克捷，无投不利也。又曰，中满者忌甘，呕家忌甘，酒家亦忌甘，此诸证之不宜甘草，夫人而知之矣；然外感未清，以及湿热痰饮诸证，皆不能进甘腻，误得甘草，便成满闷，甚且入咽即呕，惟其浊腻太甚故耳。又按甘草治疮疡，王海藏始有此说，李氏《纲目》亦曰甘草头主痈肿，张路玉等诸家，皆言甘草节治痈疽肿毒。盖即从解毒一义而申言之。然痈疡之发，多由于湿热内炽，即阴寒之证，亦必寒湿凝滞为患，甘草甘腻皆在所忌。若泥古而投之，多致中满不食，则又未见其利，先见其害。

【临床应用】

1. 治疗胃、十二指肠溃疡 有较好的近期疗效。据50例以上至200余例的观察，有效率在90%上下，尤以对活动期有疼痛症状者疗效更佳。一般在服药1～3周内疼痛消失或显著减轻，大便潜血转阴；半数以上X线显示壁龛消失。甘草对胃溃疡的疗效优于十二指肠溃疡，对新鲜溃疡较陈旧者为好，治疗后症状的好转比X线改变早；但对有并发症的溃疡病，则往往无效；远期疗效尚欠满意，半数病例出现复发现象。

2. 治疗艾迪生病 甘草治疗该病的理论根据，一般认为是甘草中有效成分甘草次酸的作用与去氧皮质酮有类似之处，能使钠、氯化物及水滞留体内而血钾离子浓度降低，从而收到治疗效果。也有认为甘草治疗该病的作用，在性质上与醛固酮最为近似。副作用：过量时可发生浮肿、气喘、头痛，伴以高血压，肺水肿，对老年患者可引发心源性气喘等。用法：采用甘草流浸膏，但剂量大小须视各别情况而定。

3. 治疗席汉综合征 甘草粉10g，日服3次，同时配合甲基睾丸素、甲状腺素、葡萄糖、维生素等。

4. 治疗尿崩症 以甘草粉5g，日服4次，有研究者试治两例病史已4～9年的尿崩症，收到一定效果。

5. 治疗肺结核 在应用抗结核药的同时，并用甘草制剂，对长期经抗结核药物治疗效果不佳或病情恶化的患者，能收到较好疗效。不仅对浸润性病灶及胸膜炎能使炎症及渗液吸收、中毒症状短期消失，而且对球形病灶、脓胸等亦有较好效果，可以缩短治疗时间。

6. 治疗支气管哮喘 用甘草粉5g或甘草流浸膏10ml，每日3次。试治3例慢性顽固性支气管哮喘，取得显著效果。

7. 治疗传染性肝炎 100%甘草煎液15～20ml，小儿减半，日服3次。治疗13例，平均黄疸指数在12.9天恢复正常，尿三胆试验在9.9天转为阴性，肝肿大在9.2天显著缩小，肝痛在7.8天消失。

8. 治疗急性血吸虫病 根据甘草有类似去氧皮质酮的药理作用，用其代替可的松和促肾上腺皮质激素治疗急性血吸虫病获得较好效果。

9. 治疗疟疾 用甘草、甘遂等量研粉混合，于疟疾发作前30分钟取药粉少许撒于肚脐眼，外贴黑膏药。

10. 治疗血小板减少性紫癜 生甘草1两，水煎2次，上、下午分服。经治3例，均有效果。

11. 治疗腓肠肌痉挛 有研究以甘草流浸膏治疗该病，成人每次10～15ml，日服2次。经治254例，有显著疗效的241例，占94.8%。疗程最短3天，最长6天。

12. 治疗先天性肌强直 甘草粉3g，日服3次，进低盐饮食，疗程15天。有研究者试治1例病史近两年的患者，用药4天后症状即有好转，疗程结束时症状基本消失。

【国医经验】

（1）用于心气虚，心悸怔忡，脉结代，以及脾胃气虚，倦怠乏力等。前者，常与桂枝配伍，如桂枝甘草汤、炙甘草汤。后者，常与党参、白术等同用，如四君子汤、理中丸等。

（2）用于痈疽疮疡、咽喉肿痛等。可单用，内服或外敷，或配伍应用。痈疽疮疡，常与金银花、连翘等同用，共奏清热解毒之功，如仙方活命饮。咽喉肿痛，常与桔梗同用，如桔梗汤。若农药、食物中毒，常配绿豆或与防风水煎服。

（3）用于气喘咳嗽。可单用，亦可配伍其他药物应用。如治湿痰咳嗽的二陈汤；治寒痰咳喘的苓甘五味姜辛汤；治燥痰咳嗽的桑杏汤。

【跟师心得】 治疗咳喘，一般都用炙麻黄，常用炙甘草与之相配助其止咳平喘解痉，缓解麻黄毒副作用，从而增强止咳平喘的疗效。炙甘草的用量不可太少，两者相须配伍以达到更好的止咳疗效，治疗脾气虚证配伍黄芪、白术等益气健脾药可以取得相得益彰的效果。

【国医按语】

甘草的功效有补脾益气，清热解毒，祛痰止咳，缓急止痛，调和诸药。用于脾胃虚弱，倦怠乏力，心悸气短，咳嗽痰多，脘腹、四肢挛急疼痛，痈肿疮毒，缓解药物毒性、烈性。

（1）用于心气虚，心悸怔忡，脉结代，以及脾胃气虚，倦怠乏力等。前者，常与桂枝配伍，如桂枝甘草汤、炙甘草汤。后者，常与党参、白术等同用，如四君子汤、理中丸等。

（2）用于痈疽疮疡、咽喉肿痛等。可单用，内服或外敷，或配伍应用。痈疽疮疡，常与金银花、连翘等同用，共奏清热解毒之功，如仙方活命饮。咽喉肿痛，常与桔梗同用，如桔梗汤。若农药、食物中毒，常配绿豆或与防风水煎服。

（3）用于气喘咳嗽。可单用，亦可配伍其他药物应用。如治湿痰咳嗽的二陈汤；治寒痰咳喘的苓甘五味姜辛汤；治燥痰咳嗽的桑杏汤；治热毒而致肺痈咳唾腥臭脓。

【常用剂量】 6～10g。

【服用方法】 内服：煎汤，6～10g，调和诸药用量宜小，作为主药用量宜稍大，可用10g左右；用于中毒抢救，可用30～60g。凡入补益药中宜炙用，入清泻药中宜生用。外用：适量，煎水洗，或研末敷。

【使用注意】

不宜与甘遂、大戟、芫花、海藻同用，大剂量可致水肿。

(1)《医学入门》：痢疾初作，不可用。

(2)《药品化义》：味厚而太甜，补药中不宜多用，恐恋膈不思食也。

(3)《本草正》：中满者勿加，恐其作胀，速下者勿入，恐其缓功。

一〇八、鹿 角 霜

【品种来源】本品为鹿科动物梅花鹿 *Cervus nippon* Temminck 或马鹿 *C. elaphus* Linnaeus 的角去胶质后剩下的角块或骨渣。

【药物性味】

味咸，性温。

(1)《医学入门》：味咸、温，无毒。

(2)《本草品汇精要》：咸温。

(3)《医学入门》：味咸，温，无毒。

(4)《医林纂要》：甘咸，温。

【药物归经】

归肝、肾经。

(1)《医学入门》：入肝、肾经。

(2)《本草品汇精要》：入肝、肾经。

(3)《医林纂要》：入肝、肾经。

【药物功效】补肾益气，固精壮阳，强骨髓，收涩止痢，止滑泻。

【文献论述】《本草便读》：本品尚具有收敛之性，有涩精、止崩和外用敛疮之效。

【临床应用】

(1) 治疗乳房疾病：①产后乳汁不通，用鹿角粉 10 ~ 15g，每天分为 3 次服用，黄酒吞服。可配伍其他中药，如通草、柴胡、当归、王不留行、漏芦，各 15g，水煎服，连服 3 天 。②乳腺增生，用鹿角粉制剂不同剂量治疗大鼠乳腺增生模型，治疗后腺泡数目减少，导管扩张不明显，部分乳腺可恢复至正常。

(2) 治疗血液病：治疗再生不良性贫血，白细胞减少症，血小板减少症等。

(3) 治疗虚损：男子虚劳精衰，腰膝酸软，眩晕耳鸣，阳痿；妇女闭经，崩漏不止；大病后、手术后、大出血后身体虚弱；老年体弱畏冷多病，容易感冒、感染。

(4) 治疗心脏疾病：上海曙光医院用鹿角方制剂治疗缺血性心脏病心绞痛：鹿角 15g，补骨脂 20g，仙灵脾 30g，山茱萸 15g，女贞子 30g，沉香 6g，制成煎液 210ml，为 3 天量，日服 2 次，每次 35ml，30 日为 1 个疗程。治疗 45 例，显效 23 例，有效 15 例，总有效率 84.44% 。

(5) 治疗低血压症：自主神经功能紊乱，长期血压低，可伴头晕头痛，倦怠思睡，失眠恶心。

(6) 治疗冠心病、房室传导阻滞和慢性心衰。

(7) 治疗乳腺病，用鹿角胶或鹿角霜。

（8）治疗男女性功能减退。

【国医经验】 鹿角霜为鹿角熬胶后的残渣，温补之力小于鹿角和鹿角胶。可用于脾胃虚寒，食少便溏等证。也有时作为鹿角或鹿角胶的代用品，但用量需比二药大些。用量一般为10g。能补肾阳，又无燥性。配熟地、菟丝子、杜仲、山药、巴戟天、淫羊藿等，可用于肾虚所致的腰痛、膝软、阳痿、性功能减退、眩晕耳鸣等症。配当归、川芎、白芍、艾叶、香附、续断等，可用于肾气虚寒，月经衍后，子宫寒冷，久不受孕等症。配熟地、当归、桃仁、火麻仁、黑芝麻等，可用于老年人或妇女产后气血衰弱，津液缺乏而致的大便干秘。

【跟师心得】 鹿角霜为鹿角熬胶后的残渣，温补之力小于鹿角和鹿角胶。用于治疗贫血略亚于鹿角胶，治疗肾阳虚之阳痿早泄等男性性功能障碍效果优于鹿角胶，治疗肾阳虚之腰膝酸痛，畏寒肢冷，便溏等也可取得很好的疗效。

【国医按语】

本品功似鹿角，力量薄弱，温肾助阳，最适于肾阳虚而不受重补者。且能收敛止血、止带，临证又用于子宫虚冷之崩漏、带下、外伤出血、湿疮等证。

鹿角胶、鹿角霜，血肉有情之品，性味、功用与鹿茸相近，均有壮元阳、益精血之功。精血不足，可受腻补者用胶，阳虚不受滋腻者则用霜可也。

【常用剂量】 20g。

【服用方法】 内服：10～20g。或入丸、散。外用：适量，研末调敷患处。

【使用注意】 阴虚阳亢者忌服。

一〇九、肉 苁 蓉

【品种来源】 本品为列当科植物肉苁蓉 *Cistanche deserticola* Y. C. Ma 的干燥带鳞叶的肉质茎。多于春季苗未出土或刚出土时采挖，除去花序，切段，晒干。

【药物性味】

味甘、酸、咸，性温。

（1）《本经》：味甘，微温。

（2）《别录》：酸咸，无毒。

（3）《本草正》：味甘咸微辛酸，微温。

（4）《玉楸药解》：甘咸，气平。

【药物归经】

归肾、大肠经。

（1）《本草经疏》：入肾、心包络、命门。

（2）《本草经解》：入足厥阴肝经、足太阴脾经、足少阴肾经。

（3）《玉楸药解》：入足厥阴肝、足少阴肾、手阳明大肠经。

【药物功效】 补肾阳，益精血，润肠通便。

【文献论述】

（1）《本经》：主五劳七伤，补中，除茎中寒热痛，养五脏，强阴，益精气，妇人癥瘕。

（2）《别录》：除膀胱邪气、腰痛，止痢。

（3）《药性论》：益髓，悦颜色，延年，治女人血崩，壮阳，大补益，主赤白下。

（4）《日华子本草》：治男绝阳不兴，女绝阴不产，润五脏，长肌肉，暖腰膝，男子泄精，尿血，遗沥，带下阴痛。

（5）《本草经疏》：肉苁蓉，滋肾补精血之要药，气本微温，相传以为热者误也。甘能除热补中，酸能入肝，咸能滋肾，肾肝为阴，阴气滋长，则五脏之劳热自退，阴茎中寒热痛自愈。肾肝足，则精血日盛，精血盛则多子。妇人癥瘕，病在血分，血盛则行，行则癥瘕自消矣。膀胱虚，则邪客之，得补则邪气自散，腰痛自止。久服则肥健而轻身，益肾肝补精血之效也，若曰治痢，岂滑以导滞之意乎，此亦必不能之说也。

（6）《本草汇言》：肉苁蓉，养命门，滋肾气，补精血之药也。男子丹元虚冷而阳道久沉，妇人冲任失调而阴气不治，此乃平补之剂，温而不热，补而不峻，暖而不燥，滑而不泄，故有从容之名。

（7）《本经逢原》：肉苁蓉，《本经》主劳伤补中者，是火衰不能生土，非中气之本虚也。治妇人癥瘕者，咸能软坚而走血分也。又苁蓉止泄精遗溺，除茎中热痛，以其能下导虚火也。老人燥结，宜煮粥食之。

【临床应用】

（1）强筋健髓：苁蓉、蝉鱼。为末，黄精酒丸服之。（《本草拾遗》）

（2）治肾虚白浊：肉苁蓉、鹿茸、山药、白茯苓等分。为末，米糊丸梧子大。枣汤每下三十丸。（《圣济总录》）

（3）治下部虚损，腹内疼痛，不喜饮食，平补：肉苁蓉二斤，酒浸三日，细切，焙干，捣罗为末，分一半，醇酒煮作膏，和一半入臼中，捣丸如梧桐子大。每服二十丸，加至三十丸，温酒或米饮下，空心食前。（《圣济总录》肉苁蓉丸）

（4）治高年血液枯槁，大便燥结，胸中作闷：大肉苁蓉三两，白酒浸，洗去鳞甲，切片，白汤三碗，煎一碗，顿服。（《医学广笔记》）

（5）治消中易饥：肉苁蓉、山茱萸、五味子。为末，蜜丸梧子大。每服盐汤下二十丸。（《医学指南》）

（6）补精败，面黑劳伤：苁蓉四两（水煮令烂，薄切细研），精羊肉，分为四度，下五味，以米煮粥，空心服之。（《药性论》）

（7）治男子五劳七伤，阴痿不起，积有十年，痒湿，小便淋沥，溺时赤时黄：肉苁蓉、菟丝子、蛇床子、五味子、远志、续断、杜仲各四分。上七物，捣筛，蜜和为丸如梧子，平旦服五丸，日再。（《医心方》肉苁蓉丸）

（8）治虚损，暖下元，益精髓，利腰膝：肉苁蓉（酒浸一宿，刮去皱皮，炙干）、蛇床子、远志（去心）、五味子、防风（去芦头）、附子（炮裂，去皮、脐）、菟丝子（酒浸三日，曝干，别捣为末）、巴戟、杜仲（去粗皮，炙微黄，锉）各一两。上药捣罗为末，炼蜜和丸如梧桐子大。每日空心，以温酒下二十丸，盐汤下亦得，渐加至四十丸为度。（《圣惠方》肉苁蓉丸）

（9）治发汗利小便亡津液，大腑秘结，老人、虚人皆可服：肉苁蓉（酒浸，焙）二两，沉香（别研）一两。上为细末，用麻子仁汁打糊为丸，如梧桐子大。每服七十

丸，空心用米饮送下。(《济生方》润肠丸)

(10) 劳伤，精败面黑：用肉苁蓉四两，水煮烂，切薄研细，炖羊肉吃。

(11) 肾虚白浊：用肉苁蓉、鹿茸、山药、白茯苓，等分为末，加米糊做成丸子，如梧子大，每服三十丸，枣汤送下。

(12) 汗多便秘（年老或体虚的病人）：用肉苁蓉（酒浸，焙过）二两、沉香末一两，共研为末。加麻子仁汁糊成丸子，如梧子大。每服七、八丸。白开水送下。

(13) 消中易饥（按：患此病者常多食，但身体很消瘦）：用肉苁蓉、山萸、五味子等分，共研为末，加蜜做成丸子，如梧子大。每服二十丸，盐酒送下。

(14) 破伤风（口禁，身强直）：用肉苁蓉切片晒干，烧成烟熏伤处，累效。

【国医经验】 肉苁蓉为补肾壮阳、润肠通便药。肉苁蓉配熟地、菟丝子、杜仲、山药、巴戟天、淫羊藿等，可用于肾虚所致的腰膝酸痛、阳痿、早泄、耳鸣等症，亦可用于肾气虚寒所致月经衍后、宫寒不孕等症，还可用于老年人津液缺乏而致的大便干秘。

【跟师心得】 ①适于男子阳痿、遗精、早泄，②适宜体质虚弱的老年人食用，③适宜产后便秘。

【国医按语】《本草经疏》：“久服则肥健而轻身，益肾肝补精血之效也。”故多用于治疗肝肾亏虚，津液不足者。

【常用剂量】 10～20g。

【服用方法】 内服：煎汤，或入丸、散；或浸酒。

【使用注意】

胃弱便溏、相火旺者忌服。

(1)《本草经疏》：泄泻禁用，肾中有热，强阳易兴而精不固者忌之。

(2)《药品化义》：相火旺，胃肠弱者忌用。

一一〇、菟 丝 子

【品种来源】 本品为旋花科植物菟丝子 *Cuscuta chinensis* Lam. 的干燥成熟种子。

【药物性味】

(1)《本草经集注》：味辛、性平。

(2)《本经》：味辛，性平。

【药物归经】

归肝、肾经。

(1)《本草经疏》：脾、肾、肝三经。

(2)《本草新编》：入心、肝、肾三经。

【药物功效】 补肝肾，益精髓，明目。

【文献论述】

(1)《本草经疏》：五味之中，惟辛通四气，复兼四味，《经》曰肾苦燥，急食辛以润之，菟丝子之属是也，与辛香燥热之辛，迥乎不同矣，学者不以辞害义可也。为补脾肾肝三经要药，主续绝伤、补不足、益气力、肥健者，三经俱实，则绝伤续而不足补矣。脾统血，合肌肉而主四肢，足阳明、太阴之气盛，则力长而肥健。补脾故养肌，益肝肾故强阴，坚筋骨，暖而能补肾中阳气，故主茎中寒精自出，溺有余沥。口苦燥渴者，脾肾虚而生内热，津液因之不足也，二脏得补，则二病自愈。寒血为积者，劳伤则血瘀，阳气乏绝则内寒，血随气行，气弱不能统血以行，久而为积矣。凡劳伤，皆脾肾肝三脏主之，肝脾气旺，则瘀血自行也。

（2）《本草汇言》：菟丝子，补肾养肝，温脾助胃之药也。但补而不峻，温而不燥，故入肾经，虚可以补，实可以利，寒可以温，热可以凉，湿可以燥，燥可以润。非若黄柏、知母，苦寒而不温，有泻肾经之气；非若肉桂、益智，辛热而不凉，有动肾经之燥；非若苁蓉、锁阳，甘咸而滞气，有生肾经之湿者比也。如《神农本草》称为续绝伤，益气力，明目精，皆由补肾养肝，温理脾胃之征验也。

（3）《本草新编》：菟丝子，可以重用，亦可一味专用。遇心虚之人，日夜梦，精频泄者，用菟丝子三两，水十碗，煮汁三碗，分三服，早、午、晚各一服即止。且永不再遗。此乃心、肝、肾三经齐病，水火两虚所致。菟丝子正补心、肝、肾之圣药，况又不杂之别味，则力尤专，所以能直入三经以收全效也。他如夜梦不安，两目昏暗，双足乏力，皆可用之一、二两，同人参、熟地、白术、山萸之类，用之多建奇功。

（4）《本经逢原》：菟丝子，祛风明目，肝肾气分也。其性味辛温质黏，与杜仲之壮筋暖腰膝无异。其功专于益精髓，坚筋骨，止遗泄，主茎寒精出，溺有余沥，去膝胫酸软，老人肝肾气虚，腰痛膝冷，合补骨脂、杜仲用之，诸筋膜皆属于肝也。气虚瞳子无神者，以麦门冬佐之，蜜丸服，效。凡阳强不痿，大便燥结，小水赤涩者勿用，以其性偏助阳也。

（5）《本草正义》：菟丝为养阴通络上品。其味微辛，则阴中有阳，守而能走，与其他滋阴诸药之偏于腻滞者绝异。缪仲醇谓五味之中，辛通四气，《经》言辛以润之，菟丝子之属是也，与辛香燥热之辛，迥乎不同，所解极为剀切。《本经》续绝伤，补不足，益气力，肥健人，于滋补之中，皆有宣通百脉，温运阳和之意。汁去面皯，亦柔润肌肤之功用。久服则阴液足而目自明。《别录》所谓养阴强肌，坚筋骨，亦阴阳两调之义。茎寒精滑，则元阳不适而至阴不摄也，溺有余沥，则肾阳不布而大气不举也。若夫口苦燥渴，明为阴液之枯涸，寒血成积，亦为阳气之不宣，惟此善滋阴液而又敷布阳和，流通百脉，所以治之。以视地黄辈之专于补阴，守而不走者，固有间矣。

【临床应用】

1. 对内分泌的作用 有报告指出，其水提取物给雌性大鼠灌胃，可以增加大鼠垂体前叶、卵巢和子宫的重量，使大鼠卵巢绒毛膜促性腺激素及黄体生成激素受体数目增加。

2. 对心率和血压的作用 菟丝子酊剂能使离体蟾蜍的心脏收缩力降低，浸剂给麻醉犬静脉注射，有使血压下降的作用。

3. 延缓白内障形成的作用 研究表明菟丝子水提取液给大鼠灌胃，对服用半乳糖所致之大鼠白内障形成有延缓作用，透明晶状体的百分率为33.3%。

4. 食用药膳 菟丝子粥：本品补肾益精，养肝明目。炒菟丝子：盐水炒引药入肾，增强补肾作用。酒菟丝饼：可增强补肾壮阳作用。

【国医经验】对老年性便秘，用菟丝子配伍大黄。男子不育：菟丝子炒黄为末，兑适量白面蒸饼服，1日3次，每次10g。女子不孕：用于胎前有利受孕，用于妊期可安胎，用于产时能够助产，用于产后可治缺乳，实为孕育全程中不可缺少之圣药。用治子宫发育不良而致之痛经、月经过少、不孕，常与肉苁蓉、当归相配。

【跟师心得】菟丝子味辛性平。有养阴生津、补肝肾、明目等功效。用于肝肾亏虚所致的腰膝疼痛、阳痿、早泄、遗精、视力减退、小便淋沥等症。本品有补肝肾、益精血的作用，近年来对功能性子宫出血、习惯性流产、再生障碍性贫血等病，也常在辨证论治的基础上应用。

【国医按语】本品既补肾阳，又益肾阴，性质平和，为平补阴阳之良药；又能固精、缩尿、止泻，多用于肾虚之腰痛、阳痿、遗精、尿频、带下，脾肾虚弱之泄泻等证。本品入肝肾能养肝明目、安胎，可用于肝肾不足之目暗不明、胎动不安。此外，本品还治肾虚消渴。本品温而不燥，有益阴补阳固涩之效，而无伤津耗阴滞腻之弊，能添精益髓，久服延年轻身，令人肥健，为历代常用驻颜延年之品。现代多作为抗衰老药应用于美容保健，亦用于润肤膏、护肤品、洁面霜等化妆品，具有去面皯，悦颜色，防止皮肤角质老化等作用。

【常用剂量】10～20g。

【服用方法】内服：煎汤，或入丸、散。

【使用注意】

(1)《本草经集注》：得酒良。薯蓣、松脂为之使，恶藿菌。

(2)《本草经疏》：肾家多火，强阳不痿者忌之，大便燥结者亦忌之。

(3)《得配本草》：孕妇、血崩、阳强、便结、肾脏有火、阴虚火动，六者禁用。

一一一、鹿 衔 草

【品种来源】本品为鹿蹄草科植物鹿蹄草 *Pyrola calliantha* H. Andres 或卵叶鹿蹄草 *Pyrola decorata* H. Andres 的干燥全草。全年均可采挖，除去杂质，晒至叶片较软时，堆置至叶片变紫褐色，晒干。

【药物性味】

味甘、苦，性温。

(1)《滇南本草》：性温平，味辛。

(2)《陕西中草药》：苦涩，平。

(3)《山西中草药》：甘，温。

【药物归经】

(1)《植物名实图考》：入肝、肾二经。

(2)《神农本草经》：归肝、肾二经。

(3)《中华本草》：归肝肾经。

【药物功效】补肾强骨，祛风除湿，止咳，止血。

【文献论述】

(1)《中国药植志》：治虚痨，止咳。

(2)《重庆草药》：治虚弱痨病，咳嗽，白带。

（3）《四川常用中草药》：祛风除湿，止惊悸，盗汗。治痨伤吐血，筋骨酸软，风湿关节痛，惊痫吐舌，鼠漏痈肿。

【临床应用】

（1）临床用于咯血、衄血，子宫功能性出血，产后瘀滞腹痛，风湿性关节炎，慢性痢疾，过敏性皮炎和稻田皮炎等。

（2）用于急慢性支气管炎。急性支气管炎多与肺失清肃有关，慢性支气管炎多与肺不主气，肾失纳气有关。肺肾两脏，金水相生，病理情况下常互相影响，鹿衔草对肺肾均有作用，有研究者以本品30g煎水炖猪肺叶，治疗久咳久喘患者，每获良效。据临床观察，本品具有一定祛痰作用，故对痰多患者尤为适宜。

（3）用于肺结核咯血：临床以鹿衔草作为止血药使用，多用于呼吸道出血，特别是对肺结核咯血，止血效果更为明显，常配见血清、百草霜、血余炭等。

【国医经验】甘苦，温。入肝、肾二经。具有补肾强骨、祛风除湿、止咳、止血之功效。刘尚义教授认为“此为祛风除湿之要药，寒热虚实均可用”，常以鹿衔草为主，配羌活、独活等，用于骨质增生、坐骨神经痛，取得很好的疗效。

【跟师心得】鹿衔草首载《滇南本草》，《植物名实图考》称为“破血丹”，陕西地区称之为“鹿寿茶”。此药甘平无毒，性柔和不峻，有补虚益肾、祛风除湿、活血调经等功效。《植物名实图考》载其“通经，强筋健骨，补腰肾，生津液”；《陕西中草药》载其“补肾壮阳，调经活血，收敛止血，治虚劳咳嗽，肾虚盗汗，腰膝无力，风湿及类风湿关节炎，半身不遂，崩漏，白带，结膜炎，各种出血”。

【国医按语】鹿衔草味甘、苦，归肝、肾经，有补肾阳，强筋骨，祛风除湿之功，故常用之与肉苁蓉、锁阳等同用治疗肾阳不足之阳痿、早泄、遗精、不孕等，尚可用于肝肾亏虚之痹证，故补益肝肾是其用处最多的功效。

【常用剂量】10～20g。

【服用方法】内服：煎汤，研末。外用：捣敷或研末撒。

【使用注意】凡有大便秘结、口干口渴、舌红少苔、阵阵烘热、大便稀烂腥臭、小便色黄尿骚异常、舌苔厚腻等均不适合服用。

参考文献

周天寒．1987．鹿衔草的临床运用．四川中医，(2)：51

一一二、巴　戟　天

【品种来源】为茜草科植物巴戟天 *Morinda officinalis* How 的干燥根。又称巴戟。

【药物性味】

味甘、辛，性微温。

（1）《本经》：味辛，微温。

（2）《别录》：甘，无毒。

（3）《日华子本草》：味苦。

【药物归经】

归肾、肝经。

(1)《雷公炮制药性解》：入脾、肾二经。

(2)《本草新编》：入心、肾二经。

(3)《本草经解》：入足厥阴肝经、足阳明胃经。

【药物功效】补肾阳，强筋骨，祛风湿。

【文献论述】

(1)《本草经疏》：巴戟天，主大风邪气，及头面游风者，风力阳邪，势多走上，《经》曰，邪之所凑，其气必虚，巴戟天性能补助元阳，而兼散邪，况真元得补，邪安所留，此所以愈大风邪气也。主阴痿不起，强筋骨，安五脏，补中增志益气者，是脾、肾二经得所养，而诸虚自愈矣。其能疗少腹及阴中引痛，下气，并补五劳，益精，利男子者，五脏之劳，肾为之主，下气则火降，火降则水升，阴阳互宅，精神内守，故主肾气滋长，元阳益盛，诸虚为病者，不求其退而退矣。

(2)《本草汇》：巴戟天，为肾经血分之药，盖补助元阳则胃气滋长，诸虚自退，其功可居萆薢、石斛之上。但其性多热，同黄柏、知母则强阴，同苁蓉、锁阳则助阳，贵乎用之之人用热远热，用寒远寒耳。

(3)《本草新编》：夫命门火衰，则脾胃寒虚，即不能大进饮食，用附子、肉桂以温命门，未免过于太热，何如用巴戟天之甘温，补其火而又不烁其水之为妙耶？或问巴戟天近人止用于丸散之中，不识亦可用于汤剂中耶？曰：巴戟天正汤剂之妙药，温而不热，健脾开胃，既益元阳，复填阴水，真接续之利器，有近效而又有速功。

(4)《本草求真》：巴戟天，据书称为补肾要剂，能治五痨七伤，强阴益精，以其体润故耳。然气味辛温，又能祛风除湿，故凡腰膝疼痛，风气脚气水肿等症，服之更为有益。观守真地黄饮子，用此以治风邪，义实基此，未可专作补阴论也。

(5)《本经》：主大风邪气，阴痿不起，强筋骨，安五脏，补中增志益气。

(6)《别录》：疗头面游风，小腹及阴中相引痛，下气，补五劳，益精。

(7)《药性论》：治男子梦交泄精，强阴，除头面中风，主下气，大风血癞。

(8)《纲目》：治脚气，去风疾，补血海。

【临床应用】

1. 肾阳虚阳痿、宫冷不孕、小便频数 本品补肾助阳，甘润不燥。治虚羸阳道不举，以巴戟天、牛膝浸酒服（《千金方》）；也可配淫羊藿、仙茅、枸杞子，用治肾阳虚弱，命门火衰所致阳痿不育，如赞育丸（《景岳全书》）；若配肉桂、吴茱萸、高良姜，可用治下元虚冷，宫冷不孕，月经不调，少腹冷痛，如巴戟丸（《和剂局方》）；又常与桑螵蛸、益智仁、菟丝子等同用，治疗小便不禁（《奇效良方》）。

2. 风湿腰膝疼痛及肾虚腰膝酸软无力 本品补肾阳、强筋骨、祛风湿，对肾阳虚兼风湿之证为宜，多与补肝肾、祛风湿药同用。常与肉苁蓉、杜仲、菟丝子等同用，治肾虚骨痿，腰膝酸软，如金刚丸（《张氏医通》）；或配羌活、杜仲、五加皮等同用治风冷腰胯疼痛、行步不利，如巴戟丸（《圣惠方》）。

【国医经验】用于阳痿遗精，宫冷不孕，月经不调，少腹冷痛，风湿痹痛，筋骨痿软。刘尚义教授常用本品配续断、脊干，适当配伍，治疗肾阳虚损引起的各种病证。

弟子称“巴戟、续断、脊片”为补肾“三兄弟”，此三味药是刘尚义教授临床最常用的中药之一，体现了重视“肾乃先天之本”的学术思想，值得弟子深入学习和认真总结。

【跟师心得】淫羊藿、巴戟天都为补肾壮阳之品，淫羊藿能促进雄激素分泌，巴戟天可以促进雌激素分泌，男性以使用淫羊藿为主，女性以使用巴戟天为主。

【国医按语】巴戟天温补精血，养肝益筋，补虚损劳伤，为补药中的翘楚。

【常用剂量】20g。

【服用方法】内服：煎汤，10～20g。

【使用注意】

阴虚火旺者忌服。

（1）《本草经集注》：覆盆子为之使。恶朝生、雷丸、丹参。

（2）《本草经疏》：凡病相火炽盛，便赤，口苦，目赤目痛，烦躁口渴，大便燥秘，法咸忌之。

（3）《得配本草》：火旺泄精，阴虚水乏，小便不利，口舌干燥，四者禁用。

一一三、当　归

【品种来源】为伞形科多年生草本植物当归 *Angelica sinensis*（Oliv.）Diels 的干燥根。

【药物性味】

味甘、辛，性温。

（1）《名医别录》：辛，大温，无毒。

（2）《本草述》：味苦，温，无毒。

（3）《本经》：味甘，温。

【药物归经】

归肝、心、脾经。

（1）《汤液本草》：入手少阴、足太阴、厥阴经。

（2）《雷公炮制药性解》：入心、肝、肺三经。

【药物功效】补血活血，调经止痛，润肠通便。

【文献论述】

1.《本草纲目》：当归治头痛，心腹诸痛，润肠胃、筋骨、皮肤，治痈疽，排脓止痛，和血补血。

2.《别录》：当归温中止痛，除客血内塞，中风痓、汗不出、湿痹，中恶客气，虚冷，补五藏，生肌肉。

3.《医学启源》：当归，气温味甘，能和血补血，尾破血，身和血。

4.《神农本草经》：主咳逆上气，温疟寒热洗洗在皮肤中。妇人漏下绝子，诸恶疮疡，金疮。

5.《本草再新》：当归治浑身肿胀，血脉不和，阴分不足，安生胎，堕死胎。

【临床应用】

1. 用于血虚血瘀之月经不调证　常以本品补血活血，调经止痛，如《和剂局方》中四物汤，为妇科调经的基础方。若血瘀经闭不通者，配桃仁、红花；若兼气虚者，可配人参、黄芪；若兼血热者，可配黄芩、黄连，或地骨皮、牡丹皮；若血寒气滞者，可配阿胶、艾叶等；若兼气滞者，可配香附、延胡索。

2. 用于虚寒性腹痛，痈疽疮疡，风寒痹痛　当归补血活血，散寒止痛。可配桂枝、生姜、芍药，治疗血虚、血瘀寒凝之腹痛。《妇人大全良方》之仙方活命饮，以之与银花、赤芍、天花粉同用，以活血消肿止痛，治疗疮疡初起肿胀疼痛。本品亦可活血、散寒、止痛，《百一选方》中蠲痹汤，即以之与羌活、防风、黄芪同用，治疗风寒痹痛，肢体麻木。

3. 用于肠燥便秘　如《景岳全书》济川煎，以当归与肉苁蓉、牛膝、升麻等同用，以补血润肠通便，治疗血虚肠燥便秘。

4. 用于血虚诸症　如《和剂局方》四物汤，即以本品与熟地黄、白芍、川芎配伍，治疗血虚面色萎黄，心悸失眠；若气血两虚，则配黄芪、人参以补气生血。

【国医经验】本品甘补、辛散，既能补血，又能活血，善治一切血虚兼有血瘀之证。刘尚义教授常用本品配川芎、赤白芍治疗妇人血虚兼见血瘀之月经不调，痛经闭经，产后腹痛等。另本品也常用于治疗阴血虚少而兼见肠燥便秘者。当归在临床上通常分为全当归、当归身、当归尾，一般认为全当归活血，当归身补血，当归尾破血。刘尚义教授亦常用当归配伍黄精，在养阴益肾的基础上佐以养血活血之功。

【跟师心得】

当归与白芍功用比较：均具有补血作用，适用于月经不调、崩漏等血虚之证。当归味甘兼辛，性温质润，既能补血，又能活血，为妇科要药，善治血虚兼见血瘀诸证，还能润肠通便；白芍酸能入肝而收敛，长于养肝敛阴，柔肝止痛，抑阳平肝，适用于血虚肝阳（高血压）、肝气不和诸证。

当归因能使气血各有所归，故名当归。

《伤寒论》中张仲景创“当归生姜羊肉汤”，是将羊肉、生姜与当归相配伍，煎汤取汁治病，喝的是汤，而不是将羊肉当菜肴吃，生姜和羊肉是不吃的。

【国医按语】当归入肝经，养血滋肝，能透入中焦荣气之分，故既能引药入血分，又为补荣之圣药，养血之要品。

【常用剂量】10g。

【服用方法】内服：煎汤，5～15g。

【使用注意】

湿阻中满及大便溏泄者慎服。

（1）《本草经集注》：畏葛蒲、海藻、牡蒙。

（2）《药对》：恶湿面，畏生姜。

（3）《本草汇言》：风寒未清，恶寒发热，表证外见者，禁用之。

一一四、熟　地　黄

【品种来源】为玄参科植物地黄 *Rehmannia glutinosa* Libosch. 的干燥根经加黄酒拌

蒸至内外色黑、油润，或直接蒸至黑润而成。又称熟地。

【药物性味】

味甘，性微温。

(1)《珍珠囊》：甘苦。

(2)《纲目》：甘微苦，微温。

(3)《本草新编》：味甘，性温。

【药物归经】

归膀胱、肾经。

(1) 李杲：入手足少阴、厥阴经。

(2)《本草从新》：入足三阴经。

【药物功效】补血滋阴，益精填髓。

【文献论述】

(1)《医学启源》：熟地黄……补血虚不足，虚损血衰之人须用，善黑须发。

(2)《本草纲目》：填骨髓，长肌肉，生精血，补五脏内伤不足，通血脉，利耳目，黑须发，男子五劳七伤，女子伤中胞漏，经候不调，胎产百病。

(3)《药品化义》：熟地，藉酒蒸熟，味苦化甘，性凉变温，专人肝脏补血。因肝苦急，用甘缓之，兼主温胆，能益心血，更补肾水。凡内伤不足，苦志劳神，忧患伤血，纵欲耗精，调经胎产，皆宜用此。安五脏，和血脉，润肌肤，养心神，宁魂魄，滋补真阴，封填骨髓，为圣药也。

(4)《珍珠囊》：大补血虚不足，通血脉，益气力。

(5)《本草从新》：滋肾水，封填骨髓，利血脉，补益真阴，聪耳明目，黑发乌须。又能补脾阴，止久泻。治劳伤风痹，阴亏发热，干咳痰嗽，气短喘促，胃中空虚觉馁，痘证心虚无脓，病后胫股酸痛，产后脐腹急疼，感证阴亏，无汗便秘，诸种动血，一切肝肾阴亏，虚损百病，为壮水之主药。

【临床应用】

1. 用于血虚诸证 本品甘温质润，补阴益精以生血，为养血补虚之要药。常与当归、白芍、川芎同用，治疗血虚萎黄，眩晕，心悸，失眠及月经不调、崩中漏下等，如四物汤（《和剂局方》）；若心血虚心悸怔忡，可与远志、酸枣仁等安神药同用；若崩漏下血而致血虚血寒、少腹冷痛者，可与阿胶、艾叶等补血止血、温经散寒药同用，如胶艾汤（《金匮要略》）。

2. 用于肝肾阴虚诸证 本品质润入肾，善滋补肾阴，填精益髓，为补肾阴之要药。古人谓之“大补五脏真阴”、“大补真水”。常与山药、山茱萸等同用，治疗肝肾阴虚，腰膝酸软、遗精、盗汗、耳鸣、耳聋及消渴等，可补肝肾，益精髓，如六味地黄丸（《小儿药证直诀》）；亦可与知母、黄柏、龟甲等同用治疗阴虚骨蒸潮热，如大补阴丸（《丹溪心法》）。本品益精血、乌须发，常与何首乌、牛膝、菟丝子等配伍，治精血亏虚须发早白，如七宝美髯丹（《医方集解》）；本品补精益髓、强筋壮骨，也可配龟甲、锁阳、狗脊等，治疗肝肾不足，五迟五软，如虎潜丸（《医方集解》）。

此外，熟地黄炭能止血，可用于崩漏等血虚出血证。

【国医经验】本品为补血要药，适用于血虚诸证；本品为滋阴要药，适用于阴虚诸证。刘尚义教授常生地黄、熟地黄同用，“生熟地各20g”，并配枣皮，取六味地黄丸（《小儿药证直诀》）滋阴补肾、养血益精之义，治一切阴虚血少之证。

【跟师心得】

熟地与阿胶、制首乌的功用比较：都能滋阴补血，适用于阴虚血少诸证。熟地滋阴力强，以补肾为主，但较滋腻；阿胶长于止血，用于调经、治崩漏，又能滋肺润燥，治咯血、吐血等；制首乌滋阴力不及熟地、阿胶，但善养血，且滋而不腻，温而不燥，有收敛涩精的作用。另，生首乌能润肠通便，解疱疮疔肿毒。

生地黄与熟地黄的功用比较：熟地黄味甘性微温，补肾补血，肾虚和血虚者用之。生地黄味甘、苦性寒，养阴清热凉血，阴虚内热血热者用之。若肾阴不足，阴虚内热者生熟地同用。治疗贫血、血小板减少、提高性功能方面，熟地黄为好；在治疗血管炎、抗风湿、清热方面生地黄为好。

【国医按语】 脾胃虚弱，气滞痰多，腹满便溏者忌服。中满痰盛者慎用。

【常用剂量】 20g。

【服用方法】 内服：煎汤，10～30g。

【使用注意】

脾胃虚弱，气滞痰多，腹满便溏者忌服。

（1）《品汇精要》：忌萝卜、葱白、韭白、薤白。

（2）《医学入门》：中满痰盛者慎用。

（3）《本草从新》：气郁之人，能窒碍胸膈，用宜斟酌。

一一五、北 沙 参

【品种来源】 为伞形科植物珊瑚菜 *Glehnia littoralis* Fr. Schmidt ex Miq. 的干燥根。又称银条参。

【药物性味】

味甘、微苦，性微寒。

（1）《本经逢原》：甘淡，性寒，无毒。

（2）《本草从新》：甘苦味淡，微寒。

【药物归经】

归肺、胃经。

（1）《得配本草》：入手太阴经。

（2）《本草撮要》：入手、足太阴经。

【药物功效】 养阴清肺，益胃生津。

【文献论述】

（1）《神农本草经》：补中，益肺气。

（2）《饮片新参》：养肺胃阴，治劳咳痰血。

（3）《本草从新》：专补肺阴，清肺火，治久咳肺痿。

（4）《野生药植图说》：捣敷肿痛，可消肿、拔毒、生肌。

（5）《中药志》：养肺阴，清肺热，祛痰止咳。治虚劳发热，阴伤燥咳，口渴咽干。

【临床应用】

（1）治阴虚火炎，咳嗽无痰，骨蒸劳热等证。《卫生易简方》中本品与麦冬、知母、川贝母、熟地、鳖甲等同用。

（2）用于胃阴虚有热证，常与石斛、玉竹、乌梅等养阴生津之品同用；胃阴虚伴脾气虚者，常与山药、太子参、黄精等养阴益气健脾之品同用。

（3）本品补肺阴，清肺热，适用于阴虚肺燥有热等证。常与麦冬、南沙参、杏仁、桑叶等养阴润肺、止咳平喘药同用。

【国医经验】本品味甘性寒，既能清热化痰，又能养肺胃之阴。刘尚义教授常用本品配二冬（天门冬、麦门冬）、五味子治疗肺阴不足或燥热伤肺之干咳少痰，或痨嗽久咳，咽干喑哑等症以及热病伤阴，胃阴不足之口渴咽干、嘈杂干呕等。“北沙参、二冬、五味”的使用，是刘尚义教授擅长养阴的重要标志和体现。

【跟师心得】北沙参、南沙参功用比较：二者均具有养肺胃阴、益气祛痰之功，而北沙参偏重养阴，南沙参偏重祛痰。受刘尚义教授用对药的影响和启发，南、北沙参同用，治疗阴虚并见痰阻者，效果待评估、观察。

【国医按语】沙参性寒，补五脏之阴，能益肺气、清虚热，又以其能补中，用以清理脾胃之虚热，滋阴则津液复生而正气受益矣。

【常用剂量】20g。

【服用方法】内服：煎汤，5～10g。

【使用注意】《本草从新》谓北沙参“反藜芦”，《中华人民共和国药典》（1995 年版）亦认为北沙参“不宜与藜芦同用”，应加以注意。

一一六、麦　冬

【品种来源】为百合科植物麦冬 *Ophiopogon japonicus*（L. f）Ker-Gawl. 的干燥块根。又称麦门冬。

【药物性味】味甘、微苦，性微寒。

【药物归经】归心、肺、胃经。

【药物功效】养阴生津，润肺，清心。

【文献论述】

（1）《医学衷中参西录》：能入胃以养胃液，开胃进食，更能入脾以助脾散精于肺，定喘宁嗽。

（2）《本经》：主心腹结气，伤中伤饱，胃络脉绝，羸瘦短气。

（3）《别录》：疗身重目黄，心下支满，虚劳客热，口干燥渴，止呕吐，愈痿蹶，强阴益精，消谷调中，保神，定肺气，安五脏，令人肥健。

（4）《药性论》：治热毒，止烦渴，主大水面目肢节浮肿，下水。治肺痿吐脓，主泄精。

（5）《本草拾遗》：治寒热体劳，下痰饮。

（6）《日华子本草》：治五劳七伤，安魂定魄，时疾热狂，头痛，止嗽。

（7）《神农本草经》：久服轻身，不老不饥。

（8）《本草分经》：润肺清心、泻热生津、化痰止呕、治嗽行水。

【临床应用】

1. 用于肺阴不足，而有燥热的干咳痰黏、劳热咳嗽等 能养阴、清热、润燥。治燥咳痰黏，咽干鼻燥，常与桑叶、杏仁、阿胶等配伍，如清燥救肺汤；治劳热咳嗽，常配天冬，如《张氏医通》二冬膏。

2. 用于胃阴虚或热伤胃阴，口渴咽干，大便燥结等 能益胃生津，润燥。治热伤胃阴的口渴，常配玉竹、沙参等，如益胃汤；治热病津伤，肠燥便秘，常与玄参、生地黄配伍，如《温病条辨》增液汤。

3. 用于心阴虚及温病热邪扰及心营，心烦不眠，舌绛而干等 能养阴清心，除烦安神。治阴虚有热的心烦不眠，常与生地黄、酸枣仁等同用，如天王补心丹；治邪扰心营，身热烦躁，舌绛而干等，常配黄连、生地黄、竹叶心等同用，如清营汤。

【国医经验】本品甘寒清润，长于滋阴润肺，又能清心除烦，用于阴虚内热，津枯干咳，或热伤津液，肠燥便秘等，以及肺热咳嗽咯血、虚热心烦不眠等。

【跟师心得】麦冬、天冬功用比较：二者均具有润肺止咳，养阴生津，润燥通便之功。而麦冬偏于润肺养胃，兼能清心，故安神药中多用麦冬；天冬性较寒凉，能益肾滋阴，在滋肾药中常用天冬。刘尚义教授常麦冬、天冬共用，“二冬各20g”。

【国医按语】麦冬药用价值很高，临床常与他药配伍运用治疗素体阴虚等导致的慢性萎缩性胃炎，慢性胃炎，糖尿病，肠燥便秘大便干结，急慢性支气管炎，热病心烦不安等症。但食欲不振、便溏次多者不宜多用。

【常用剂量】20g。

【服用方法】内服：煎汤，10～20g；或入丸、散、膏。外用：适量，研末调敷；煎汤涂；或鲜品捣汁搽。

【使用注意】凡胃有痰饮湿浊、虚寒泄泻及有外感风寒咳嗽者忌服。

一一七、石　斛

【品种来源】为兰科植物环草石斛 *Dendrobium loddigesii* Rolfe.、马鞭石斛 *Dendrobium fimbriatum* Hook var. *oculatum* Hook.、黄草石斛 *Dendrobium chrysanthum* Wall.、铁皮石斛 *Dendrobium candidum* Wall. ex Lindl. 或金钗石斛 *Dendrobium nobile* Lindl. 的新鲜或干燥茎。

【药物性味】

味甘，性微寒。

（1）《本经》：味甘，平。

（2）《吴普本草》：扁鹊：酸。李当之：寒。

（3）《别录》：无毒。

【药物归经】

归胃、肾经。

（1）《纲目》：足太阴脾、足少阴右肾。

（2）《雷公炮制药性解》：入胃、肾二经。

(3)《本草经疏》：入足阳明、少阴，亦入手少阴。

【药物功效】 益胃生津，滋阴清热。

【文献论述】

(1)《神农本草经》：主伤中，除痹，下气，补五脏虚劳羸瘦，强阴，久服厚肠胃。

(2)《本草纲目拾遗》：清胃，除虚热，生津。

(3)《本草再新》：清胃火，除心中烦渴，疗肾经虚热。

(4)《别录》：益精，补内绝不足，平胃气，长肌肉，逐皮肤邪热气，脚膝疼冷痹弱，定志除惊。

(5)《日华子本草》：治虚损劣弱，壮筋骨，暖水脏，益智，平胃气，逐虚邪。

(6)《本草备要》：疗梦遗滑精。

(7)《本草再新》：理胃气，清胃火。除心中烦渴，疗肾经虚热，安神定惊，解盗汗，能散暑。

(8)《本草思辨录》：石斛，为肾药，为肺药，为肠胃药。

【临床应用】

1. 胃阴虚及热病伤津证 本品长于滋养胃阴，生津止渴，兼能清胃热。主治热病伤津，烦渴、舌干苔黑之证，常与天花粉、鲜生地、麦冬等品同用，如《时病论》清热保津法。治胃热阴虚之胃脘疼痛、牙龈肿痛、口舌生疮可与生地、麦冬、黄芩等品同用。

2. 肾阴虚证 本品又能滋肾阴，兼能降虚火，适用于肾阴亏虚之目暗不明、筋骨痿软及阴虚火旺、骨蒸劳热等证。肾阴亏虚，目暗不明者，常与枸杞子、熟地黄、菟丝子等品同用，如石斛夜光丸（《原机启微》）。肾阴亏虚，筋骨痿软者，常与熟地、山茱萸、杜仲、牛膝等补肝肾、强筋骨之品同用。肾虚火旺，骨蒸劳热者，宜与生地黄、枸杞子、黄柏、胡黄连等滋肾阴、退虚热之品同用。

【国医经验】 刘尚义教授常用本品配玉竹治疗胃阴不足之口渴咽干、食少呕逆，或热病伤阴之低热烦渴，或阴虚火旺之虚热不退等。另石斛尚有补肾、养肺、明目等作用。

【跟师心得】

北沙参、石斛、玉竹功用比较：三者均具有养阴润燥、生津止渴之功，同治肺胃津伤。而北沙参善润肺养胃，治干咳燥渴；石斛善清胃热养胃阴，治胃热津伤口渴及虚热；玉竹性较滋润，润燥力强，偏滋肺阴，又治阴虚感冒（《通俗伤寒论》之加减葳蕤汤）。石斛、北沙参常配伍应用。

对于肿瘤放化疗患者使用石斛可以保护白细胞，增强唾液腺分泌，改善口干内热的症状。尤其对面部、颈部、胸部以上部位放疗引起的口干内热，石斛与玉竹、沙参、麦门冬、芦根等组成复方使用效果更好。

【国医按语】 石斛能降阴虚之虚火，虽是寒药，而又有补性，且其性又下行，而不上行。故虚火易升，而不易降者，则得石斛可降而不升矣。

【常用剂量】 20g。

【服用方法】 内服：煎汤，10～20g。

【使用注意】 凡脾胃虚寒者、温热病早期阴未伤者、湿温病未化燥者禁用。该药对血压和呼吸也有抑制作用，中毒剂量可引起惊厥。

一一八、百　合

【品种来源】为百合科植物卷丹 *Lilium lancifolium* Thunb.、百合 *Lilium brownii* F. E. Brown var. *viridulum* Baker 或细叶百合 *Lilium pumilum* DC. 的干燥肉质鳞叶。

【药物性味】

味甘，性寒。

(1)《救荒本草》：味甘辛，平。

(2)《名医别录》：百合，无毒。

(3)《本经)：味甘，平。

【药物归经】

归肺、心经。

(1)《雷公炮制药性解》：入心、肺、大、小肠四经。

(2)《药品化义》：入肺、心、胆三经。

(3)《本草汇言》：入手足太阴，手足厥阴，手足阳明经。

【药物功效】养阴润肺，清心安神。

【文献论述】

(1)《本经》：百合主邪气腹胀、心痛。利大小便，补中益气。

(2)《本草衍义》：治伤寒坏后百合病。

(3)《名医别录》：除浮肿胪胀，痞满，寒热，通身疼痛，及乳难，喉痹，止涕泪。

(4)《本草正义》：百合，乃甘寒滑利之品。《本经》虽曰甘平，然古今主治，清热泄降为义，其性可见。

(5)《药性论》：除心下急、满、痛，治脚气，热咳逆。

(6)《本经逢原》：百合，能补土清金，止嗽，利小便。仲景百合病，兼地黄用之，取其能消瘀血也。

【临床应用】

1. 肺阴虚证　本品微寒，作用平和，能补肺阴，兼能清肺热。润肺清肺之力虽不及北沙参、麦冬等药，但兼有一定的止咳祛痰作用。用于阴虚肺燥有热之干咳少痰、咯血或咽干音哑等症，常与生地、玄参、桔梗、川贝母等清肺、祛痰药同用，如百合固金汤（《慎斋遗书》）。

2. 阴虚有热之失眠心悸及百合病心肺阴虚内热证　本品能养阴清心，宁心安神。治虚热上扰，失眠，心悸，可与麦冬、酸枣仁、丹参等清心安神药同用。治疗神志恍惚，情绪不能自主，口苦、小便赤、脉微数等为主的百合病心肺阴虚内热证，用本品既能养心肺之阴，又能清心肺之热，还有一定的安神作用。常与生地黄、知母等养阴清热之品同用。

此外，本品还能养胃阴、清胃热，对胃阴虚有热之胃脘疼痛亦宜选用。

【国医经验】本品甘、微寒，养阴润肺，兼止咳化痰，适用于肺阴虚的燥热咳嗽及劳咳久咳，痰中带血等。入心经，有清心安神之功，适用于热病余热未清、心阴虚之虚烦多梦、惊悸失眠等。刘尚义教授常用本品配伍黄芪、薏苡仁作为恶性肿瘤的扶正药。

【跟师心得】

本品还可用于治疗咳嗽不已，或痰中有血，方如下：款冬花、百合（焙，蒸）等分，上为细末，炼蜜为丸，如龙眼大。每服1丸，食后临卧细嚼，姜汤咽下，噙化尤佳。(《济生方》百花膏)。

百合味甘、性寒，可制作药膳、甜羹与粥，夏季食用百合汤、粥，能清暑清热，并能补肺开胃。

【国医按语】 百合之功，在益气而兼之利气，在养正而更能去邪，清金润燥，泻热解郁，为除烦安神清肃气分之上品。

【常用剂量】 20g。

【服用方法】 内服：煎汤，10～20g。

【使用注意】

外感风寒痰嗽，脾胃虚寒便滑者忌服。

(1)《本经逢原》：中气虚寒，二便滑泄者忌之。

(2)《本草求真》：初嗽不宜遽用。

一一九、墨　旱　莲

【品种来源】 为菊科植物鳢肠 *Eclipta prostrata* L. 的干燥或新鲜地上部分。又称旱莲草。

【药物性味】

味甘、酸，性寒。

(1)《唐本草》：味甘酸，平，无毒。

(2)《滇南本草》：性寒，味咸。

【药物归经】

归肝、肾经。

(1)《本草经疏》：入肾、肝、胃、大小肠。

(2)《得配本草》：入足少阴经血分。

【药物功效】 滋补肝肾，凉血止血。

【文献论述】

(1)《新修本草》：洪血不可止者，傅之立已。汁涂发眉，生速而繁。

(2)《本草正义》：入肾补阴而生长毛发，又能入血，为凉血止血之品。

(3)《唐本草》：主血痢，针灸疮发，洪血不可止者敷之。

(4)《日华子本草》：排脓，止血，通小肠，敷一切疮并蚕瘑。

(5)《滇南本草》：固齿，乌发，洗九种痔疮。

(6)《本草纲目》：乌须发，益肾阴。

【临床应用】

1. 肝肾阴虚证　本品甘寒，能补益肝肾之阴，适用于肝肾阴虚或阴虚内热所致须发早白、头晕目眩、失眠多梦、腰膝酸软、遗精耳鸣等证。单用或与滋养肝肾之品配伍。如旱莲膏（《医灯续焰》）单用本品熬膏服；二至丸（《医方集解》）以之与女贞子同用；亦常与熟地、枸杞子等配伍。

2. 阴虚血热的失血证　本品长于补益肝肾之阴，又能凉血止血，故尤宜于阴虚血热的出血证。可单用或与生地黄、阿胶等滋阴凉血止血之品同用。

【国医经验】刘尚义教授常用本品配女贞子，均具有滋补肝肾之功，治疗肝肾阴虚所致头晕目眩、视物昏花、须发早白、腰膝酸软、耳聋耳鸣等，还能解决肝脏疾病中肝纤维化的问题。本品性寒，可凉血止血，适用于阴虚血热之咯血、衄血、便血、尿血等。

【跟师心得】旱莲草、女贞子功用比较：均具有滋补肝肾之功，可相须为用，同治肝肾阴虚诸证。旱莲草性寒，可凉血止血，治阴虚血热出血；女贞子苦泻，能清退虚热，治阴虚内热之潮热、心烦等。

【国医按语】本品汁黑如墨，得少阴水色，故能滋补肝肾，黑发乌须。

【常用剂量】20g。

【服用方法】内服：煎汤，10～20g。

【使用注意】脾肾虚寒者忌服。《得配本草》：胃弱便溏，肾气虚寒者禁用。

一二〇、龟　甲

【品种来源】为龟科动物乌龟 *Chinemys reevesii*（Gray）的背甲和腹甲。又称龟板、炙龟板。

【药物性味】

味甘、咸，性微寒。

(1)《本经》：味咸，平。

(2)《名医别录》：甘，有毒。

(3)《药性论》：龟甲，无毒。

【药物归经】

归肝、肾、心经。

(1)《药性论》：入肝、肾经。

(2)《雷公炮制药性解》：入心、脾、肝三经。

(3)《本草经疏》：入足少阴经。

【药物功效】滋阴潜阳，益肾强骨，养血补心。

【文献论述】

(1)《神农本草经》：龟甲，味咸平。主漏下赤白、破癥瘕核疟、五痔、阴蚀、湿痹、四肢重弱……一名神屋，生池泽。

(2)《名医别录》：龟甲生南海池泽及湖水中。采无时。

(3) 陶弘景：此用水中神龟，长一尺二寸者为善。厣可供卜，壳可入药，亦人仙方。当以生龟炙取。

(4) 韩保升：潮、江州、交州者，骨白而厚，其色分明，供卜。入药最良。

（5）《大明本草》：卜龟小而腹下曾钻十遍者，名败龟板，入药良。

（6）苏颂：今江湖间皆有之。入药须用神龟。神龟板当心前一处，四方透明，如琥珀色者最佳。其头方脚短，壳圆腹白者，阳龟也；头尖脚长，壳长版黄者，阴龟也。阴人用阳，阳人用阴。今医家亦不知如此分别。

（7）《本草蒙筌》：龟甲味咸。深泽阴山，处处俱有。得神龟甲版为上，分阴阳取用才灵。杀死煮脱者力微，自死肉败者力猛，祇取底版，悉去傍弦。

（8）李时珍：陶言厣可供卜，壳可入药。则古者上下甲皆用之。至月华始用龟板，而后人遂主之矣。

【临床应用】

1. 既能滋补肾阴，又能强筋健骨 用于肾虚所致的腰膝痿弱、筋骨不健、步履乏力、小儿囟门不合，常与虎骨、熟地黄等同用，如虎潜丸。

2. 滋阴力强，而能退虚热 用于阴虚火旺所致的骨蒸劳热、盗汗、遗精等，常与熟地黄、知母同用，如大补阴丸。

3. 甘寒质重，入肝肾经，具有滋阴潜阳之功 用于肝肾阴虚，肝阳上亢所致的头晕目眩、面红耳赤、急躁易怒，与石决明、菊花等同用。用于热病伤阴，虚风内动所致的头昏目眩、心烦作恶、甚则痉厥，与生地黄、鳖甲等同用。

4. 味甘入心、养血补心 用于血虚所致的惊悸失眠、健忘，与龙骨、酸枣仁、柏子仁等同用。此外，龟板既能滋阴养血，又可止血，用于阴虚血热的崩漏或月经过多，常与生地黄、阿胶等同用。

【国医经验】本品既能滋补肝肾之阴，而又可退内热、潜降肝阳而息内风。刘尚义教授常用本品配黄柏、知母、生地等（《丹溪心法》之大补阴丸）治疗阴虚内热、骨蒸潮热、盗汗等，以“阴常不足，阳常有余，宜常养其阴，阴与阳齐，则水能制火”（《医宗金鉴·删补名医方论》）为理论依据，使用龟板能“聚补真阴，以治相火”。本品滋阴补血，益肾强骨，凡肾虚腰膝痿软、筋骨不健、小儿囟门迟闭均可治疗。本品滋补肾水以治虚火，故有固冲止血之功，用于阴虚血热、冲脉不固之崩漏、月经过多等。本品为血肉有情之品，有养血补心之效，治心血不足、心神失养之惊悸、健忘、失眠、多梦等。

【跟师心得】

古人认为“龟乃阴中至阴之物。”意思是滋阴最佳的药物。龟甲以滋阴补肾、填精补血为最宜。

龟甲与鳖甲，均能滋阴，龟甲滋养肾阴，鳖甲滋养肝阴，在滋阴方面二药常同用，肝肾互补，如《温病条辨》中的三甲复脉汤。龟甲和鳖甲二药的侧重点还是有区别的。龟甲长于滋养肾阴，具有提高肾上腺皮质功能的作用，这是鳖甲所没有的作用。鳖甲软坚散结，抗癌为主，这是龟甲所不及的，正如大补阴丸用龟甲，鳖甲煎丸用鳖甲的道理。

【国医按语】龟常居土中，近水泽，其头常缩于壳中，伏于地上，得地之阴气最厚，故其气味厚浊，专入肾脏，滋补肾阴。

【常用剂量】10g。

【用法用量】内服：煎汤，9～24g；熬膏或入丸、散。外用：烧灰研末敷。

【使用注意】孕妇或胃有寒湿者忌服。《本草经疏》：妊妇不宜用，病人虚而无热者不宜用。

一二一、鳖　甲

【品种来源】为鳖科动物鳖 *Trionyx sinensis* Wiegmann 的背甲。又称生鳖甲、炙鳖甲。

【药物性味】

味咸，性微寒。

(1)《本经》：味咸，平。

(2)《名医别录》：无毒。

(3)《本草从新》：咸，寒。

【药物归经】

归肝、肾经。

(1)《纲目》：厥阴肝经。

(2)《雷公炮制药性解》：入肝、脾二经。

(3)《本草汇言》：入足厥阴、少阴经。

【药物功效】滋阴潜阳，退热除蒸，软坚散结。

【文献论述】

(1)《本草纲目》：除老疟、疟母，阴毒腹痛，劳复，食复，斑痘烦喘，妇人难产，产后阴脱，丈夫阴疮，石淋；敛溃痈。

(2)《名医别录》：鳖甲，疗温疟，血瘕，腰痛，小儿胁下坚。

(3)《本草衍义》：鳖甲，《经》中不言治劳，惟蜀本《药性论》云，治劳瘦，除骨热，后人遂用之。然甚有据，亦不可过剂。

(4)《本草汇言》：鳖甲，除阴虚热疟，解劳热骨蒸之药也。

(5)《本草述》：鳖甲，类言其益阴，是矣，第丹溪云补阴而更云补气，盖气有阳气阴气之殊，本于《内经》可证也。《经》曰，阴虚则无气，无气则死。

【临床应用】

1. 肝肾阴虚证　本品亦能滋养肝肾之阴，适用于肝肾阴虚所致阴虚内热、阴虚风动、阴虚阳亢诸证。对阴虚内热证，本品滋养之力不及龟甲，但长于退虚热、除骨蒸，故尤为临床多用。治疗温病后期，阴液耗伤，邪伏阴分，夜热早凉，热退无汗者，常与丹皮、生地、青蒿等品同用，如青蒿鳖甲汤（《温病条辨》）。治疗阴血亏虚，骨蒸潮热者，常与秦艽、地骨皮等品同用。主治阴虚风动，手足瘈疭者，常与阿胶、生地、麦冬等品同用。

2. 癥瘕积聚　本品味咸，长于软坚散结，适用于肝脾肿大等癥瘕积聚。常与活血化瘀、行气化痰药配伍，如鳖甲煎丸（《金匮要略》）以之与丹皮、桃仁、厚朴、半夏等品同用，治疟疾日久不愈，胁下痞硬成块。

【国医经验】本品有滋阴潜阳和清退虚热之效，清退虚热之力较龟板为优，为治疗阴虚发热之要药。本品味咸入肝经，能软坚散结，治疗癥瘕积聚。临床上凡见癌症病人，刘尚义教授必用鳖甲、莪术，鳖甲软坚散结，莪术破血行气，二者同用可祛瘀血消癥瘕，对各种恶性肿瘤及其不同的分期，均具有明显的疗效。

【跟师心得】

笔者曾以《从刘尚义教授的临床用药特点看恶性肿瘤的病因病机（发病机理）》为题，在刘尚义教授学术经验研修班上作大会交流，受到普遍好评，提纲如下：

（1）刘尚义教授临床常用治疗癌症的药物及其分类：

扶正药：黄芪、百合、北沙参、天冬、麦冬、玉竹、石斛等。

化痰类：薏仁、川朴、苍术、胆星、大贝、石菖蒲等。

清热解毒类：萆薢、冬凌草、猫爪草、蛇舌草、半枝莲、山豆根、苦参、白头翁等。

活血破血类：三棱、莪术、徐长卿、刘寄奴、泽兰、王不留行、马鞭草等。

软坚散结类：鳖甲、龟板、蜈蚣、蟾蜍、黄药子、山慈菇等。

（2）癌症的发病机理：

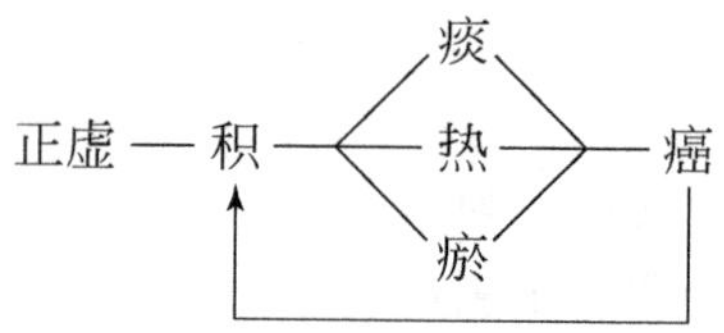

【刘老按语】 癥瘕者，邪盛正衰、血结气聚或痰与食固结不解，此皆肝经血液凝结之病。鳖甲味咸，独入厥阴肝经，软坚而散瘕癖。故能治疗各种肿瘤类疾病而效果显著。

【常用剂量】 20g，先煎。

【服用方法】 煎服，9～24g。宜先煎。本品经砂炒醋淬后，有效成分更容易煎出；其可去其腥气，易于粉碎，方便制剂。

【使用注意】 脾胃虚寒，食少便溏及孕妇禁服。